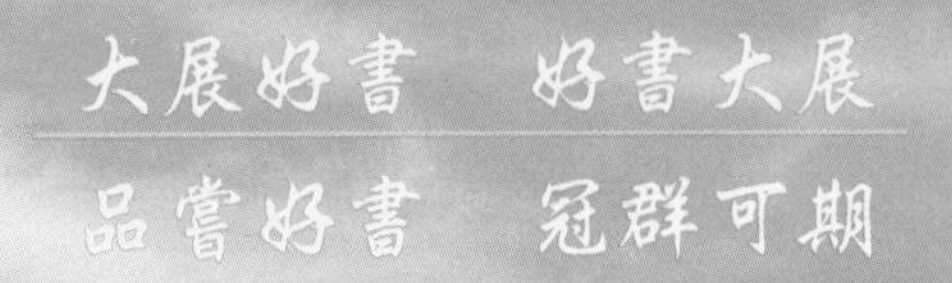
大展好書　好書大展
品嘗好書　冠群可期

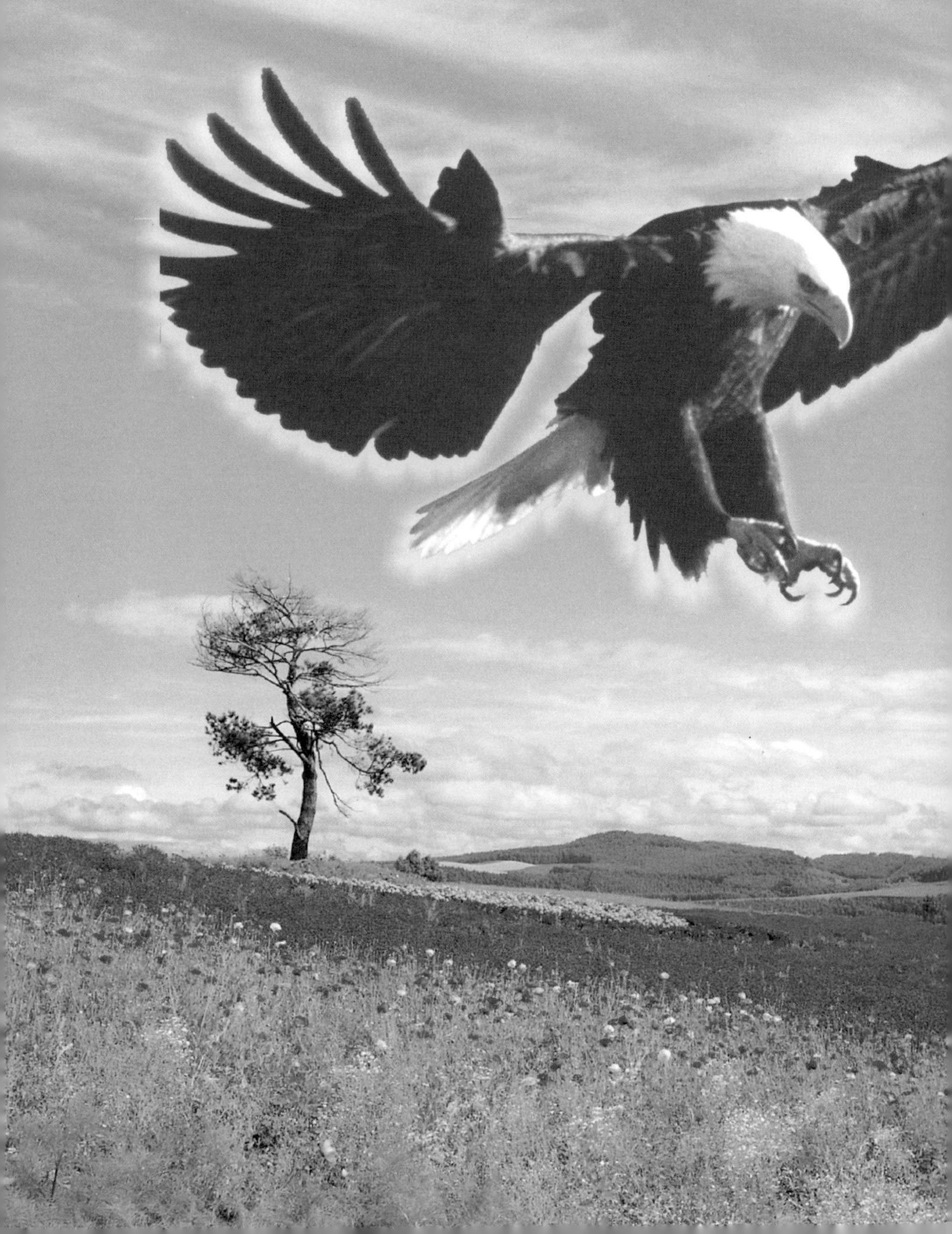

《飲 食 保 健 21》

肝 病
有效的飲食

了解肝病的最新知識與每天的食譜

都立駒込醫院肝臟内科主任醫生
田中　武
前都立駒込醫院營養科主任
吉田美津子
合著

劉 小 惠　譯

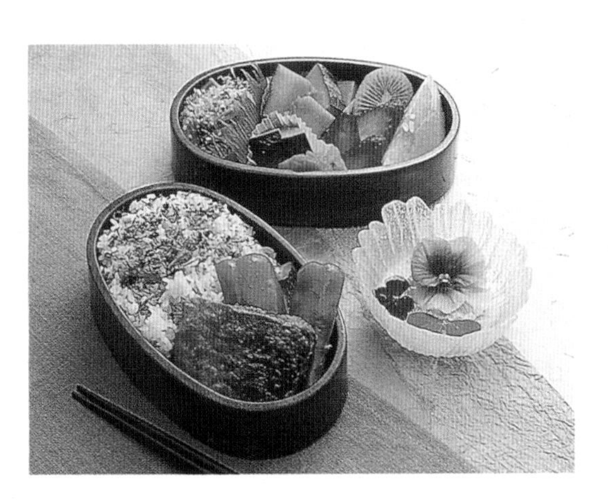

大展出版社有限公司

前　言

據說國人比歐美人士「更容易出現肝臟障礙」。尤其有許多人感染B型肝炎或C型肝炎病毒。除了B型與C型肝炎的患者數急速成長之外，因為病情不斷惡化、進行，最後變成肝硬化或肝癌的人也不少。此外，也有不少因為酒精等引起的輕微肝障礙、藥物引起的肝障礙及其他肝障礙等。

當肝障礙慢性化時，進行為嚴重的症狀之前，通常不會出現明顯症狀，許多人因而疏忽肝臟的疾病，不斷增加肝臟的負擔而使疾病惡化。肝臟過去被稱為「中樞臟器」，也就是說，肝臟是從根本上支撐人類生命活動的大臟器，一旦肝臟出現障礙而不斷惡化時，會對人體造成各種不良影響，也會影響每天的生活。甚至很多人很快就因為肝病而倒下。

近年來，肝病的治療法相當進步，同時陸續開發出許多新藥。即使已經變為重症，有效治療依然能延長壽命。不過，一旦罹患慢性肝病，很少人能夠完全治癒，大部分的人都必須長期接受治療。這時最重要的，就是「在日常生活與飲食上下工夫，避免對肝臟造成負擔，採取適當的『家庭療法』」，以避免肝病惡化。此外，家庭療法也有助於提高藥效與減輕副作用。

本書詳細說明肝病的特徵、提高治療效果的家庭療法，以及飲食療法的祕訣。食譜方面，依照肝病的類別，分別介紹各式有效的套餐（依照障礙形態，分為早、午、晚的套餐，以及主菜、便當與副菜）。

希望本書對於擔心肝病的人有所幫助。

合著者

目錄

第2章 每一天親手做菜

缺乏食慾時的主菜

對肝臟有益的便當

對肝臟有益的副菜

缺乏食慾時的副菜

防止便秘的副菜

第3章 你沒問題嗎？肝病的最新情報

第4章 家中可以進行的肝病食物療法

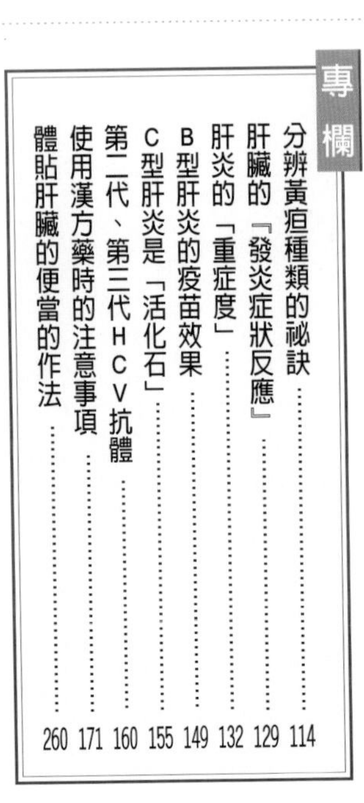
專欄

配合肝臟的狀態，活用最有效的套餐

肝臟一旦出現障礙時，體內的營養狀態容易惡化

肝臟處理食物中的營養素，使其成為體內能夠活用的物質，並加以貯藏。一旦肝臟發生障礙時，肝功能不良，結果食慾減退、體內的營養狀態惡化，導致肝障礙更加惡化，形成惡性循環。

肝臟支撐體內的內臟與器官的功能，因此，當肝臟功能不良時，身體各機能也會減退，健康狀態顯著惡化。

因此，當肝臟出現毛病時，不僅應該採取對付病毒或酒精的對策，同時應該重視每天的飲食，提高體內的營養狀態，以加強肝臟的復原力。

配合肝臟障礙，改變飲食對策以提高效果

罹患急性肝炎等急性肝障礙時，初期必須限制脂肪，改採以醣類為主的熱量，多花點工夫，活用容易消化的調理方法。

到了復原期時，必須增加脂肪較少的良質蛋白質食品，充分補充熱量、蛋白質與維他命。

至於慢性肝炎的穩定期與初期肝硬化，不需要特別限制飲食，但是，一定要規律攝取均衡的營養，減輕肝臟的負擔，促進肝細胞修復。

酒精引起肝臟障礙時，初期必須禁酒與調節體重，並採取調整過剩脂肪的對策。

巧妙更換、活用套餐的主菜與副菜

為了治療各種肝臟障礙，減輕肝臟的負擔、促進肝細胞修復，本書介紹的各式菜單如下。

- ●急性肝炎（發病期）套餐（七日份）
- ●慢性肝炎（穩定期）套餐（七日份）
- ●酒精性脂肪肝套餐（七日份）
- ●缺乏食慾時的套餐（三日份）
- ◎缺乏食慾時的主菜與副菜（九道）
- ◎對肝臟有益的便當與副菜（十一道）
- ◎防止便秘的副菜（九道）

其中，有關急性肝炎的套餐，主菜的蛋白質食品量增加為30～50％（例如：魚肉類由40g→60～80g），慢性肝炎患者也可以使用。

均衡使用白肉魚、紅肉魚、雞肉、豬腿肉、脊背肉等動物性食品，以及大豆等植物性食品，必須避免過量。

有關酒精性脂肪肝套餐，必須控制熱量與脂質的攝取量。因為罹患慢性肝炎而稍微肥胖者，或是脂肪與膽固醇值較高的人，可以加入防止便祕的副菜（防止便祕的副菜為低熱量食品，即使多加一道菜也不會攝取過多熱量）。

有關便當方面，配合慢性肝炎飲食做成的便當，可以交換一餐慢性肝炎的菜單（使菜單富於變化）。

單品料理也可以加入各菜單中，巧妙活用以變化飲食內容。

本書的最大重點，就是希望讀者們能持續飲食對策，避免肝臟障礙擴大。

第 1 章

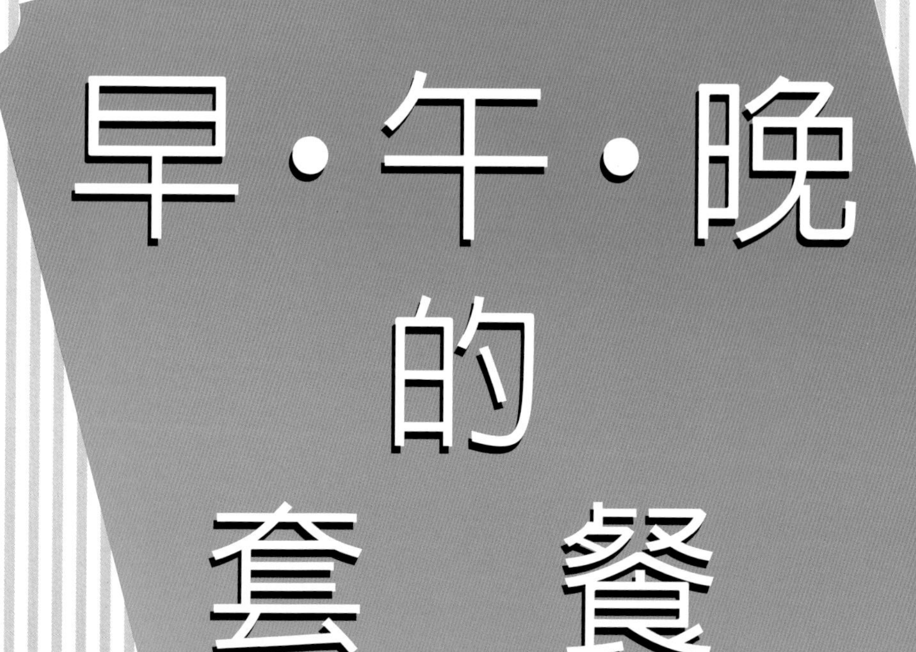

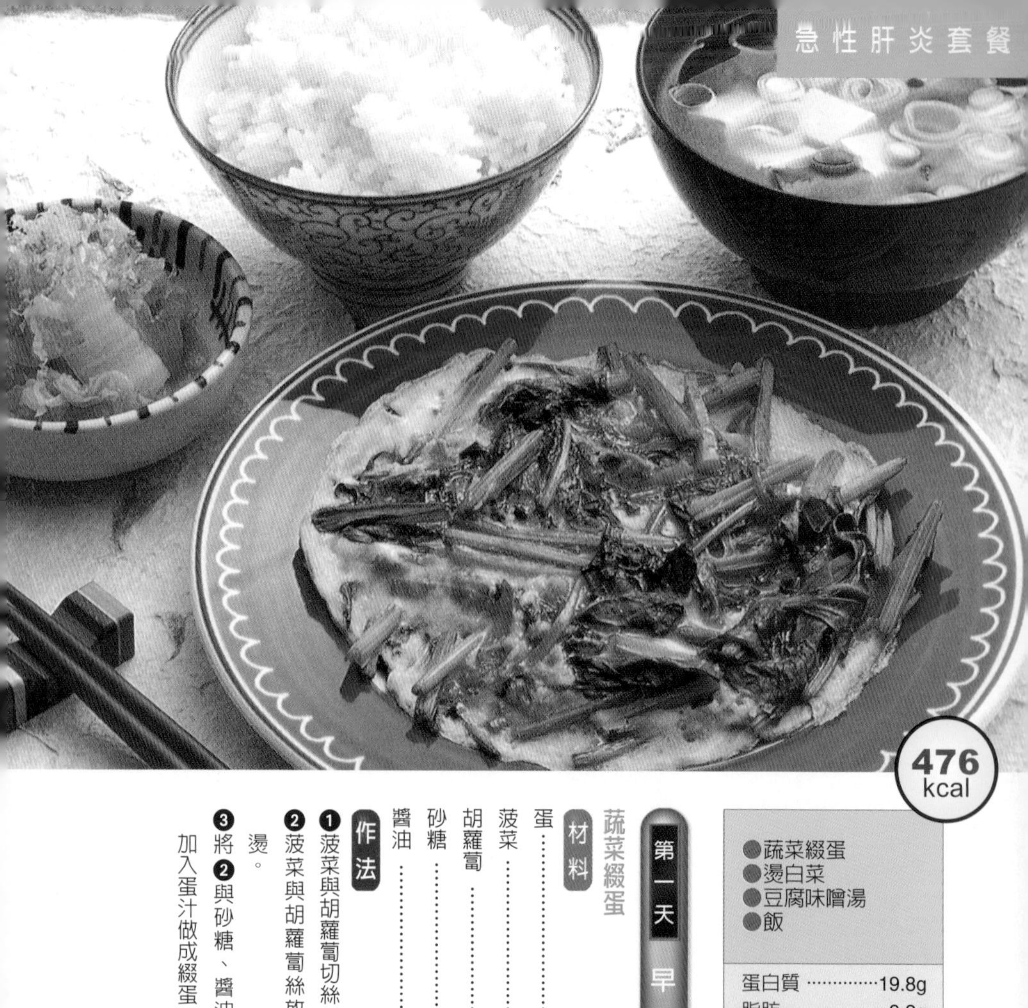

476 kcal

●蔬菜綴蛋
●燙白菜
●豆腐味噌湯
●飯

蛋白質	19.8g
脂肪	9.3g
醣質	76.8g
纖維質	4.4g
鹽分	3.5g

第一天 早餐

蔬菜綴蛋

材料

蛋……50g
菠菜……50g
胡蘿蔔……10g
砂糖……$1\frac{1}{3}$小匙
醬油……1小匙

作法

❶菠菜與胡蘿蔔切絲。
❷菠菜與胡蘿蔔絲放入鍋中略燙。
❸將❷與砂糖、醬油一起煮，加入蛋汁做成綴蛋。

燙白菜

材料

白菜……60g
柴魚片……少許
醬油……$\frac{1}{2}$小匙

作法

❶白菜略燙，擠乾水分，切成3～4公分長。
❷去除❶的水分，做成燙青菜。
❸❷撒上柴魚片，淋上醬油食用。

豆腐味噌湯

材料

味噌……2小匙
嫩豆腐……50g
蔥……10g
海帶芽……3g

作法

❶豆腐切成1公分正方形。蔥切成小段。海帶芽切成易吃的大小。
❷鍋中加入$\frac{2}{3}$杯強的水，加入味噌與❶，開火略煮即可。

飯（200g）

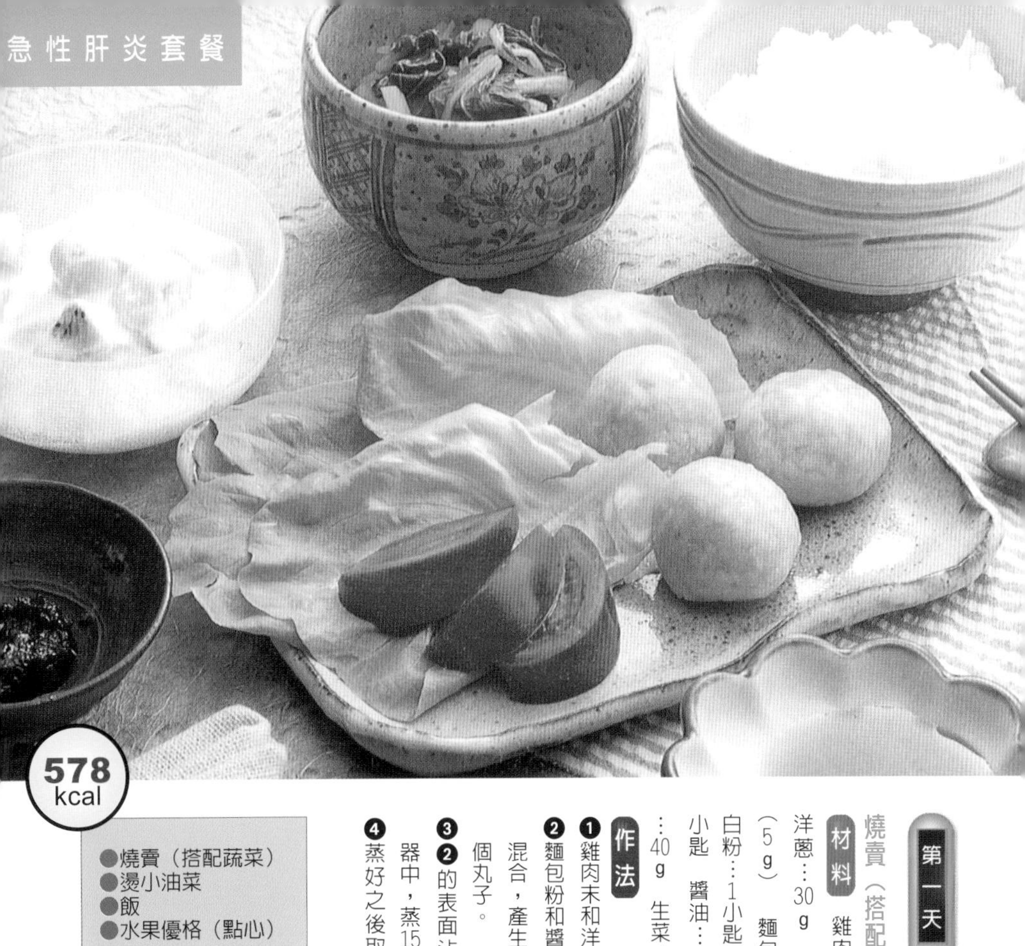

578 kcal

●燒賣（搭配蔬菜）
●燙小油菜
●飯
●水果優格（點心）

蛋白質	28.3g
脂肪	3.4g
醣質	109.5g
纖維質	6.3g
鹽分	2.9g

第一天 午餐

燒賣（搭配蔬菜）

材料 雞肉（去皮）…60g 洋蔥…30g 醬油…1小匙弱（5g） 麵包粉…4小匙 太白粉…1小匙 醋醬油（醋…1小匙 醬油…½小匙） 番茄…40g 生菜…10g

作法
❶雞肉末和洋蔥剁碎。
❷麵包粉和醬油放入大碗中充分混合，產生黏性後捏成2～3個丸子。
❸❷的表面沾太白粉，放入容器中，蒸15分鐘。
❹蒸好之後取出，搭配蔬菜食用。
❺做醋醬油。
❻燒賣趁熱沾❺吃。

燙小油菜

材料 小油菜…100g 砂糖…1小匙（3g） 醬油…1小匙（6g）

作法
❶小油菜切成2～3公分長。
❷以適量的水略燙❶，加入砂糖與醬油調味。

佃煮紫菜（10g）

飯（200g）

水果優格（點心）

材料 罐頭桃子…30g 香蕉…30g 奇異果…30g 加糖優格…90g

作法
❶水果與罐頭水果切成1公分正方形。
❷倒入優格拌❶。

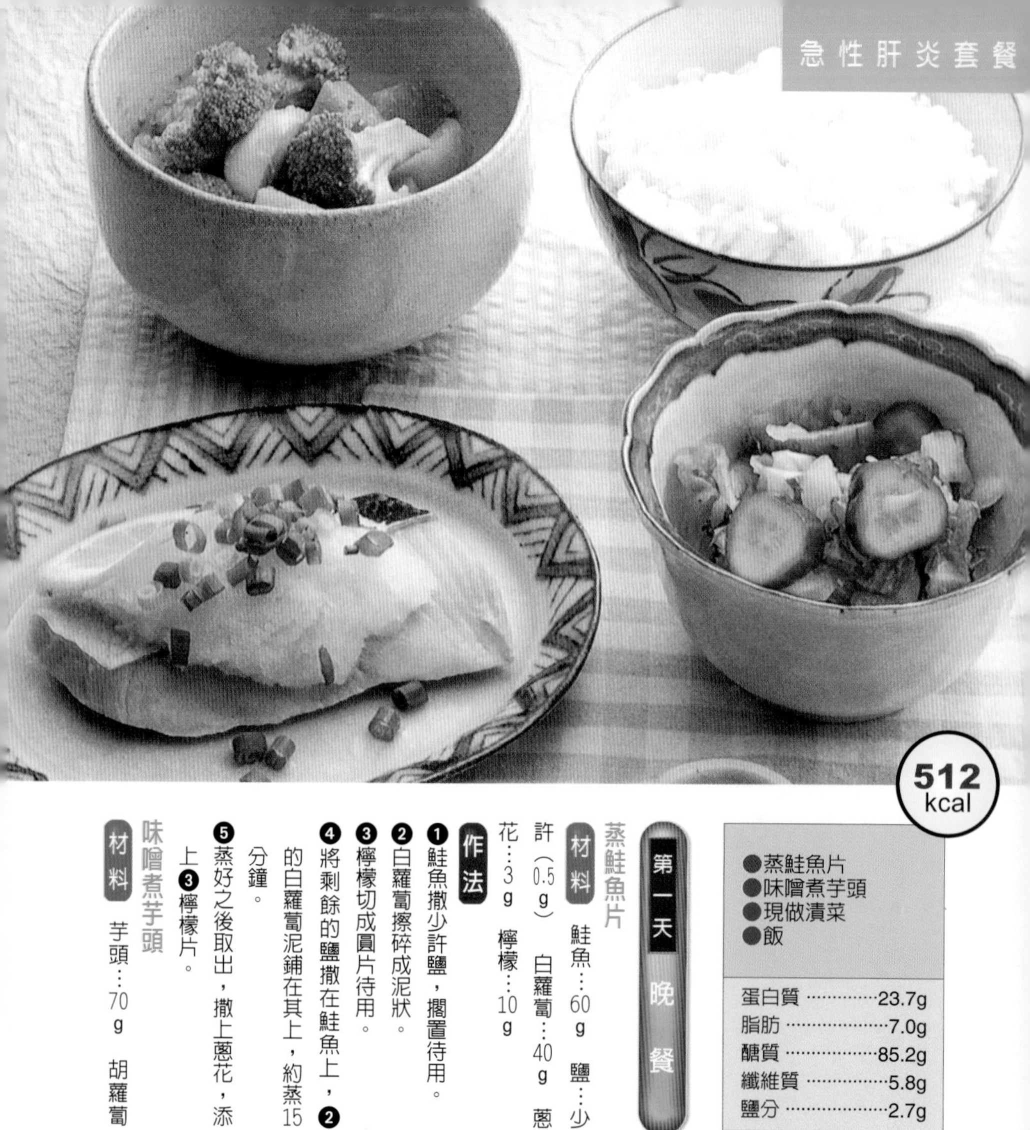

512 kcal

●蒸鮭魚片
●味噌煮芋頭
●現做漬菜
●飯

蛋白質	23.7g
脂肪	7.0g
醣質	85.2g
纖維質	5.8g
鹽分	2.7g

第一天 晚餐

蒸鮭魚片

材料 鮭魚…60g 鹽…少許（0.5g） 白蘿蔔…40g 蔥花…3g 檸檬…10g

作法

❶鮭魚撒少許鹽，擱置待用。
❷白蘿蔔擦碎成泥狀。
❸檸檬切成圓片待用。
❹將剩餘的鹽撒在鮭魚上，❷的白蘿蔔泥鋪在其上，約蒸15分鐘。
❺蒸好之後取出，撒上蔥花，添上❸檸檬片。

味噌煮芋頭

材料 芋頭…70g 胡蘿蔔…30g 花椰菜…30g 砂糖…2小匙（6g） 味噌…$1\frac{1}{3}$小匙（10g）

作法

❶芋頭去皮，切成2塊。
❷胡蘿蔔切成一口大小。
❸花椰菜燙過備用。
❹❶與❷放入正好蓋滿材料的高湯中，用中火約煮20分鐘。煮軟之後加入砂糖和味噌，再煮5～6分鐘。
❺盛盤前加上花椰菜。

現做漬菜

材料 高麗菜…40g 小黃瓜…20g 青紫蘇…1g 鹽…少許（0.8g）

作法

❶高麗菜切絲。小黃瓜切成圓片。
❷❶撒上鹽略微揉捏，放入容器中約擱置10分鐘。

飯（200g）

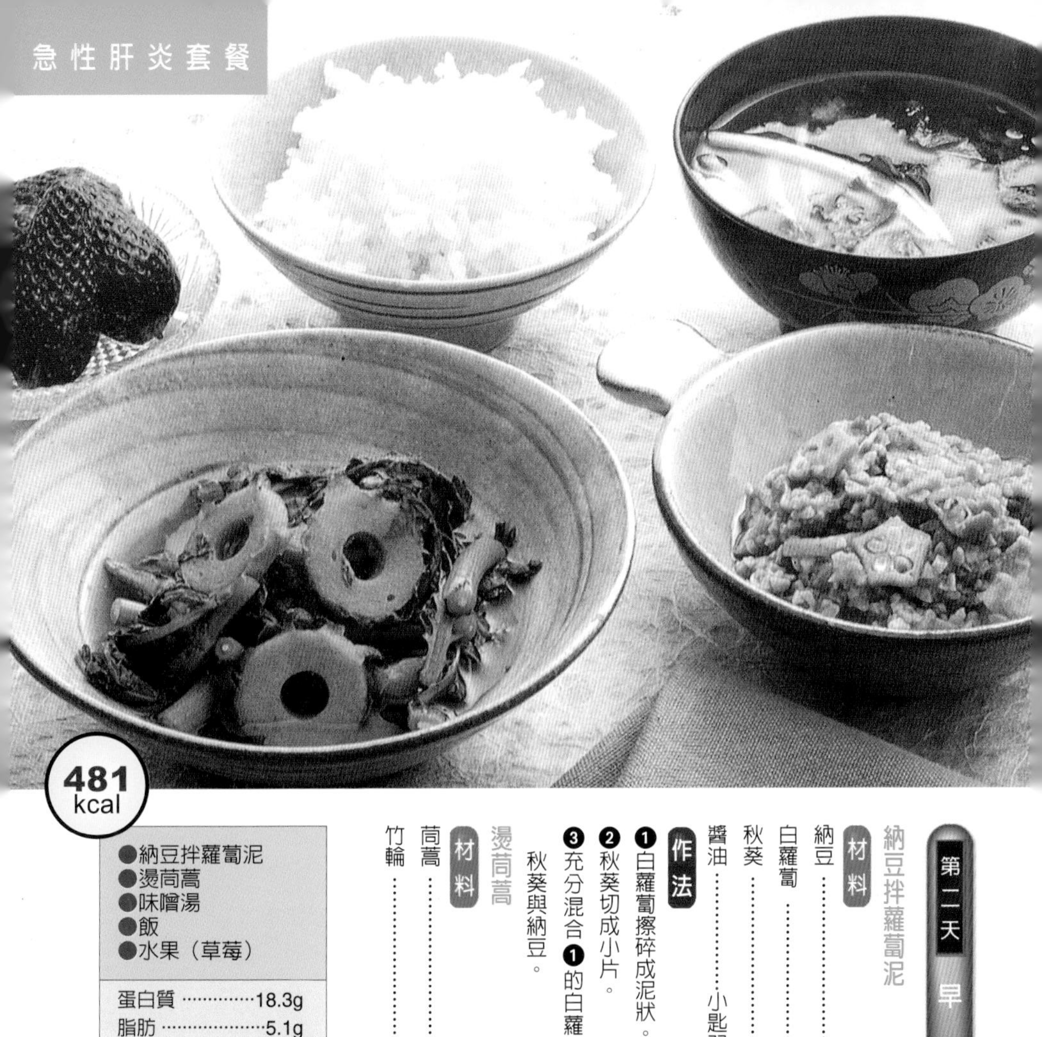

481 kcal

- 納豆拌蘿蔔泥
- 燙茼蒿
- 味噌湯
- 飯
- 水果（草莓）

蛋白質	18.3g
脂肪	5.1g
醣質	89.9g
纖維質	7.7g
鹽分	4.6g

第二天 早餐

納豆拌蘿蔔泥

材料

納豆……25g
白蘿蔔……40g
秋葵……10g
醬油……小匙弱（5g）

作法

❶白蘿蔔擦碎成泥狀。
❷秋葵切成小片。
❸充分混合❶的白蘿蔔、❷的秋葵與納豆。

燙茼蒿

材料

茼蒿……60g
竹輪……20g
砂糖……3g
醬油……1小匙
高湯……$\frac{2}{3}$杯（150cc）

作法

❶茼蒿切成適當大小。
❷竹輪切成2～3公釐厚圓片。
❸將❶的茼蒿與❷的竹輪放入高湯中約煮10分鐘，加入砂糖與醬油調味。

味噌湯

材料

味噌……2小匙（12g）
洋蔥……30g
海帶芽……5g

作法

❶洋蔥切絲。
❷海帶芽切成適當大小。
❸味噌、❶的洋蔥與❷的海帶芽加入$\frac{2}{3}$杯強（約180cc）的水中，開火煮熟。

飯（200g）

水果（草莓100g）

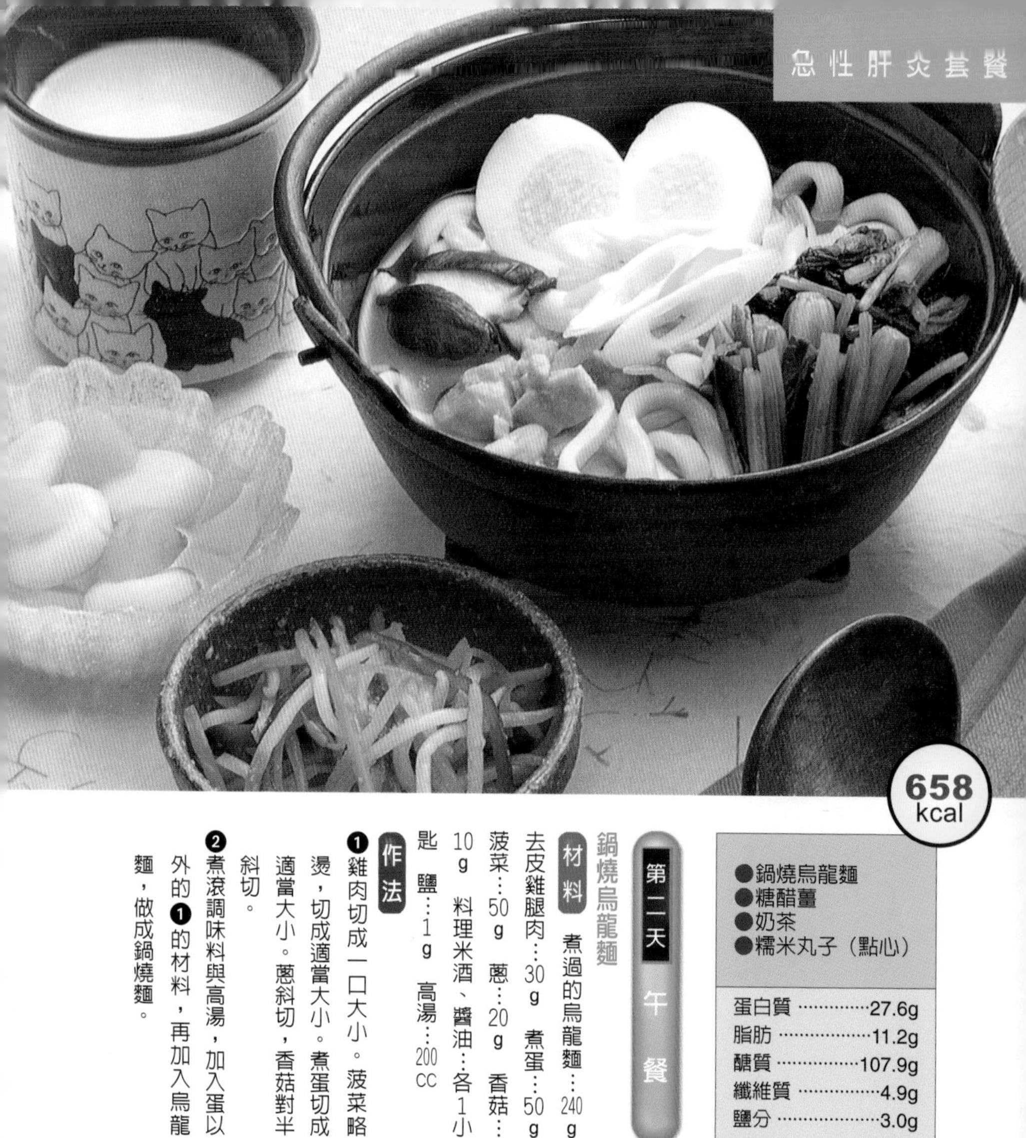

658 kcal

●鍋燒烏龍麵
●糖醋薑
●奶茶
●糯米丸子（點心）

蛋白質	27.6g
脂肪	11.2g
醣質	107.9g
纖維質	4.9g
鹽分	3.0g

第二天 午餐

鍋燒烏龍麵

材料 煮過的烏龍麵…240g 去皮雞腿肉…30g 煮蛋…50g 香菇…10g 菠菜…50g 蔥…20g 料理米酒、醬油…各1小匙 鹽…1g 高湯…200cc

作法
❶雞肉切成一口大小。菠菜略燙，切成適當大小。煮蛋切成適當大小。蔥斜切，香菇對半斜切。
❷煮滾調味料與高湯，加入蛋以外的❶的材料，再加入烏龍麵，做成鍋燒麵。

糖醋薑

材料 豆芽菜…40g 胡蘿蔔…5g 青椒…10g 薑…3g 砂糖…2g 醬油…4g 醋…3g

作法
❶蔬菜切絲，略燙後擱置待用。
❷混合調味料，涼拌❶。

奶茶

材料 紅茶…100cc 砂糖…2小匙 牛奶…100cc

糯米丸子（點心）

材料 糯米粉…20g 罐頭桃子…40g 砂糖…5小匙（15g）

作法
❶將水慢慢加入糯米粉中調拌，捏成直徑1.5公分的丸子，正中央捏一下。
❷❶放入滾水中煮，浮起之後移入冰水中，撈起瀝乾水分。
❸煮滾砂糖和水做成糖漿。❷與水果盛入碗中，淋上糖漿。

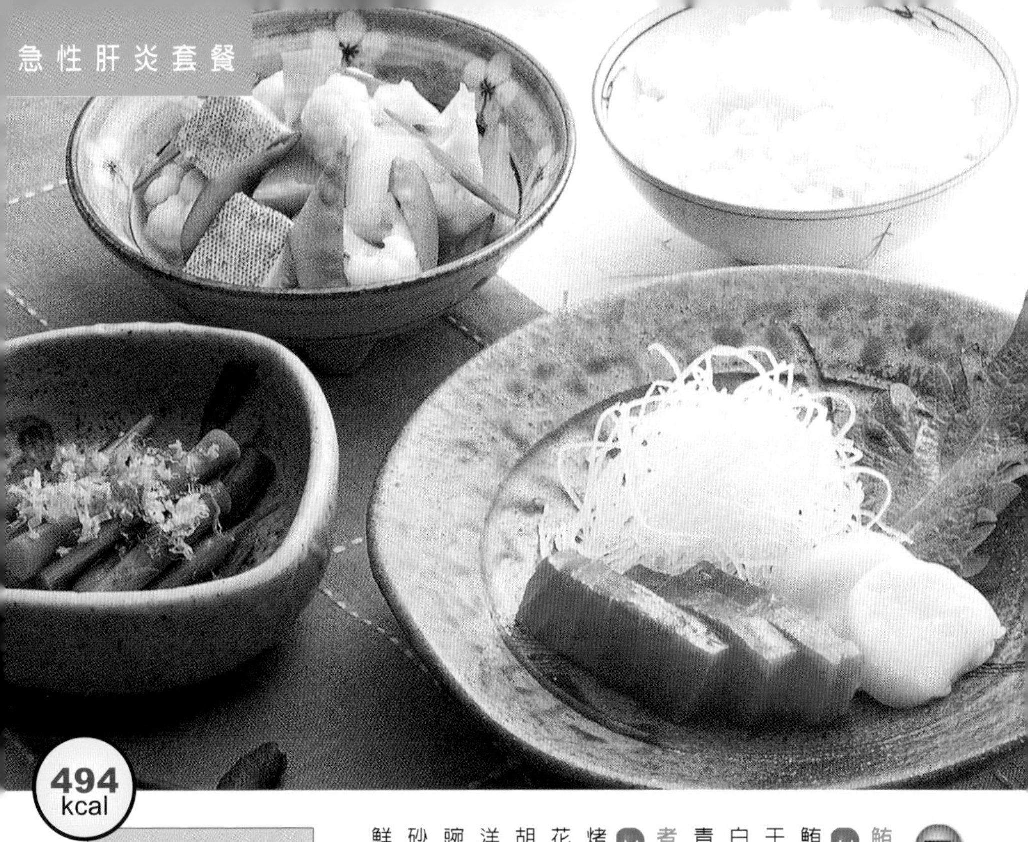

494 kcal

- ●鮪魚生魚片
- ●煮烤豆腐
- ●燙四季豆
- ●飯

蛋白質	29.2g
脂肪	4.3g
醣質	81.9g
纖維質	4.4g
鹽分	2.2g

第二天 晚餐

鮪魚生魚片

材料

- 鮪魚(生魚片)……40g
- 干貝……20g
- 白蘿蔔……40g
- 青紫蘇……1g

煮烤豆腐

材料

- 烤豆腐……40g
- 花菜……50g
- 胡蘿蔔……10g
- 洋蔥……20g
- 豌豆片……5g
- 砂糖……4g
- 鮮雞精……1g
- 淡味醬油……1小匙
- 太白粉……4g

作法

❶烤豆腐和蔬菜類切成一口大小。

❷鍋中加入鮮雞精和一杯水(200cc),加入❶中約火煮20分鐘。

❸❷用砂糖與淡味醬油調味。

❹❸中倒入太白粉水勾芡。

燙四季豆

材料

- 四季豆……50g
- 柴魚片……少許
- 醬油……1小匙(3g)

作法

❶四季豆略燙,一根切成2~3段。

❷❶盛盤,撒上柴魚片,沾醬油吃。

飯(200g)

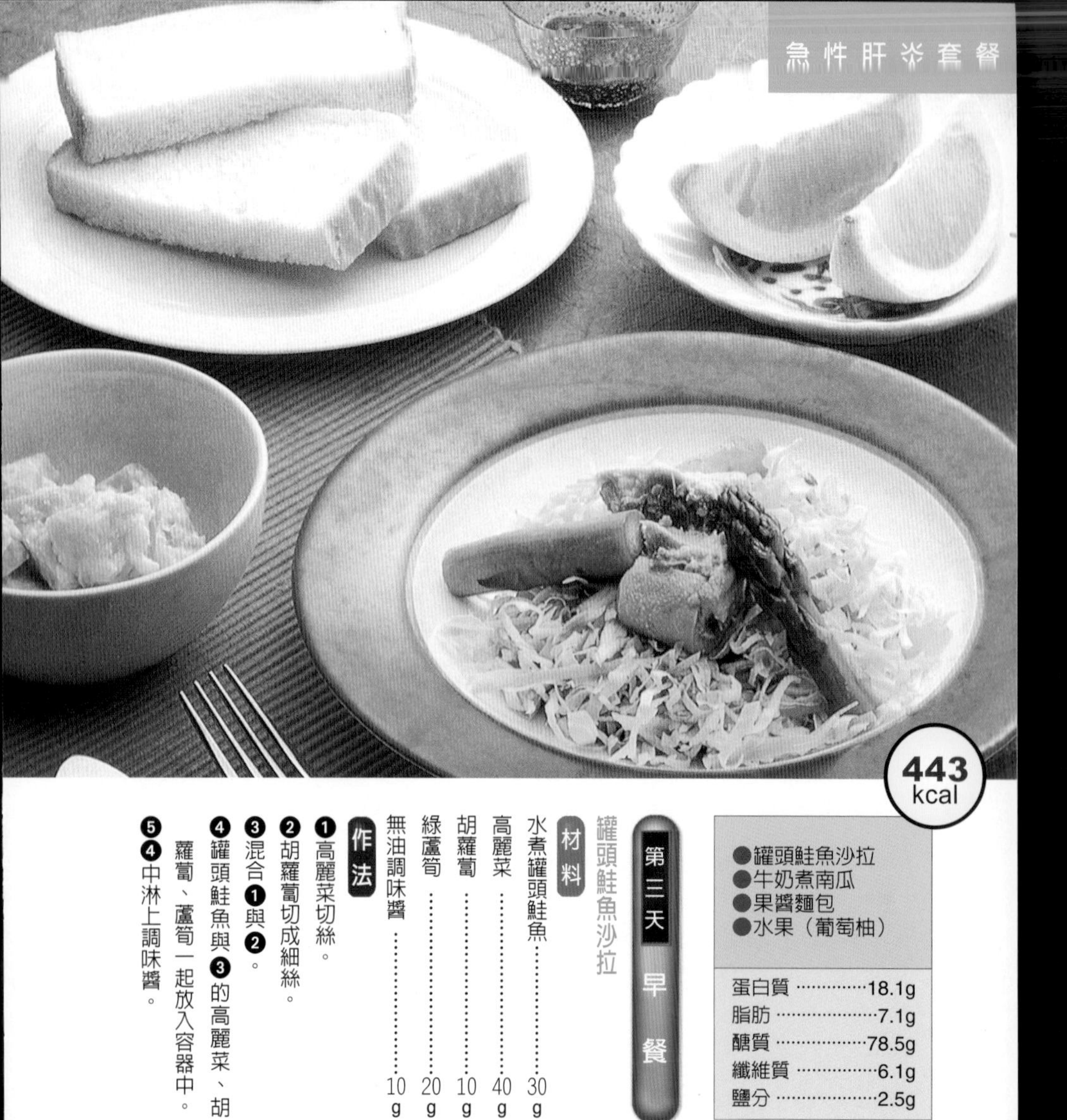

443 kcal

●罐頭鮭魚沙拉
●牛奶煮南瓜
●果醬麵包
●水果（葡萄柚）

蛋白質	18.1g
脂肪	7.1g
醣質	78.5g
纖維質	6.1g
鹽分	2.5g

第三天 早餐

罐頭鮭魚沙拉

材料

水煮罐頭鮭魚……30g
高麗菜……40g
胡蘿蔔……10g
綠蘆筍……20g
無油調味醬……10g

作法

❶高麗菜切絲。
❷胡蘿蔔切成細絲。
❸混合❶與❷。
❹罐頭鮭魚與❸的高麗菜、胡蘿蔔、蘆筍一起放入容器中。
❺❹中淋上調味醬。

牛奶煮南瓜

材料

南瓜……80g
牛奶……1/4杯（50cc）
鹽……少許（0.8g）
太白粉……2/3匙（2g）

作法

❶南瓜去皮切成1.5公分正方形。
❷鍋中加入南瓜、牛奶與鹽，蓋上紙蓋，用中火約煮20分鐘。
❸最後用太白粉水勾芡❷。
❹湯汁不夠時，可以加入少許水。煮破沒有關係。

果醬麵包

材料

吐司麵包……80g
草莓果醬……15g

水果（葡萄柚……100g）

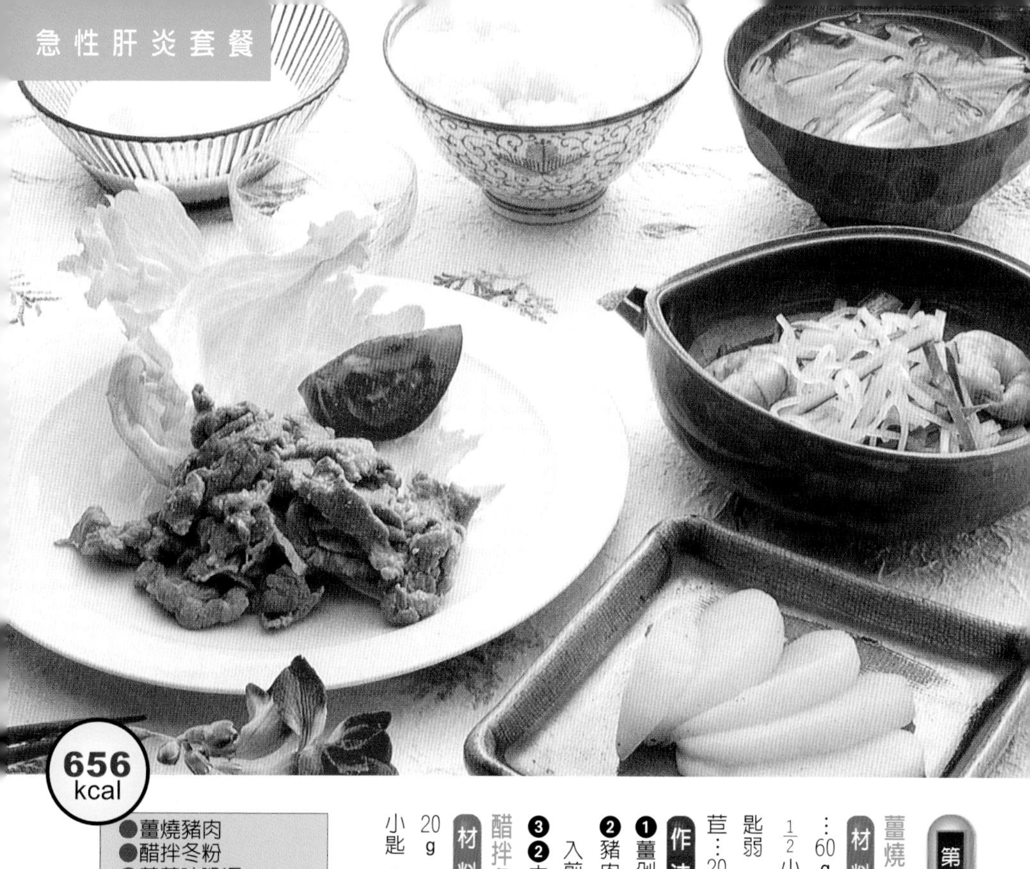

第三天 午餐

薑燒豬肉

材料 薄片豬肉（去除脂肪）…60g　薑…5g　料理米酒…$\frac{1}{2}$小匙（3g）　醬油…1小匙弱（5g）　番茄…40g　萵苣…20g

作法

❶薑剁碎成薑末。

❷豬肉中加入❶與調味料，放入煎鍋中煎。

❸❷中添上番茄與萵苣。

醋拌冬粉

材料 冬粉…10g　蝦仁…20g　小黃瓜…30g　砂糖…1小匙（3g）　醬油、醋…各1小匙（5g）

作法

❶冬粉用水浸泡還原，擱置待用。

❷蝦仁淋上一些酒，蒸過。

❸小黃瓜切絲。

❹混合調味料。

❺用❹的調和醋涼拌❶、❷與❸。

菠菜味噌湯

材料 味噌…2小匙（12g）　菠菜…40g

飯（200g）

糖漿蘋果（點心）

材料 蘋果…70g　砂糖…10g　肉桂…適量

作法

❶蘋果去皮，切成梳形，擺入鍋中。

❷❶中加入砂糖、肉桂，加入少許水，以小火煮滾。

優格（點心）（加糖優格 90g）

656 kcal

- 薑燒豬肉
- 醋拌冬粉
- 菠菜味噌湯
- 飯
- 優格（點心）
- 糖漿蘋果（點心）

蛋白質	27.3g
脂肪	7.0g
醣質	117.7g
纖維質	4.7g
鹽分	3.4g

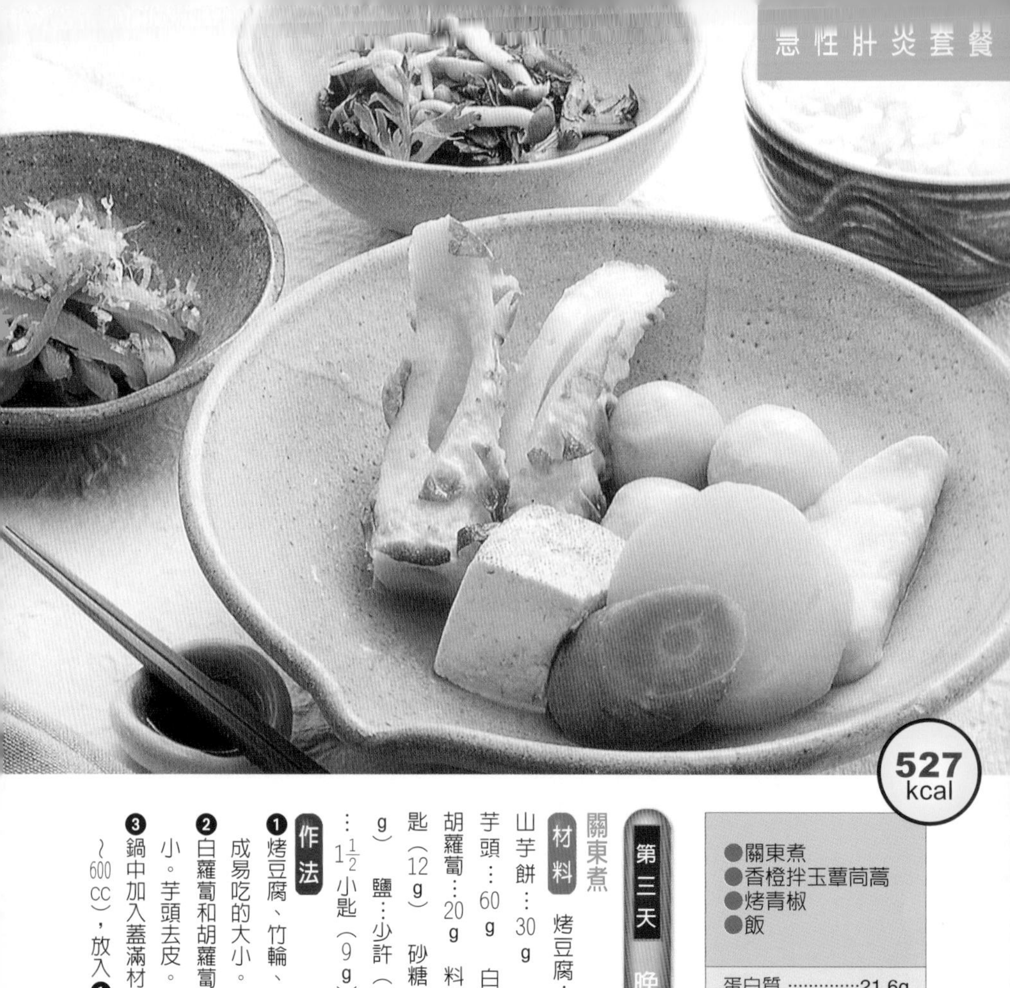

527 kcal

●關東煮
●香橙拌玉蕈茼蒿
●烤青椒
●飯

蛋白質	21.6g
脂肪	4.9g
醣質	94.9g
纖維質	5.0g
鹽分	4.0g

第三天 晚餐

關東煮

材料 烤豆腐…50g　魚肉山芋餅…30g　竹輪…30g　芋頭…60g　白蘿蔔…50g　胡蘿蔔…20g　料理米酒…2小匙（12g）　砂糖…1小匙（4g）　鹽…少許（1.5g）　醬油…$1\frac{1}{2}$小匙（9g）

作法

❶烤豆腐、竹輪、魚肉山芋餅切成易吃的大小。

❷白蘿蔔和胡蘿蔔切成易吃的大小。芋頭去皮。

❸鍋中加入蓋滿材料的高湯（400～600cc），放入❶、❷與調味料（料理米酒、砂糖、鹽、醬油），煮熟為止。

香橙拌玉蕈茼蒿

材料 玉蕈…20g　茼蒿…40g　香橙…適量　醬油…$\frac{1}{2}$小匙（3g）

作法

❶玉蕈略燙。

❷茼蒿略燙，再切成3～4公分長。

❸調拌香橙汁與醬油。

❹用❶拌❷與❸。

烤青椒

材料 青椒…30g　醬油…$\frac{1}{3}$小匙（2g）　柴魚片…少許（1g）

作法

❶青椒整個擺在鐵絲網上，以小火略烤。

❷❶烤熟後切成適當大小，撒上柴魚片，淋上醬油食用。

飯（200g）

第四天 早餐

燉煮凍豆腐

材料 凍豆腐…10g 胡蘿蔔…30g 四季豆…20g 砂糖…1小匙（4g） 醬油…1小匙強（7g）

作法
❶凍豆腐用水浸泡還原，切成適當大小。胡蘿蔔切成同樣大小的塊狀。四季豆切成約3公分長。
❷❶放入鍋中，加入適量水、砂糖、醬油，燉煮到胡蘿蔔柔軟為止。

燙白菜茼蒿

材料 白菜…30g 茼蒿…30g 柴魚片…少許 醬油…⅔小匙（4g）

作法
❶白菜與茼蒿略燙，切成3～4公分長。
❷❶盛盤，撒上柴魚片，沾醬油吃。

茄子海帶芽味噌湯

材料 味噌…2小匙 茄子…40g 海帶芽…5g

作法
❶鍋中加入高湯（180～200cc）和茄子一起煮。
❷茄子柔軟之後，加入切成適當大小的海帶芽。再加入味噌煮滾即可。

飯（200g）

甜點（罐頭琵琶…50g）

472 kcal

●燉煮凍豆腐
●燙白菜茼蒿
●茄子海帶芽味噌湯
●飯
●甜點（罐頭琵琶）

蛋白質	16.5g
脂肪	5.5g
醣質	88.4g
纖維質	4.9g
鹽分	3.9g

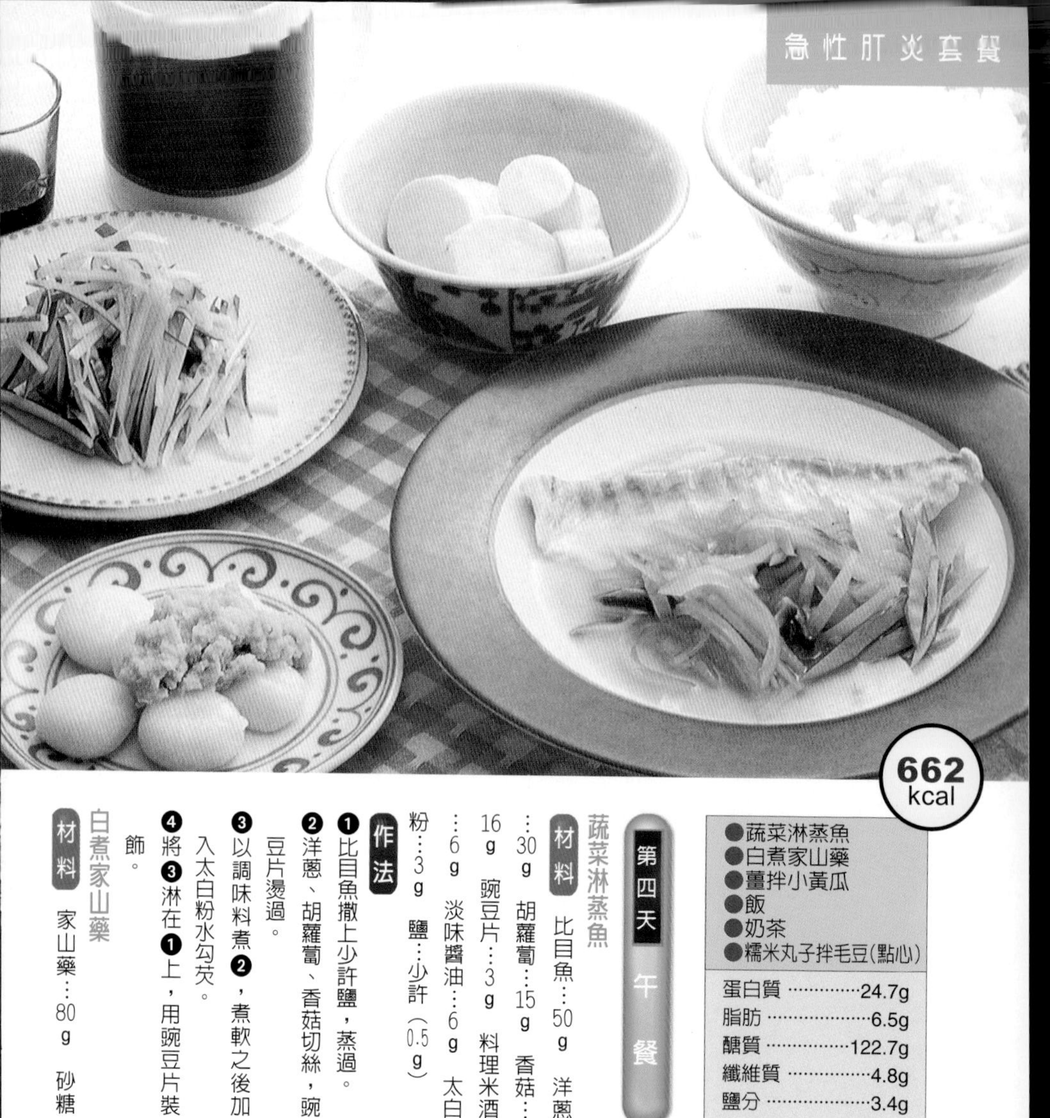

662 kcal

- 蔬菜淋蒸魚
- 白煮家山藥
- 薑拌小黃瓜
- 飯
- 奶茶
- 糯米丸子拌毛豆(點心)

蛋白質	24.7g
脂肪	6.5g
醣質	122.7g
纖維質	4.8g
鹽分	3.4g

第四天 午餐

蔬菜淋蒸魚

材料 比目魚…50g 洋蔥…30g 胡蘿蔔…15g 香菇…16g 豌豆片…3g 料理米酒…6g 淡味醬油…6g 太白粉…3g 鹽…少許(0.5g)

作法
❶比目魚撒上少許鹽，蒸過。
❷洋蔥、胡蘿蔔、香菇切絲，豌豆片燙過。
❸以調味料煮❷，煮軟之後加入太白粉水勾芡。
❹將❸淋在❶上，用豌豆片裝飾。

白煮家山藥

材料 家山藥…80g 砂糖…4g 淡味醬油…2小匙

作法
❶家山藥切成2公分厚圓片，煮軟。
❷❶中加入調味料燉煮。

薑拌小黃瓜

材料 小黃瓜…50g 薑…3g 醬油…3g

作法
❶小黃瓜和薑切絲。
❷❶淋上醬油充分混合（可加入少許香橙增添香氣）。

飯（200g）

奶茶

材料 紅茶…100cc 砂糖…6g 牛奶…100cc

糯米丸子拌毛豆（點心）

材料 糯米粉…15g 毛豆…15g 鹽…0.5g 砂糖…10g

作法
❶毛豆煮過，瀝乾水分，放入研缽中研碎。加入調味料。
❷充分混合❶，拌糯米丸子。

第四天 晚餐

煎雞胸肉捲

材料 去皮雞胸肉…60g 料理米酒…3g 醬油…5g 青紫蘇…6片 太白粉…2g 白蘿蔔泥…40g

作法
❶混合調味料，加入雞肉約醃10分鐘，每條雞肉切成三段，沾太白粉，以青紫蘇捲起來。
❷❶放入煎鍋，青紫蘇接合面朝下，以小火兩面煎過。

花菜拌醋味噌

材料 花菜…60g 慈蔥…10g 料理米酒…3g 味噌…8g 醋…1小匙（5g）

作法
❶花菜加醋煮過，擱置待用。慈蔥略燙。
❷充分混合調味料。
❸將❶盛入容器中，淋上❷。

蔬菜茶碗蒸

材料 蛋…30g 胡蘿蔔…10g 菠菜…10g 淡味醬油…1小匙（6g）

作法
❶胡蘿蔔和菠菜切成適當大小。
❷❶放入容器中，加上蛋汁和醬油，約蒸15分鐘。

飯（200g）

488 kcal

●煎雞胸肉捲
●花菜半醋味噌
●蔬菜茶碗蒸
●飯

蛋白質	28.2g
脂肪	5.4g
醣質	76.6g
纖維質	4.4g
鹽分	2.7g

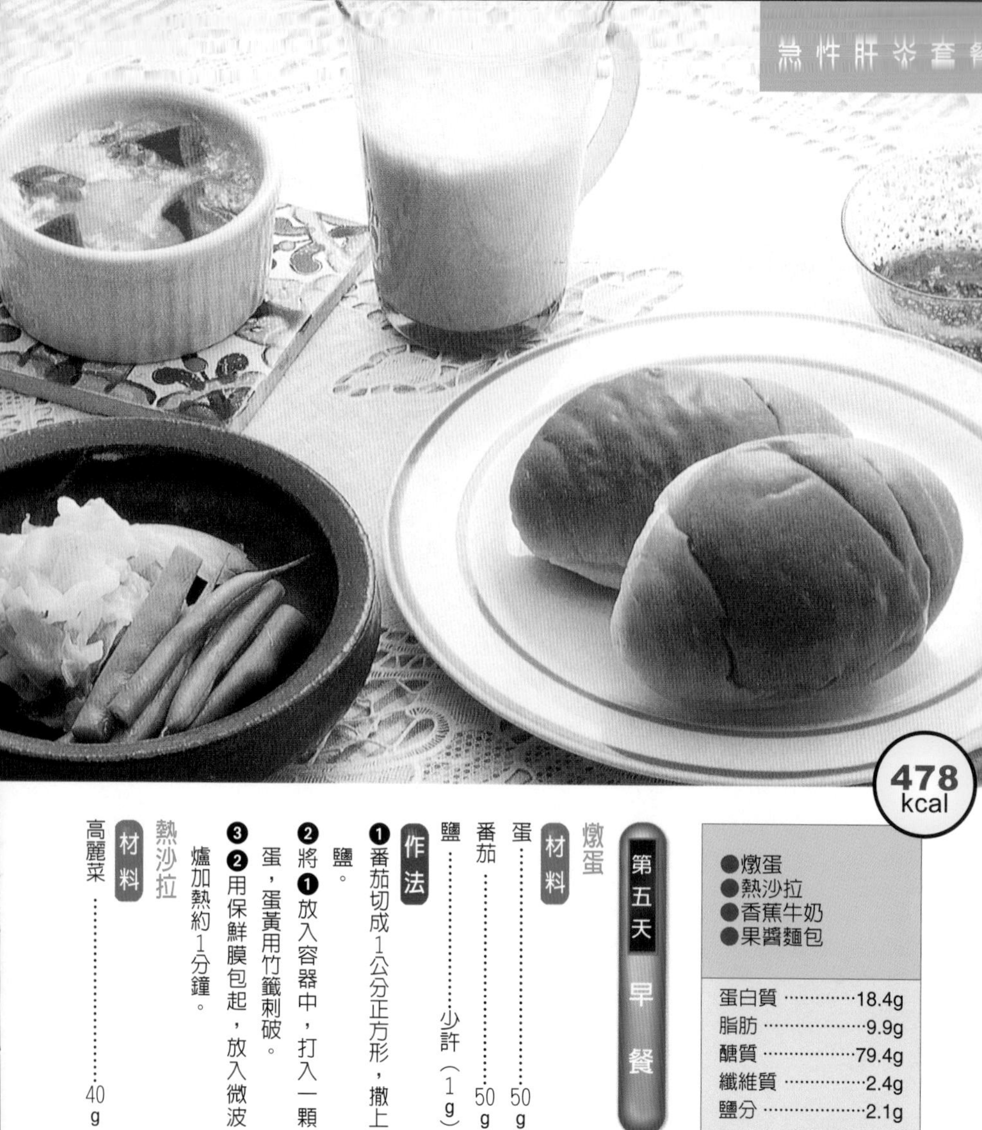

478 kcal

- 燉蛋
- 熱沙拉
- 香蕉牛奶
- 果醬麵包

蛋白質	18.4g
脂肪	9.9g
醣質	79.4g
纖維質	2.4g
鹽分	2.1g

第五天 早餐

燉蛋

材料

- 蛋……50g
- 番茄……50g
- 鹽……少許（1g）

作法

❶番茄切成1公分正方形，撒上鹽。

❷將❶放入容器中，打入一顆蛋，蛋黃用竹籤刺破。

❸❷用保鮮膜包起，放入微波爐加熱約1分鐘。

熱沙拉

材料

- 高麗菜……40g
- 四季豆……20g
- 無油調味醬……10g

作法

❶高麗菜、四季豆略燙，瀝乾水分。

❷高麗菜切成粗短條狀。

❸四季豆斜切成兩段。

❹❷、❸盛入容器中，淋上調味醬。

香蕉牛奶

材料

- 香蕉……50g
- 牛奶……100g
- 砂糖……2小匙（6g）

作法

❶香蕉切成適當大小。

❷❶與牛奶、砂糖一起放入果汁機中攪拌。

果醬麵包

材料

- 小餐包……80g
- 草莓果醬……15g

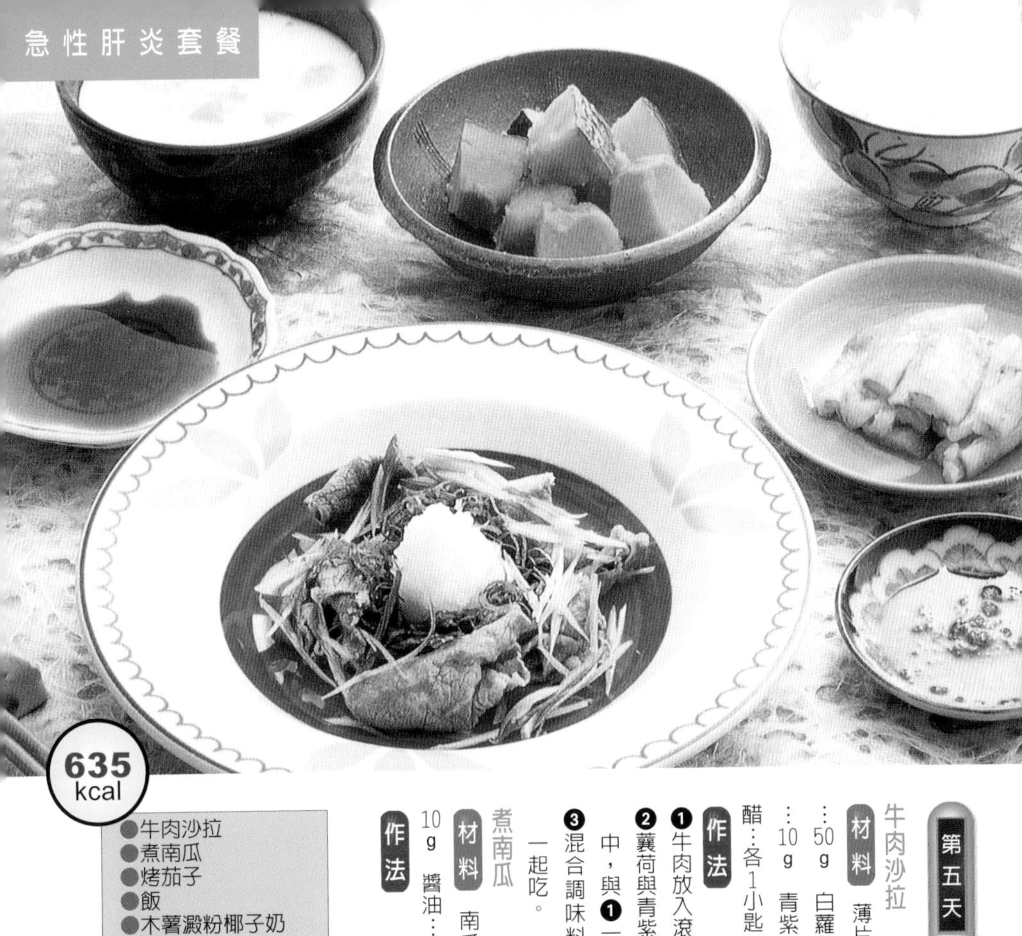

635 kcal

●牛肉沙拉
●煮南瓜
●烤茄子
●飯
●木薯澱粉椰子奶（點心）

蛋白質	20.6g
脂肪	4.1g
醣質	128.3g
纖維質	5.4g
鹽分	2.4g

第五天 午餐

牛肉沙拉

材料 薄片牛肉（去除脂肪）…50g　白蘿蔔泥…50g　蘘荷…10g　青紫蘇…2g　醬油、醋…各1小匙

作法
❶牛肉放入滾水中略涮一下。
❷蘘荷與青紫蘇絲放入白蘿蔔泥中，與❶一起盛盤。
❸混合調味料做成沾醬，沾❷一起吃。

煮南瓜

材料 南瓜…100g　砂糖…10g　醬油…1小匙

作法
❶將南瓜切成易吃的大小，煮軟。
❷❶加入調味料調味。

烤茄子

材料 茄子…60g　薑…適量　醬油…$\frac{1}{2}$小匙

作法
❶茄子連皮一起放在鐵絲網上烤，烤好之後去皮，縱切後盛盤。
❷淋上薑與醬油。

飯（200g）

木薯澱粉椰子奶（點心）

材料 木薯澱粉…15g　罐頭水蜜桃…30g　椰子奶…100g　砂糖…10g

作法
❶木薯澱粉倒入水中，煮成透明為止。
❷撈起❶，放入簍子裡泡水，持續換水使其冷卻。
❸椰子奶與砂糖混合。水蜜桃切成1公分正方形。
❹將❷、❸混合盛盤。

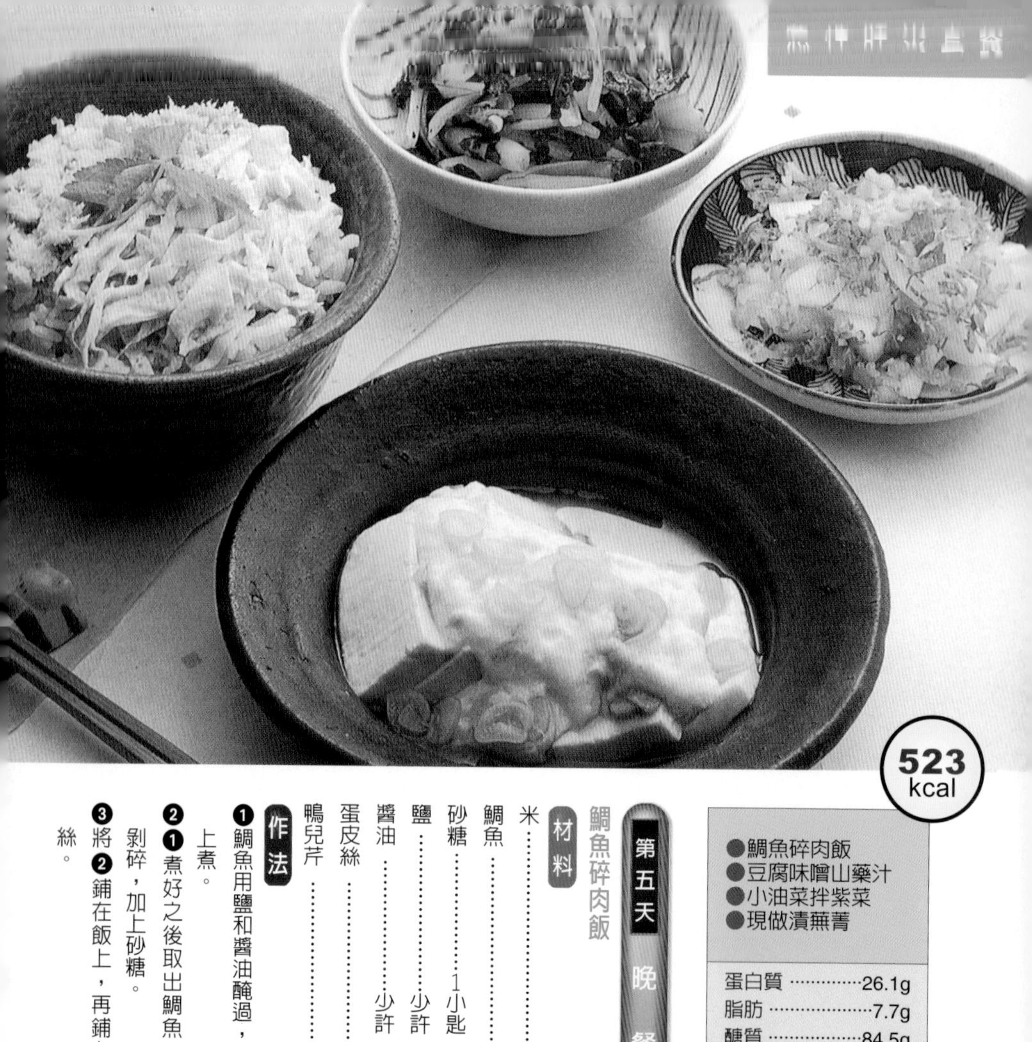

523 kcal

- 鯛魚碎肉飯
- 豆腐味噌山藥汁
- 小油菜拌紫菜
- 現做漬蕪菁

蛋白質	26.1g
脂肪	7.7g
醣質	84.5g
纖維質	5.6g
鹽分	3.8g

第五天 晚餐

鯛魚碎肉飯

材料

- 米……85g
- 鯛魚……50g
- 砂糖……1小匙（3g）
- 鹽……少許（0.8g）
- 醬油……少許（1g）
- 蛋皮絲……10g
- 鴨兒芹……5g

作法

❶鯛魚用鹽和醬油醃過，擺在米上煮。

❷❶煮好之後取出鯛魚，魚肉剝碎，加上砂糖。

❸將❷鋪在飯上，再鋪上蛋皮絲。

豆腐味噌山藥汁

材料

- 嫩豆腐……80g
- 山藥……60g
- 蔥……30g
- 味噌……12g
- 高湯……180cc

作法

❶豆腐切成薄片，蔥切成適口小段，一起放入高湯中煮，加入味噌調味。

❷山藥擦碎成泥，由上方倒入豆腐中，略微煮滾即可。

小油菜拌紫菜

材料

- 小油菜……60g
- 揉紫菜……1g
- 醬油……$\frac{1}{2}$小匙（3g）

現做漬蕪菁

材料

- 蕪菁……50g
- 鹽……少許（0.8g）
- 蕪菁葉……10g

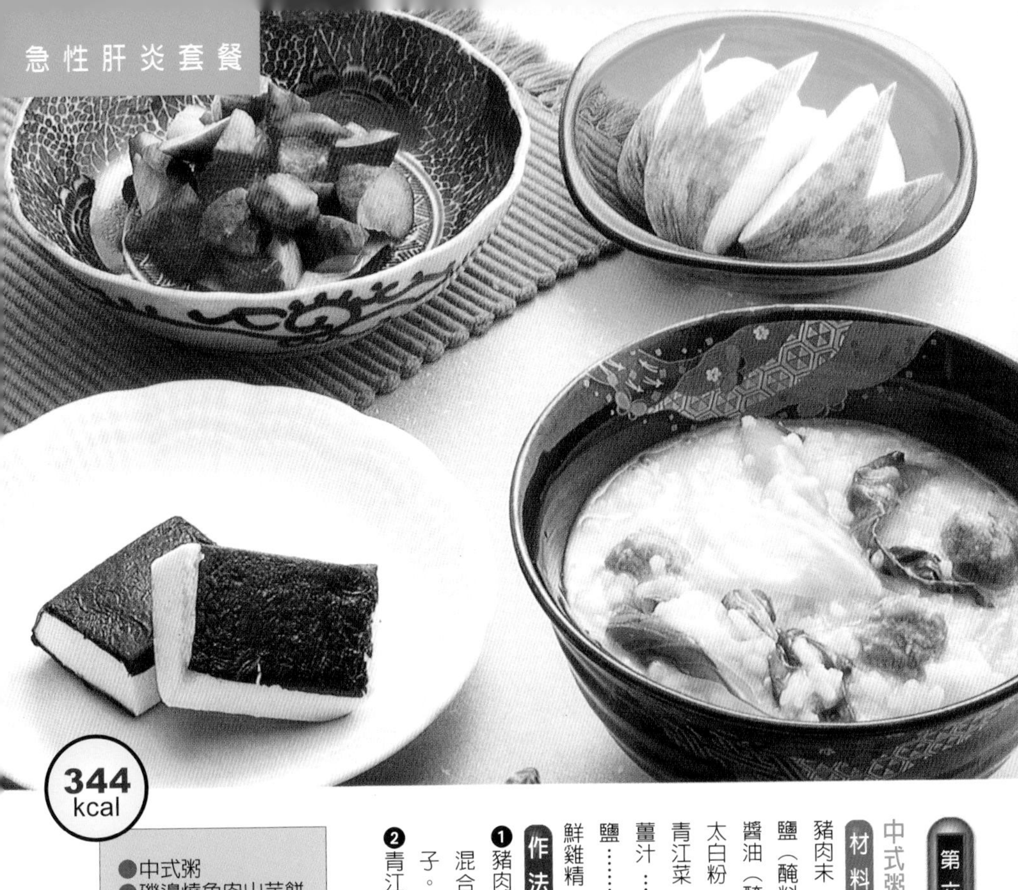

344 kcal

- 中式粥
- 磯邊燒魚肉山芋餅
- 番茄拌小黃瓜
- 水果（蘋果）

蛋白質	15.9g
脂肪	3.6g
醣質	61.7g
纖維質	3.3g
鹽分	3.0g

第六天 早餐

中式粥

材料

- 米……50g
- 豬肉末（去除脂肪）……30g
- 鹽（醃料）……少許（0.3g）
- 醬油（醃料）……少許（1g）
- 太白粉……2g
- 青江菜……50g
- 薑汁……少許
- 鹽……1g
- 鮮雞精……1g

作法

❶豬肉和鹽、醬油、太白粉充分混合。捏成直徑約3公分丸子。

❷青江菜切成3～4公分長。

❸米洗淨，放入簍子裡擱置待用。

❹以300～350cc的水煮粥，約煮30分鐘之後加入❶❷，以鮮雞精調味，再煮5分鐘。

磯邊燒魚肉山芋餅

材料

- 魚肉山芋餅……40g
- 烤海苔片……1/4片
- 醬油……1/3小匙（2g）

作法

❶魚肉山芋餅切成兩塊，以烤海苔片捲起來。

❷❶放在鍋上略煎，加入醬油調味。

番茄拌小黃瓜

材料

- 番茄……50g
- 小黃瓜……30g
- 醬油……1/2小匙（3g）

作法

❶番茄去皮，切成梳形。小黃瓜切成小塊。

❷以醬油拌❶。

水果（蘋果……100g）

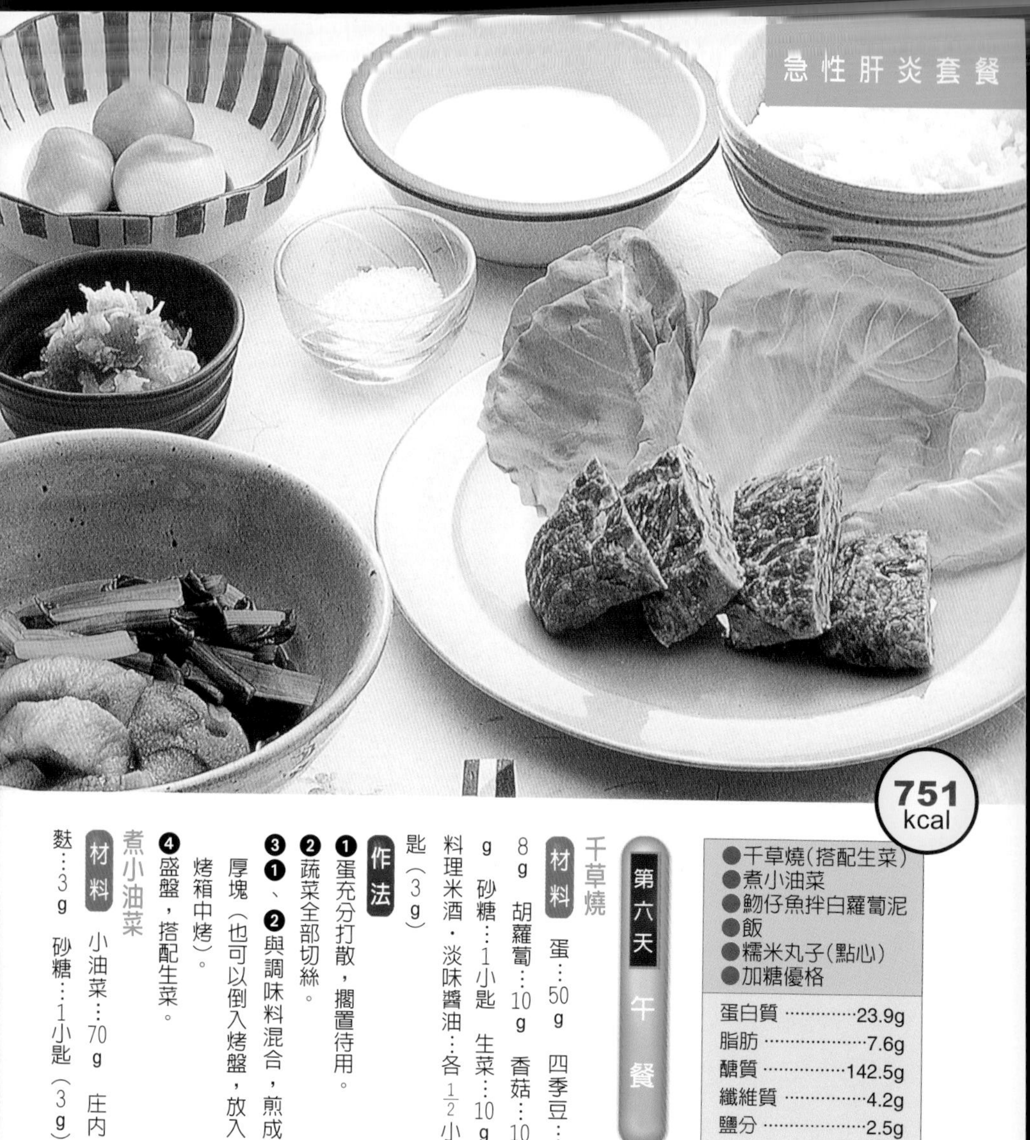

●千草燒(搭配生菜)
●煮小油菜
●魩仔魚拌白蘿蔔泥
●飯
●糯米丸子(點心)
●加糖優格

蛋白質	23.9g
脂肪	7.6g
醣質	142.5g
纖維質	4.2g
鹽分	2.5g

751 kcal

第六天 午餐

千草燒

材料 蛋…50g 四季豆…8g 胡蘿蔔…10g 香菇…10g 砂糖…1小匙 生菜…10g 料理米酒・淡味醬油…各$\frac{1}{2}$小匙（3g）

作法

❶蛋充分打散，擱置待用。
❷蔬菜全部切絲。
❸❶、❷與調味料混合，煎成厚塊（也可以倒入烤盤，放入烤箱中烤）。
❹盛盤，搭配生菜。

煮小油菜

材料 小油菜…70g 庄內麩…3g 砂糖…1小匙（3g） 醬油…1小匙（6g）

作法

❶小油菜切成2～3公分長。
❷以砂糖、醬油、高湯煮小油菜和庄內麩。

魩仔魚拌白蘿蔔泥

材料 白蘿蔔…50g 魩仔魚…5g 醬油…$\frac{1}{2}$小匙

飯（200g）

糯米丸子（點心）

材料 糯米粉…20g 在來米粉…20g 砂糖…15g 醬油…1小匙（6g） 太白粉…$1\frac{1}{3}$小匙（4g）

作法

❶充分混合糯米粉與在來米粉，慢慢加入30cc的溫水，一邊加水一邊混合。
❷將❶捏成丸子，放入滾水中煮，撈起泡入冷水中。
❸煮砂糖和醬油，煮好後加入太白粉水勾芡，做成淋汁。
❹❸淋在❷上。

加糖優格（90g）

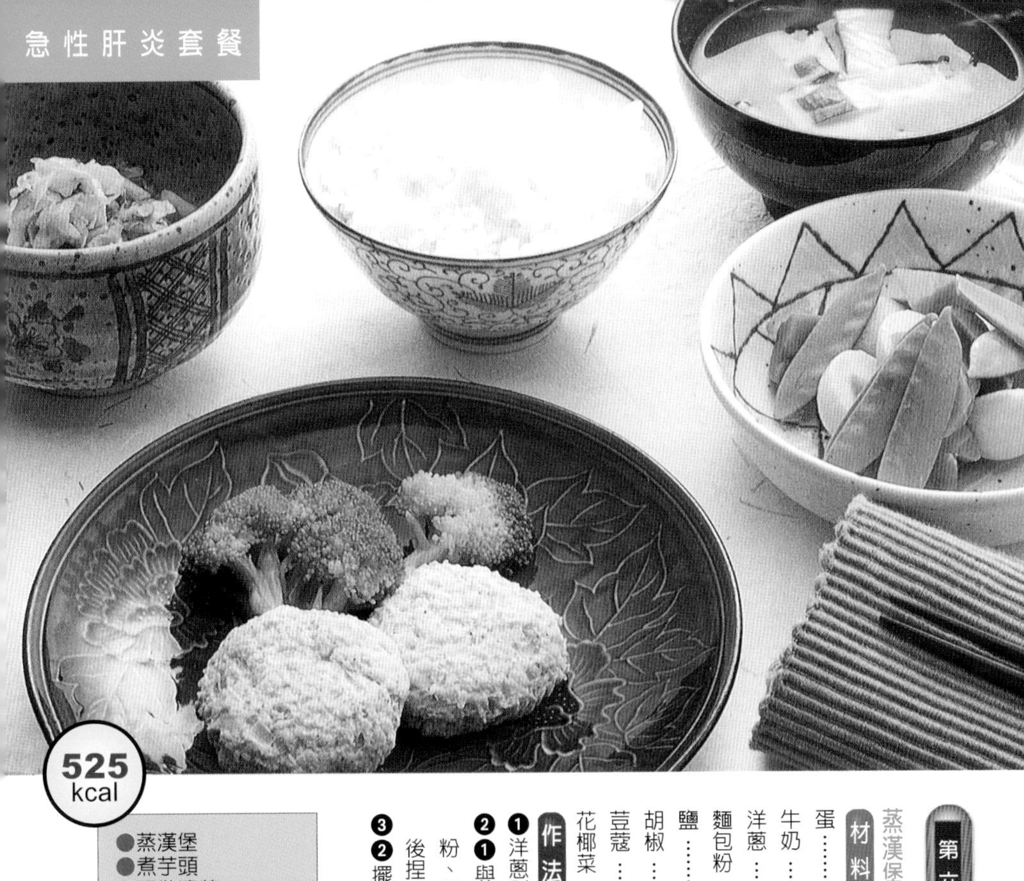

525 kcal

- 蒸漢堡
- 煮芋頭
- 現做漬菜
- 白蘿蔔海帶芽味噌湯
- 飯

蛋白質	28.1g
脂肪	4.5g
醣質	52.7g
纖維質	6.6g
鹽分	4.5g

第六天 晚餐

蒸漢堡

材料

去皮雞肉末……60g
蛋……5g
牛奶……3g
洋蔥……30g
麵包粉……4g
鹽……少許（0.6g）
胡椒……少許
荳蔻……少許
花椰菜……30g

作法

❶洋蔥剁碎。
❷❶與雞肉、蛋、牛奶、麵包粉、調味料混合，充分攪拌之後捏成小圓形。
❸❷擺入盤中，放入蒸器中蒸15分鐘。
❹搭配花椰菜，盛盤。

煮芋頭

材料

小芋頭……60g
胡蘿蔔……30g
豌豆片……10g
砂糖……1小匙強（4g）
醬油……1小匙強（7g）

作法

❶小芋頭去皮，對半切開。
❷胡蘿蔔切成與小芋頭同樣的大小。
❸豌豆片略燙，擱置待用。
❹❶、❷放入150～200cc的水中約煮20分鐘，煮軟之後加入砂糖和醬油調味，盛盤，添上豌豆片裝飾。

現做漬菜

材料

高麗菜……50g
紫蘇葉……1g
鹽……0.8g

白蘿蔔海帶芽味噌湯

材料

白蘿蔔……30g
海帶芽……3g
味噌……12g

飯（200g）

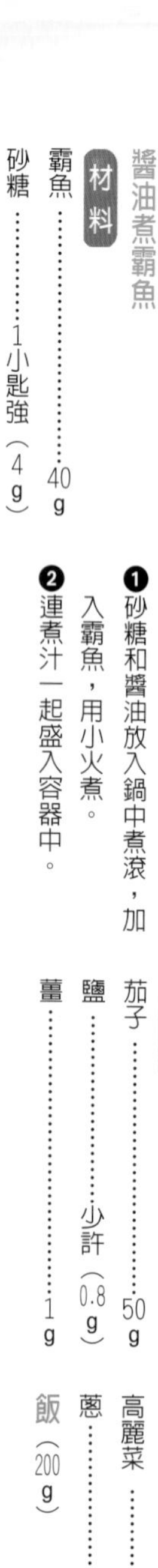

第七天 早餐

醬油煮霸魚

材料

霸魚……40g
砂糖……1小匙強（4g）
醬油……1小匙（6g）

作法

❶砂糖和醬油放入鍋中煮滾，加入霸魚，用小火煮。
❷連煮汁一起盛入容器中。

現做漬菜

材料

茄子……50g
鹽……少許（0.8g）
薑……1g

作法

❶茄子去皮，切成2~3公分厚的短條狀。
❷薑切絲。
❸用鹽揉搓❶與❷。

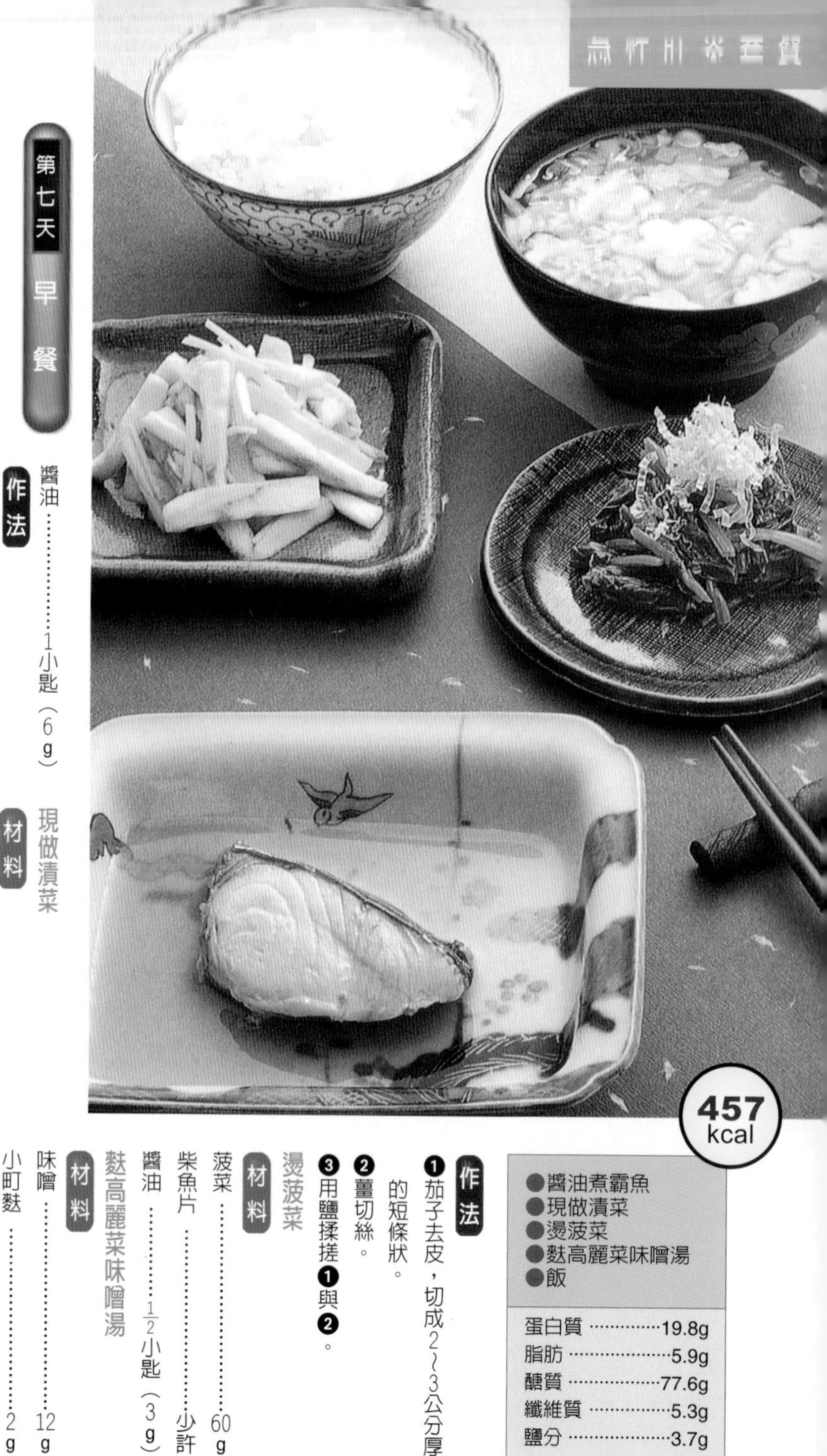

457 kcal

- 醬油煮霸魚
- 現做漬菜
- 燙菠菜
- 麩高麗菜味噌湯
- 飯

蛋白質	19.8g
脂肪	5.9g
醣質	77.6g
纖維質	5.3g
鹽分	3.7g

燙菠菜

材料

菠菜……60g
柴魚片……少許
醬油……$\frac{1}{2}$小匙（3g）

麩高麗菜味噌湯

材料

味噌……12g
小町麩……2g
高麗菜……30g
蔥……10g

飯（200g）

第七天 午餐

三明治

材料 吐司麵包…80g 水煮罐頭鮪魚…30g 小黃瓜…20g 番茄…30g 無油調味醬…10g

作法
1. 蔬菜切成薄片。
2. 小黃瓜、鮪魚、調味醬、番茄依序夾入吐司麵包中。

濃湯

材料 牡蠣…40g 洋蔥…30g 胡蘿蔔…10g 花椰菜…20g 牛奶…60cc 鹽…少許 鮮雞精…1g 太白粉…2g

作法
1. 蔬菜略切，煮軟後加入牡蠣再煮一下。
2. 1中加入牛奶、鹽與鮮雞精，再煮一會兒，最後倒入太白粉水勾芡，略微煮滾即可。

水果（香蕉…100g）

涼粉（點心）

材料 涼粉、黑砂糖…各20g

作法
1. 黑砂糖加入10cc水，煮成糖漿。
2. 涼粉用滾水煮過，用水洗淨盛盤，淋上1。

檸檬凍（點心）

材料 檸檬…25g 砂糖…20g 明膠…適量

作法
1. 檸檬切出一片薄片，其餘的擠成檸檬汁。
2. 將少許明膠液倒入器皿中，放入檸檬片，凝固之後加入其他明膠液，放入冰箱中做成果凍。

666 kcal

- 三明治
- 濃湯
- 水果（香蕉）
- 涼粉（點心）
- 檸檬凍（點心）

蛋白質	25.4g
脂肪	6.3g
醣質	130.5g
纖維質	5.5g
鹽分	2.7g

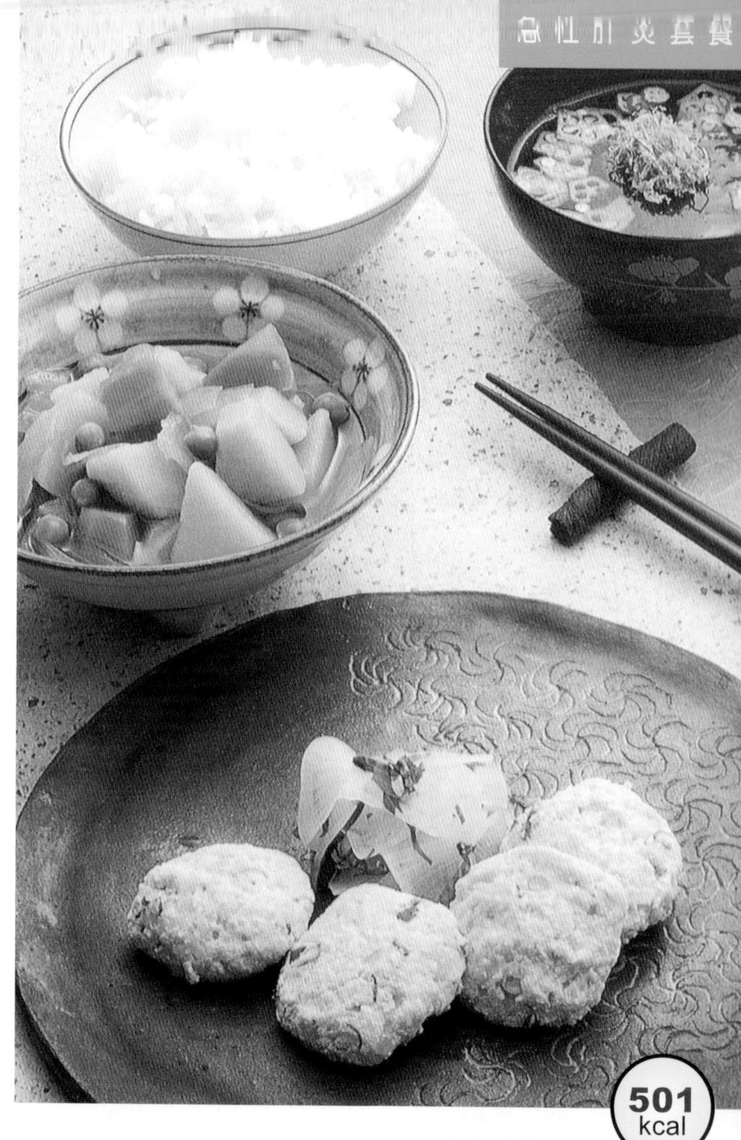

第七天 晚餐

豆腐肉餅

材料 豆腐…50g 去皮雞胸肉末…20g 蛋…8g 洋蔥…10g 薑…少許 蔥花…5g 鹽…0.5g 醋醬油（醋…1g 醬油…3g） 白蘿蔔…40g 紫蘇葉…1片

作法
❶豆腐瀝乾水分，搗碎。
❷❶與蔬菜以外的材料混合，以湯匙撈起，放入滾水中煮。
❸白蘿蔔和紫蘇葉切成適當大小，做成配菜，和豆腐肉餅一起盛盤。沾醋醬油吃。

馬鈴薯煮蔬菜

材料 馬鈴薯…80g 洋蔥…30g 胡蘿蔔…20g 青豆…3g 砂糖…4g 醬油…1小匙強（7g）

作法
❶馬鈴薯、洋蔥與胡蘿蔔切塊。
❷❶充分煮熟，加入調味料調味，再加上青豆。

海帶絲湯

材料 海帶絲…2g 秋葵…10g 鹽…少許（0.3g） 醬油…1/3小匙（2g）

作法
❶秋葵切成小片。
❷海帶絲中加入❶和調味料，注入滾水。

飯（200g）

501 kcal

●豆腐肉餅
●馬鈴薯煮蔬菜
●海帶絲湯
●飯

蛋白質	18.4g
脂肪	4.9g
醣質	93.2g
纖維質	4.3g
鹽分	2.3g

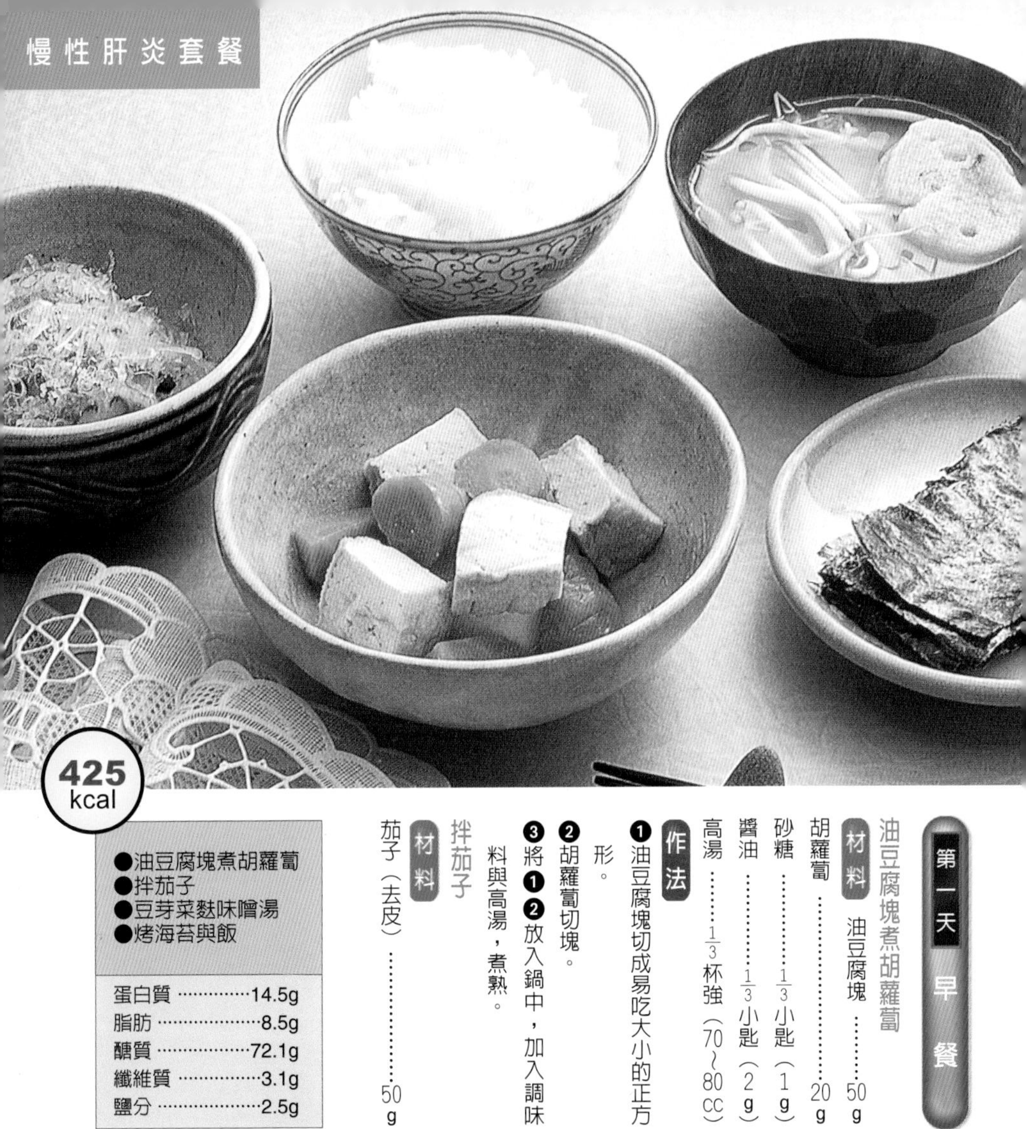

425 kcal

- ●油豆腐塊煮胡蘿蔔
- ●拌茄子
- ●豆芽菜麩味噌湯
- ●烤海苔與飯

蛋白質	14.5g
脂肪	8.5g
醣質	72.1g
纖維質	3.1g
鹽分	2.5g

第一天 早餐

油豆腐塊煮胡蘿蔔

材料

油豆腐塊……50g
胡蘿蔔……20g
砂糖……$\frac{1}{3}$小匙（1g）
醬油……$\frac{1}{3}$小匙（2g）
高湯……$\frac{1}{3}$杯強（70～80cc）

作法

❶油豆腐塊切成易吃大小的正方形。
❷胡蘿蔔切塊。
❸將❶❷放入鍋中，加入調味料與高湯，煮熟。

拌茄子

材料

茄子（去皮）……50g
柴魚片……1g
醬油……$\frac{1}{2}$小匙（3g）
高湯……$\frac{2}{3}$大匙（10g）

作法

❶茄子去皮切成薄片，略煮。
❷❶中加入柴魚片、醬油與高湯涼拌。

豆芽菜麩味噌湯

材料

豆芽菜……30g
庄內麩……2g
味噌……2小匙（12g）
小魚乾……2g

作法

❶鍋中加入180cc的水和小魚乾，煮滾。
❷❶中加入豆芽菜和庄內麩，再加入味噌，開火煮熟。

烤海苔（1g）

飯（200g）

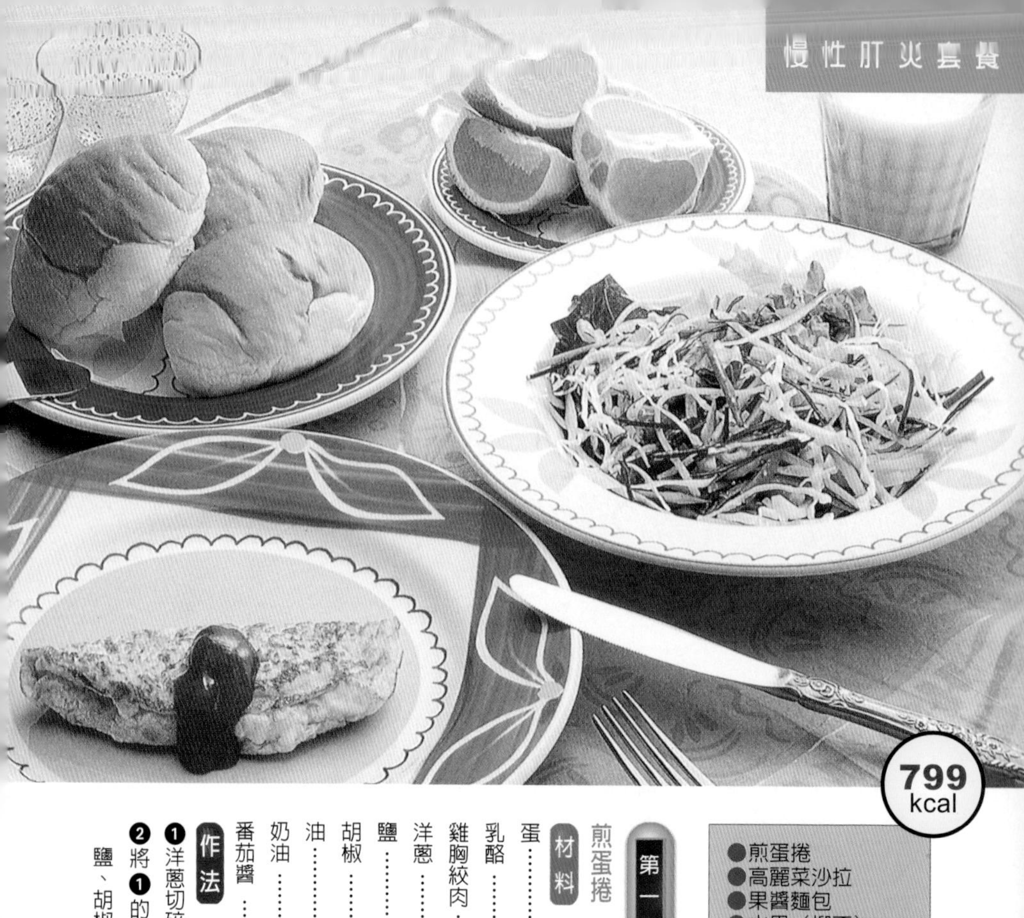

799 kcal

- ●煎蛋捲
- ●高麗菜沙拉
- ●果醬麵包
- ●水果（柳丁）
- ●牛奶

蛋白質	26.4g
脂肪	26.9g
醣質	88.6g
纖維質	4.2g
鹽分	2.3g

第一天 午餐

煎蛋捲

材料

- 蛋……50g
- 乳酪……10g
- 雞胸絞肉……20g
- 洋蔥……20g
- 鹽……少許（0.2g）
- 胡椒……少許
- 油……2g
- 奶油……2g
- 番茄醬……10g

作法

❶洋蔥切碎。
❷將❶的洋蔥末和雞絞肉加上鹽、胡椒拌炒，冷卻待用。
❸乳酪切丁。
❹❷稍微冷卻後，加入❸與蛋汁。
❺熱煎鍋中倒入油和奶油，煎❹。
❻淋上番茄醬。

高麗菜沙拉

材料

- 高麗菜……20g
- 小黃瓜……20g
- 紅高麗菜……10g
- 胡蘿蔔……10g
- 萵苣……10g
- 法式調味醬……15g

作法

❶蔬菜切絲。
❷以調味醬拌❶來吃。

果醬麵包

材料

- 麵包捲……90g
- 乳瑪琳……10g
- 蘋果果醬……15g

水果（柳丁…150g）

牛奶（200cc）

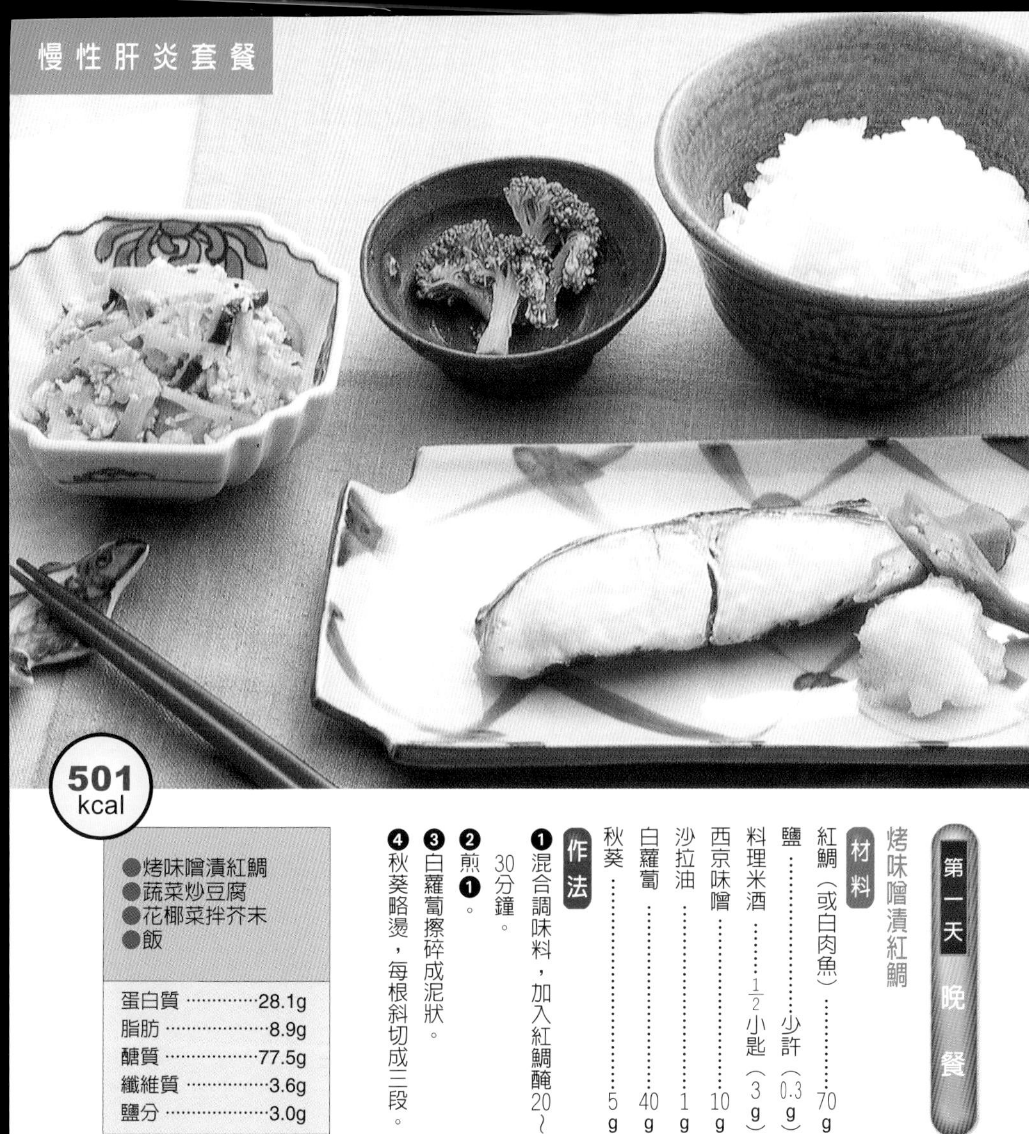

501 kcal

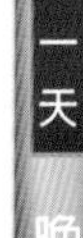
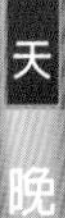

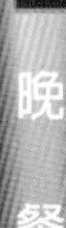
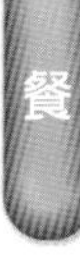

第一天 晚餐

烤味噌漬紅鯛

材料

紅鯛（或白肉魚）……70g
鹽……少許（0.3g）
料理米酒……$\frac{1}{2}$小匙（3g）
西京味噌……10g
沙拉油……1g
白蘿蔔……40g
秋葵……5g

作法

❶混合調味料，加入紅鯛醃20～30分鐘。
❷煎❶。
❸白蘿蔔擦碎成泥狀。
❹秋葵略燙，每根斜切成三段。
❺❷與❸❹一起盛盤。

蔬菜炒豆腐

材料

傳統豆腐……50g
胡蘿蔔……5g
長蔥……10g
乾香菇……1g
砂糖……$\frac{2}{3}$小匙（2g）
醬油……$\frac{1}{2}$小匙（3g）
鹽……少許（0.2g）

作法

❶豆腐用紗布包起，擠乾水分，擱置待用。
❷胡蘿蔔、長蔥、浸泡還原的香菇切絲。
❸❷加入高湯中，煮到入味為止。
❹乾炒❶，與❸混合。

花椰菜拌芥末

材料

花椰菜……5g
芥末粉……少許（0.5g）
醬油……$\frac{1}{2}$小匙（3g）

飯（200g）

●烤味噌漬紅鯛
●蔬菜炒豆腐
●花椰菜拌芥末
●飯

蛋白質	28.1g
脂肪	8.9g
醣質	77.5g
纖維質	3.6g
鹽分	3.0g

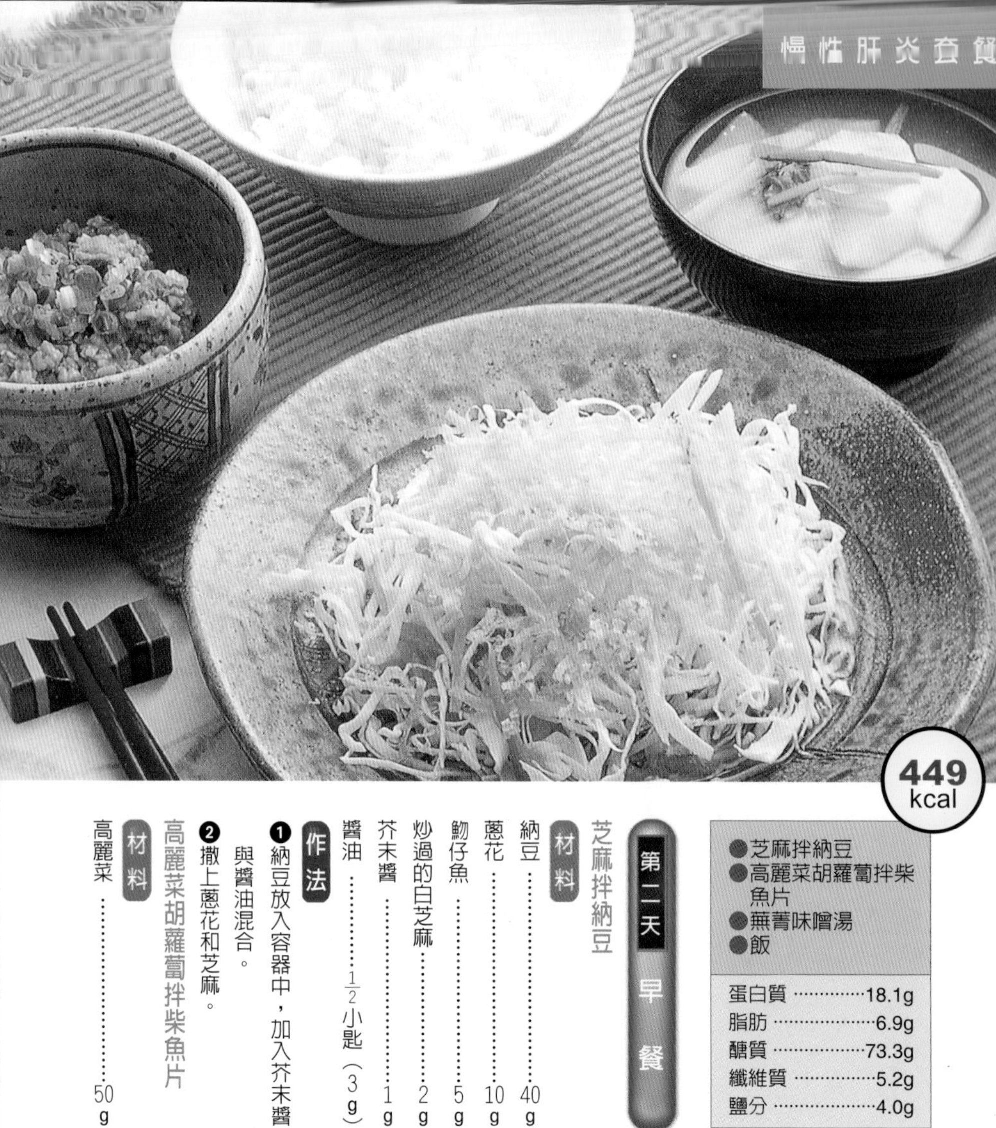

449 kcal

- 芝麻拌納豆
- 高麗菜胡蘿蔔拌柴魚片
- 蕪菁味噌湯
- 飯

蛋白質	18.1g
脂肪	6.9g
醣質	73.3g
纖維質	5.2g
鹽分	4.0g

第二天 早餐

芝麻拌納豆

材料

- 納豆……40g
- 蔥花……10g
- 魩仔魚……5g
- 炒過的白芝麻……2g
- 芥末醬……1g
- 醬油……$\frac{1}{2}$小匙（3g）

作法

❶納豆放入容器中，加入芥末醬與醬油混合。
❷撒上蔥花和芝麻。

高麗菜胡蘿蔔拌柴魚片

材料

- 高麗菜……50g
- 胡蘿蔔……10g
- 柴魚片絲……少許（0.5g）
- 醬油……$\frac{1}{2}$小匙（3g）
- 高湯……$\frac{2}{3}$大匙（10g）

作法

❶高麗菜、胡蘿蔔切絲。
❷混合柴魚片絲、醬油、高湯與❶。

蕪菁味噌湯

材料

- 蕪菁……30g
- 蕪菁葉……5g
- 味噌……2小匙（12g）
- 小魚乾……2g

作法

❶蕪菁去皮，對半縱切，再切成半月形薄片。
❷蕪菁葉切成小段。
❸煮滾180cc的水和小魚乾，加入味噌與❶❷，煮熟即可。

飯（200g）

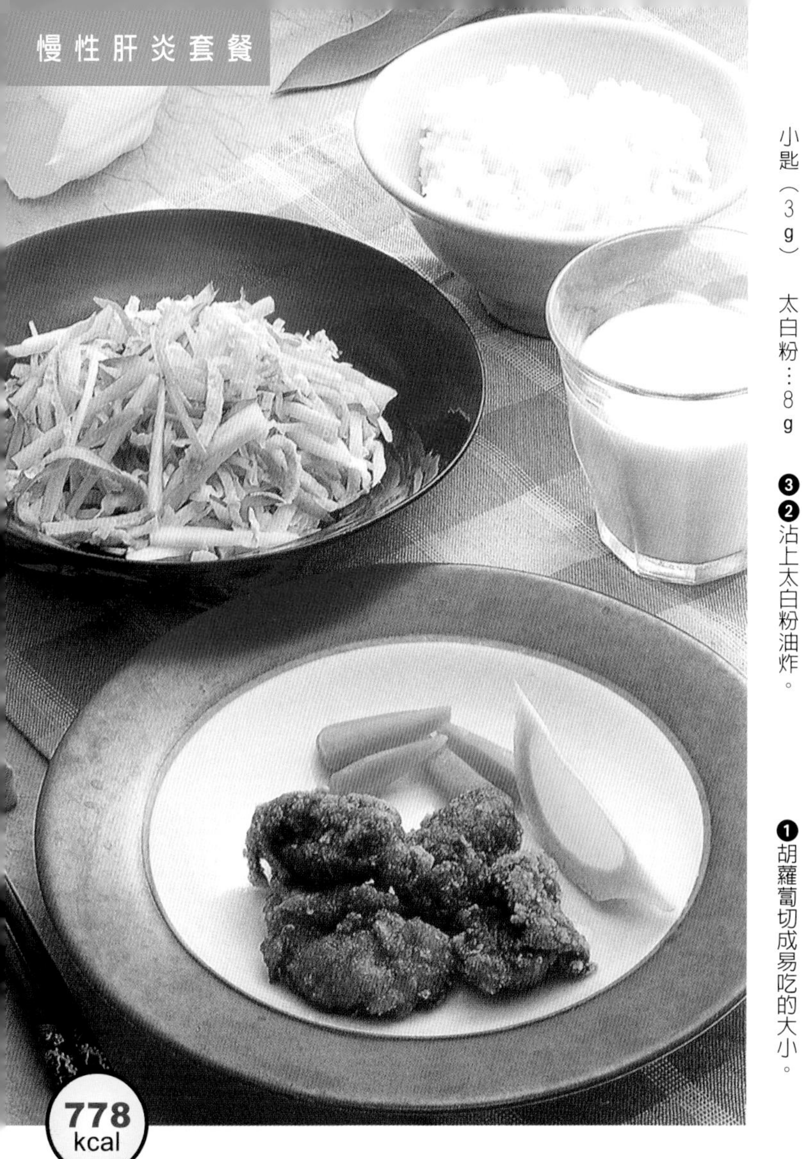

第二天 午餐

炸雞

材料 雞腿肉…60g　清酒…1g　薑…1g　醬油…1/2小匙（3g）　太白粉…8g　炸油…8g

作法
❶雞肉切成一口大小。
❷混合酒、薑與醬油，放入❶醃漬約10分鐘。
❸❷沾上太白粉油炸。

甜煮胡蘿蔔

材料 胡蘿蔔…30g　砂糖…少許（0.5g）　鹽…少許（0.2g）　檸檬…10g

作法
❶胡蘿蔔切成易吃的大小。
❷煮❶，加入砂糖與醬油調味，添上檸檬。

中式拌蔬菜

材料 白菜…50g　小黃瓜…20g　胡蘿蔔…5g　冬粉…5g　蛋皮絲…5g　砂糖…2/3小匙（2g）　醬油…1小匙（6g）　麻油…1g

作法
❶白菜、小黃瓜、胡蘿蔔切絲，冬粉浸泡還原。
❷混合調味料，拌❶的蔬菜、冬粉與蛋皮絲。

飯（200g）
牛奶（200cc）

778 kcal

●炸雞
●甜煮胡蘿蔔
●中式拌蔬菜
●飯
●牛奶

蛋白質	26.3g
脂肪	26.8g
醣質	102.8g
纖維質	6.5g
鹽分	2.2g

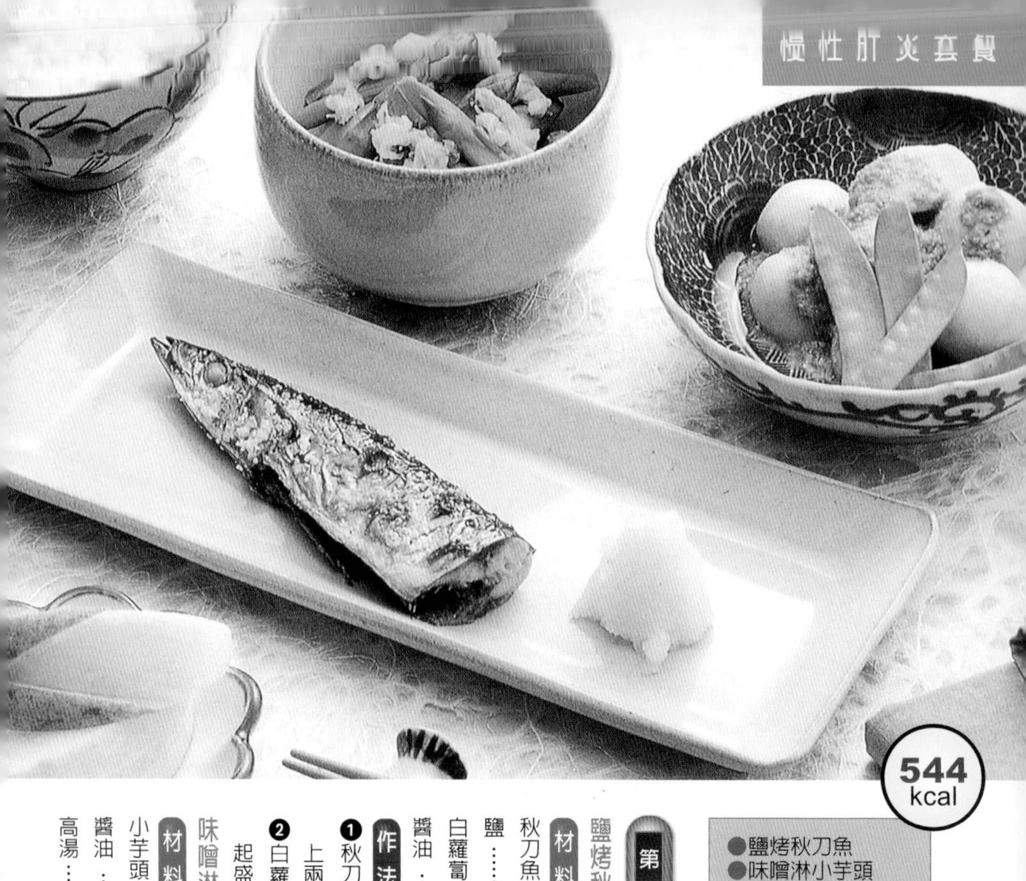

544 kcal

- 鹽烤秋刀魚
- 味噌淋小芋頭
- 綠蘆筍拌菊花
- 飯
- 水果（蘋果）

蛋白質	24.6g
脂肪	12.0g
醣質	83.2g
纖維質	3.4g
鹽分	2.2g

第二天 晚餐

鹽烤秋刀魚

材料

秋刀魚……60g
鹽……少許（0.3g）
白蘿蔔……40g
醬油……$\frac{1}{2}$小匙（3g）

作法

❶秋刀魚沾少許鹽，擺在鐵絲網上兩面烤過。
❷白蘿蔔擦碎成泥狀，和❶一起盛盤。

味噌淋小芋頭

材料

小芋頭……80g
醬油……$\frac{1}{3}$小匙（2g）
高湯……2大匙（30g）
味噌……1小匙（6g）
砂糖……1小匙弱（3g）
料理米酒……$\frac{1}{3}$小匙（2g）
清酒、炒過的白芝麻……各2g
豌豆片……4g

作法

❶小芋頭切成一口大小。
❷❶用中火約蒸20分鐘。
❸鍋中加入味噌、砂糖、料理米酒、酒，煮滾後加上炒過的白芝麻。
❹豌豆片略燙。
❺❷淋在❸上，盛盤，添上❹。

綠蘆筍拌菊花

材料

綠蘆筍……40g
菊花……2g
醬油……2g

作法

❶綠蘆筍略燙。
❷以菊花和醬油拌❶。

飯（200g）

水果（蘋果…100g）

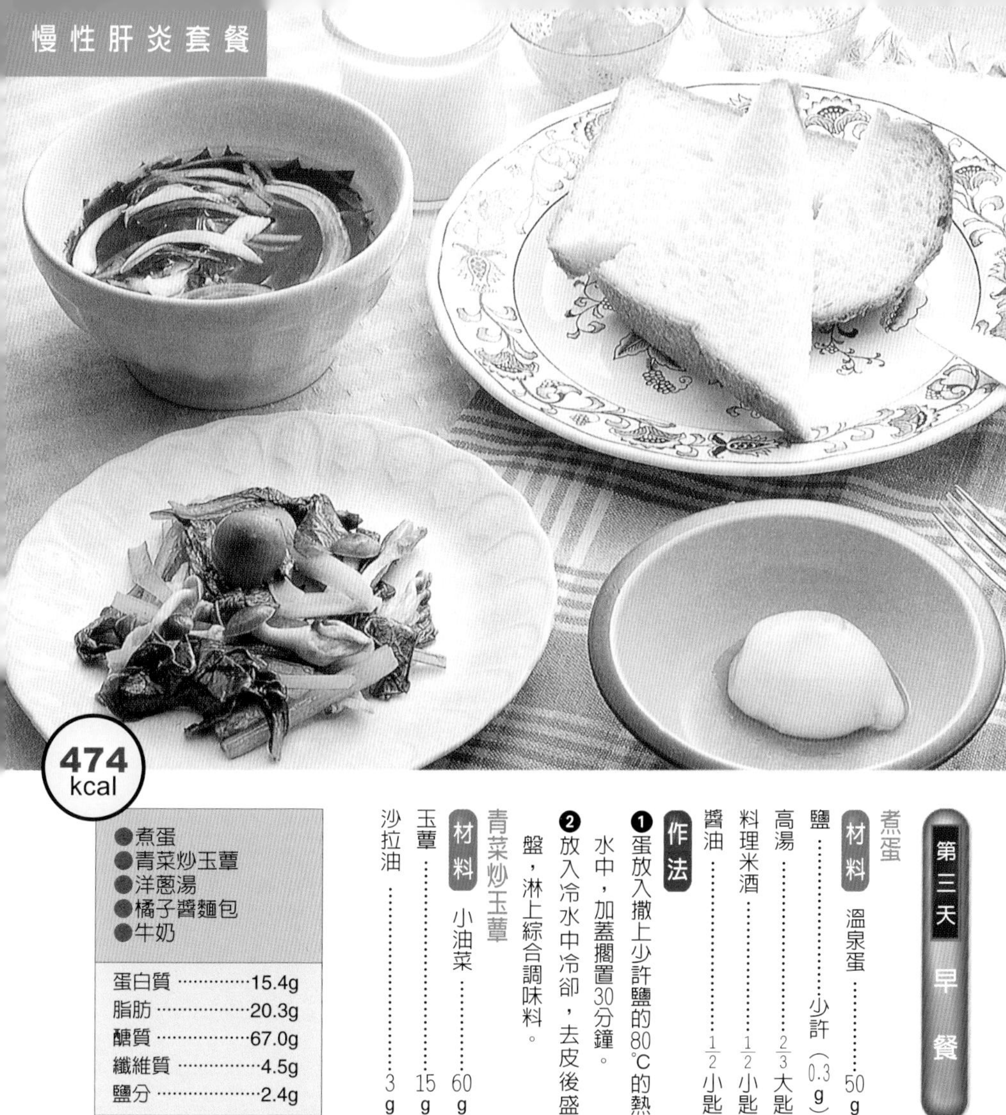

474 kcal

- 煮蛋
- 青菜炒玉蕈
- 洋蔥湯
- 橘子醬麵包
- 牛奶

蛋白質	15.4g
脂肪	20.3g
醣質	67.0g
纖維質	4.5g
鹽分	2.4g

第三天 早餐

煮蛋

材料

溫泉蛋……50g
鹽……少許（0.3g）
高湯……$\frac{2}{3}$大匙
料理米酒……$\frac{1}{2}$小匙
醬油……$\frac{1}{2}$小匙

作法

❶蛋放入撒上少許鹽的80℃的熱水中，加蓋擱置30分鐘。
❷放入冷水中冷卻，去皮後盛盤，淋上綜合調味料。

青菜炒玉蕈

材料

小油菜……60g
玉蕈……15g
沙拉油……3g
鹽……少許（0.3g）

作法

❶小油菜切成約3公分長。
❷玉蕈去蒂。
❸將❶、❷一起炒，加入少許鹽調味。

洋蔥湯

材料

洋蔥……30g
新鮮海帶芽……10g
鮮雞精……0.5g
鹽……少許（0.3g）

作法

❶洋蔥切絲。
❷新鮮海帶芽切成適當的大小。
❸鍋中加入180～200CC的水與鮮雞精，略微煮滾。
❹加入❶❷煮熟即可。

橘子醬麵包

材料

吐司麵包……90g
乳瑪琳……10g
橘子醬……14g

牛奶（200CC）

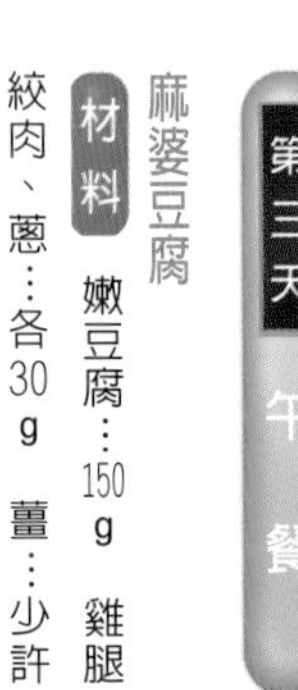

第三天 午餐

695 kcal

- 麻婆豆腐
- 中式冬粉拌蔬菜
- 飯
- 水果（草莓）

蛋白質	29.0g
脂肪	17.6g
醣質	90.1g
纖維質	4.0g
鹽分	2.6g

麻婆豆腐

材料 嫩豆腐…150g 雞腿絞肉、蔥…各30g 薑…少許 沙拉油、砂糖、太白粉…各2g 八丁味噌…4g 醬油…8g 麻油…1g 冷凍青豆…3g 雞架子湯…80cc

作法

❶豆腐切成1～2公分正方形，擱置待用。

❷蔥、薑用油略炒，加入雞肉拌炒。

❸調和味噌、砂糖與醬油，做成綜合調味料，加入❷中。

❹❸中加入❶，煮滾之後加入太白粉水勾芡。

中式冬粉拌蔬菜

材料 冬粉、火腿…各10g 小黃瓜…50g 洋蔥…20g 麻油…1g 砂糖…2g 醬油…4g 醋…5g

作法

❶冬粉加水浸泡還原。

❷火腿、小黃瓜與洋蔥切絲。

❸❶與❷的蔬菜絲用調味料（麻油、砂糖、醬油、醋）涼拌。

飯（200g）

水果（草莓5個…80g）

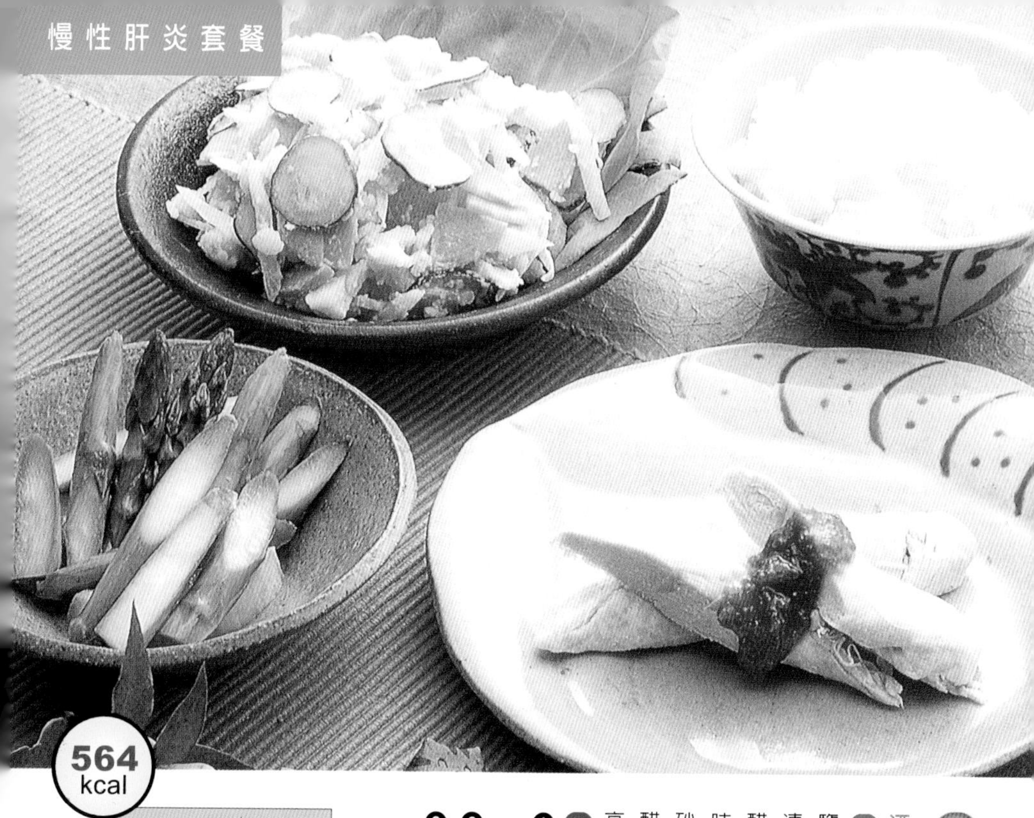

564 kcal

- 酒蒸雞肉
- 炒綠蘆筍
- 馬鈴薯沙拉
- 飯

蛋白質	28.5g
脂肪	8.5g
醣質	88.0g
纖維質	4.2g
鹽分	2.0g

第三天 晚餐

酒蒸雞肉

材料

去皮雞胸肉……80g
鹽……少許（0.2g）
清酒……1小匙弱（4g）
醋……$\frac{1}{5}$小匙（1g）
味噌……$1\frac{1}{3}$小匙（8g）
砂糖……$1\frac{2}{3}$小匙（5g）
醋……$\frac{1}{5}$小匙（1g）
高湯……$\frac{1}{5}$小匙（6cc）

作法

❶雞肉去筋後，再撒上少許鹽和酒。
❷❶放入蒸器中蒸。
❸混合味噌、砂糖、醋與高湯，做成綜合調味料。
❹❸淋在❷上吃。

炒綠蘆筍

材料

綠蘆筍…40g　鹽…少許　沙拉油…$\frac{1}{2}$小匙（2g）

作法

❶以沙拉油炒綠蘆筍。
❷❶加入鹽調味。

馬鈴薯沙拉

材料

馬鈴薯…60g　胡蘿蔔…60g　小黃瓜…10g　洋蔥…10g　鹽…少許（0.2g）　美乃滋…5g　生菜…8g

作法

❶馬鈴薯整顆直接蒸或煮過。
❷胡蘿蔔切成銀杏形，略微煮過。
❸小黃瓜切成薄片。洋蔥切絲，泡入水中，撈起瀝乾水分，擱置待用。
❹以美乃滋充分混合❶❷❸，添上生菜。

飯（200g）

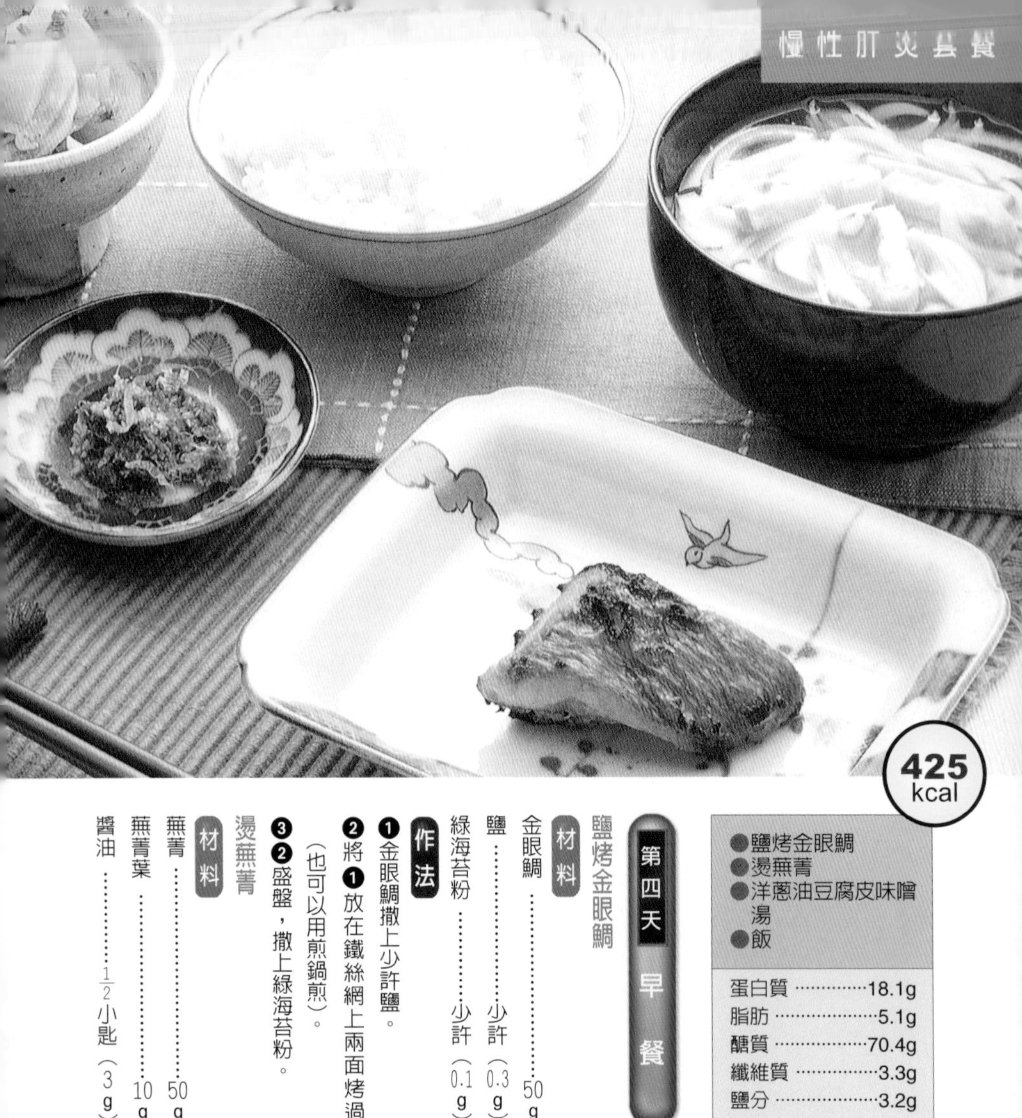

425 kcal

●鹽烤金眼鯛
●燙蕪菁
●洋蔥油豆腐皮味噌湯
●飯

蛋白質	18.1g
脂肪	5.1g
醣質	70.4g
纖維質	3.3g
鹽分	3.2g

第四天 早餐

鹽烤金眼鯛

材料

金眼鯛……50g
鹽……少許（0.3g）
綠海苔粉……少許（0.1g）

作法

❶金眼鯛撒上少許鹽。
❷將❶放在鐵絲網上兩面烤過（也可以用煎鍋煎）。
❸❷盛盤，撒上綠海苔粉。

燙蕪菁

材料

蕪菁……50g
蕪菁葉……10g
醬油……$\frac{1}{2}$小匙（3g）
醃鹹梅……5g
料理米酒……3g
柴魚片……0.5g

作法

❶蕪菁切成半月形。
❷蕪菁葉切成約2公分長。
❸❶、❷略燙，擠乾水分。
❹剝開醃鹹梅的梅肉。
❺柴魚片中加入料理米酒，混合❹。
❻❸沾❺吃。

洋蔥油豆腐皮味噌湯

材料

洋蔥……30g
油豆腐皮……5g
味噌……2小匙（12g）
小魚乾……3g

作法

❶洋蔥與油豆腐皮切絲。
❷煮滾180cc的水和小魚乾，倒入❶和味噌，煮熟即可。

飯（200g）

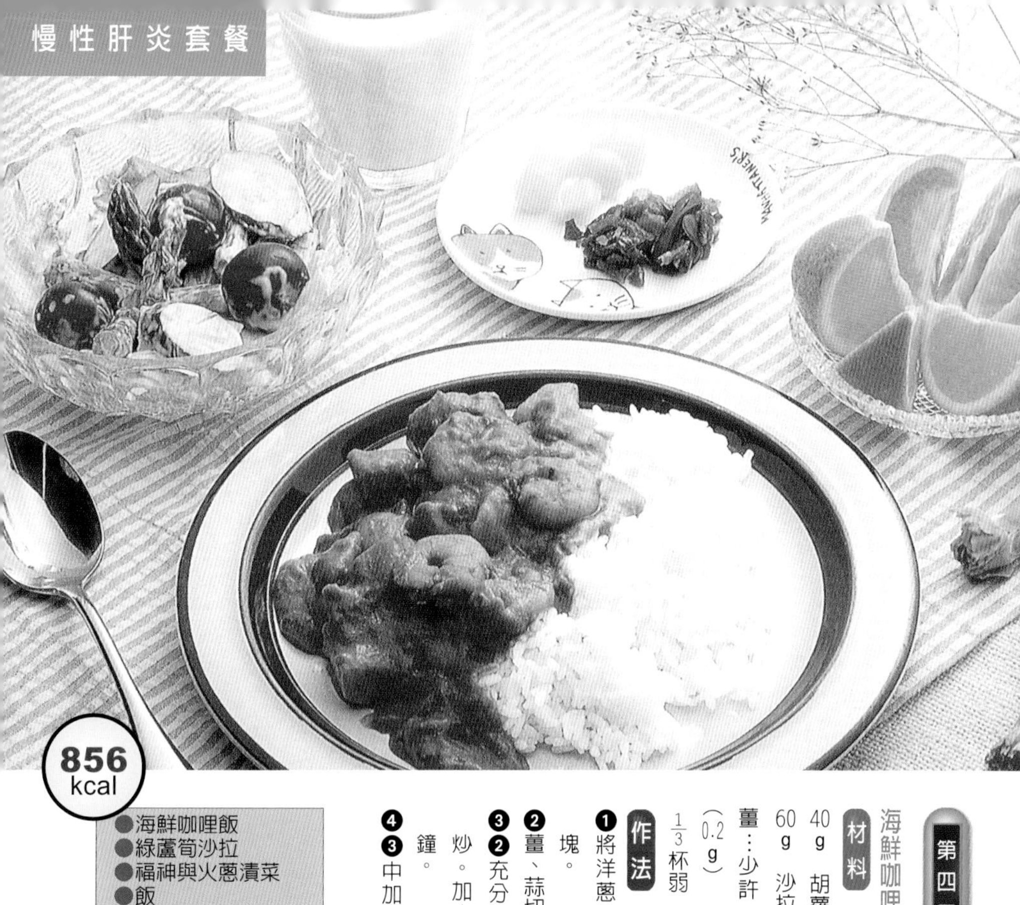

856 kcal

- 海鮮咖哩飯
- 綠蘆筍沙拉
- 福神與火蔥漬菜
- 飯
- 水果（柳丁）
- 牛奶

蛋白質	27.5g
脂肪	25.7g
醣質	125.2g
纖維質	7.4g
鹽分	2.8g

第四天 午餐

海鮮咖哩飯

材料

明蝦…50g　洋蔥…40g　胡蘿蔔…20g　馬鈴薯…60g　沙拉油…½小匙（2g）　薑…少許（1g）　蒜…少許（0.2g）　咖哩塊…20g　水…⅓杯弱（80cc）

作法

❶將洋蔥、胡蘿蔔、馬鈴薯切塊。

❷薑、蒜切碎，用沙拉油炒。

❸❷充分炒過之後，加入❶再炒。加水，以小火約煮30分鐘。

❹❸中加入咖哩塊充分混合，約煮10分鐘，起鍋前加入蝦仁再煮一下。

綠蘆筍沙拉

材料

綠蘆筍……30g
小黃瓜……30g
萵苣……30g
小番茄……20g
美乃滋……12g

作法

❶小黃瓜切成薄圓片。

❷綠蘆筍燙過，分為二等分。萵苣用手撕成適當的大小。

❸小番茄對半切開。

❹所有的材料盛盤，淋上美乃滋吃。

福神漬菜（15g）
火蔥漬菜（15g）
飯（200g）
水果（柳丁150g）
牛奶（200cc）

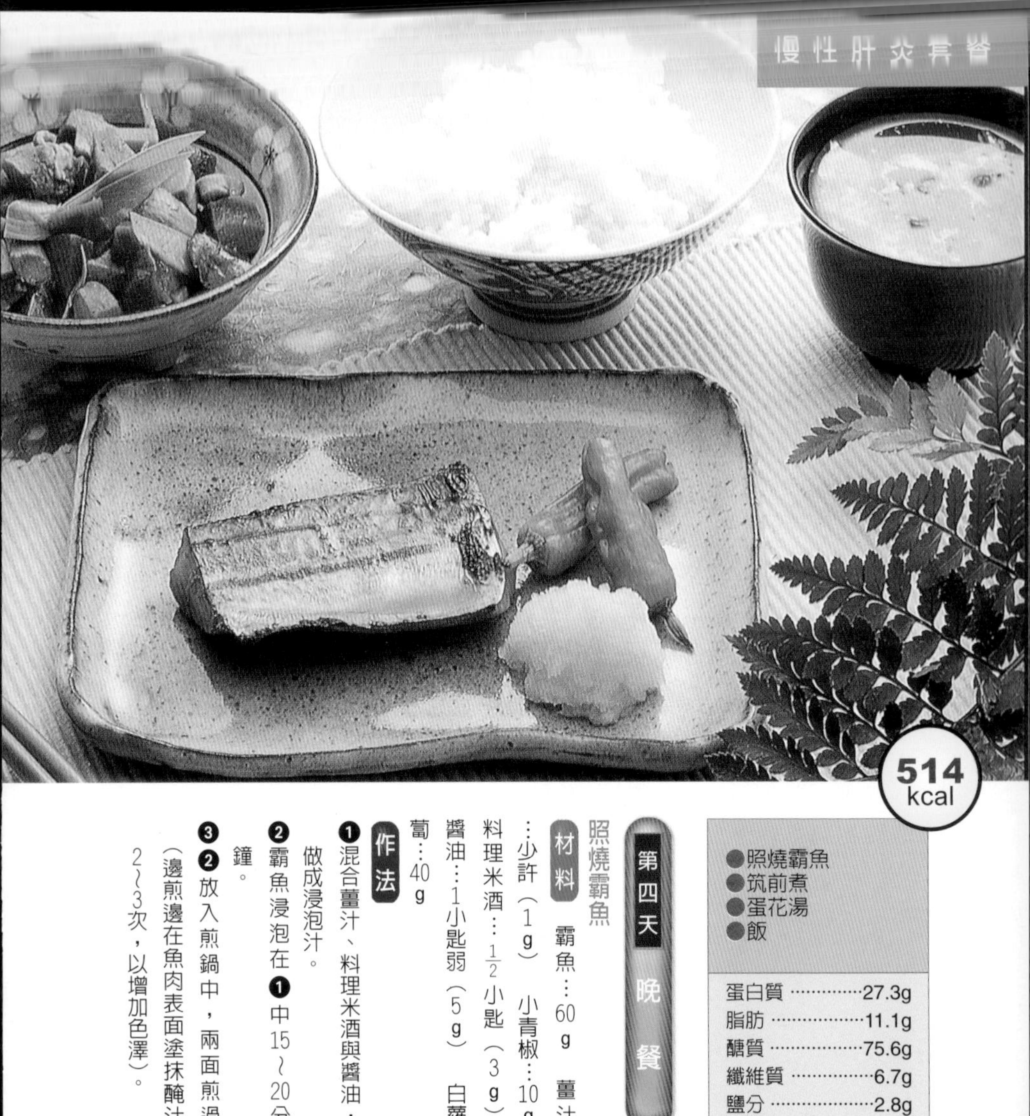

514 kcal

●照燒霸魚
●筑前煮
●蛋花湯
●飯

蛋白質	27.3g
脂肪	11.1g
醣質	75.6g
纖維質	6.7g
鹽分	2.8g

第四天 晚餐

照燒霸魚

材料 霸魚…60g　薑汁…少許（1g）　小青椒…10g　料理米酒…$\frac{1}{2}$小匙（3g）　醬油…1小匙弱（5g）　白蘿蔔…40g

作法

❶混合薑汁、料理米酒與醬油，做成浸泡汁。

❷霸魚浸泡在❶中15～20分鐘。

❸❷放入煎鍋中，兩面煎過（邊煎邊在魚肉表面塗抹醃汁2～3次，以增加色澤）。

❹取出❸的霸魚。小青椒放入鍋中略煎。

❺霸魚和小青椒盛入器皿中，添上白蘿蔔泥。

筑前煮

材料 雞胸肉…20g　蓮藕…20g　水煮罐頭竹筍…20g　蒟蒻…20g　胡蘿蔔…20g　豌豆片…5g　砂糖…$\frac{2}{3}$小匙（2g）　醬油…1小匙（6g）　高湯…$1\frac{1}{3}$大匙（20cc）

作法

❶豌豆片以外的材料切成小塊，放入高湯中煮。

❷❶煮軟之後，加入砂糖、醬油調味。

❸豌豆片略燙，鋪在盛盤的❷上方。

蛋花湯

材料 蛋…15g　鴨兒芹…3g　鹽…0.8g　醬油…1g

飯（200g）

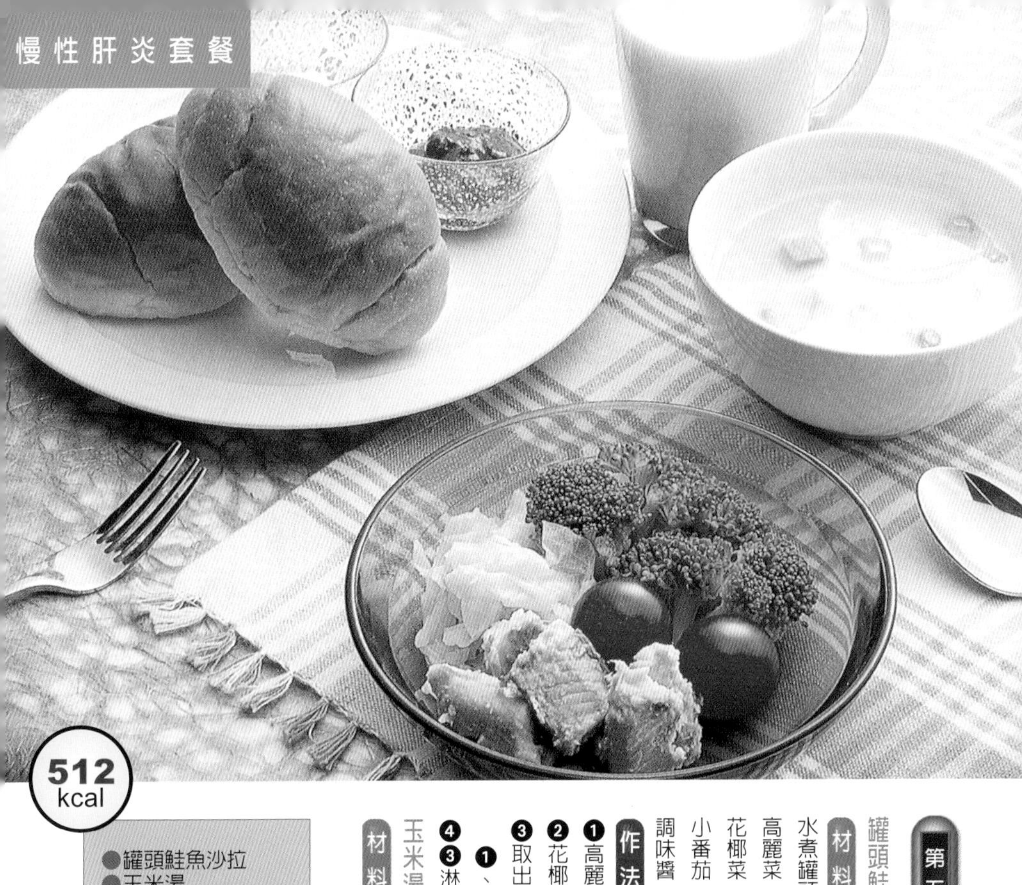

512 kcal

- 罐頭鮭魚沙拉
- 玉米湯
- 果醬麵包
- 牛奶

蛋白質	18.8g
脂肪	12.6g
醣質	62.0g
纖維質	2.7g
鹽分	3.6g

第五天 早餐

罐頭鮭魚沙拉

材料

水煮罐頭鮭魚……40g
高麗菜……30g
花椰菜……30g
小番茄……20g
調味醬……15g

作法

❶高麗菜略燙，切成短條狀。
❷花椰菜略燙。
❸取出罐頭鮭魚，瀝乾汁液，與❶、❷和小番茄一起盛盤。
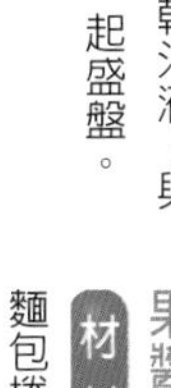
❹❸淋上調味醬。

玉米湯

材料

奶油玉米……30g
洋蔥……20g
冷凍綜合蔬菜……10g
鹽……少許（0.8g）
湯……$\frac{1}{2}$杯（100cc）

作法

❶洋蔥切成細絲。
❷冷凍綜合蔬菜放入微波爐解凍。
❸❶的洋蔥、玉米與❷一起放入鍋中，加湯煮20分鐘。
❹最後在❸加入少許鹽調味。

果醬麵包

材料

麵包捲……80g
乳瑪琳……10g
草莓果醬……14g

牛奶（200cc）

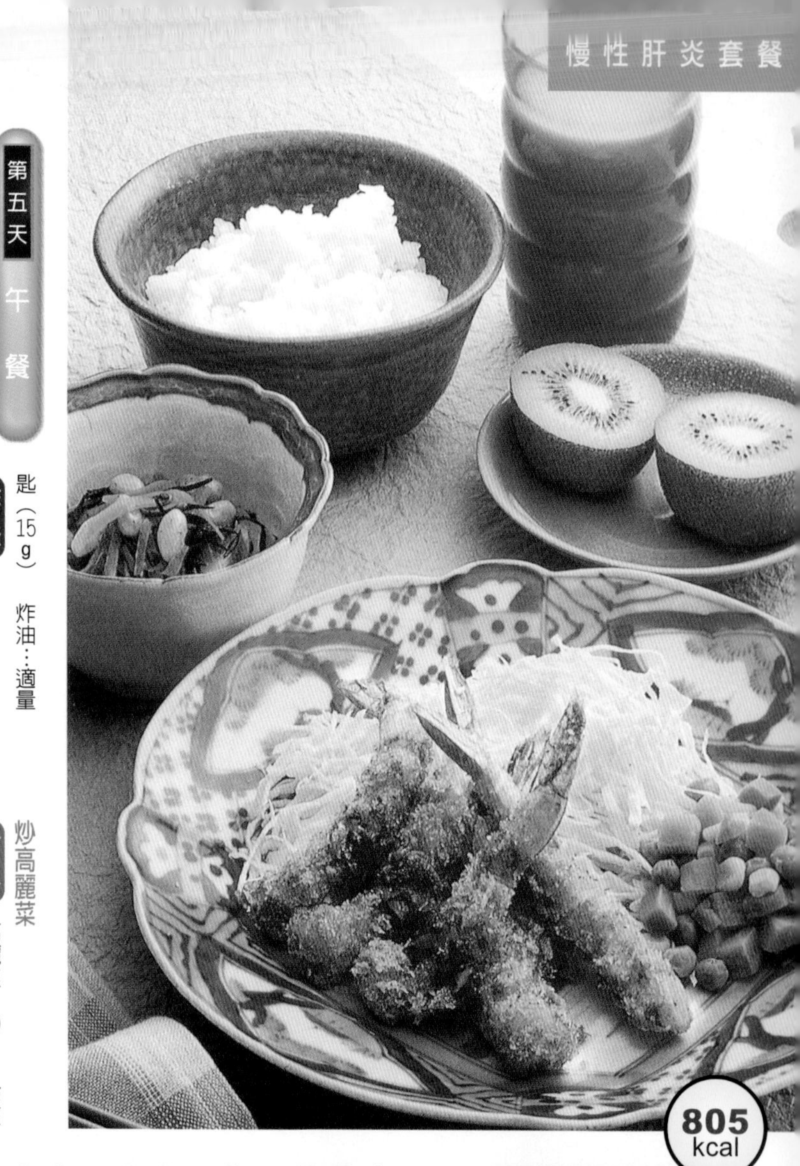

805 kcal

- 炸蝦
- 炒高麗菜
- 煮羊栖菜
- 飯
- 水果（奇異果）
- 牛奶

蛋白質	39.6g
脂肪	25.8g
醣質	108.9g
纖維質	6.8g
鹽分	2.7g

第五天 午餐

炸蝦

材料 明蝦…60g　鹽…少許（0.2g）　蛋…5g　麵粉…1小匙（3g）　麵包粉…15小匙（15g）　炸油…適量

作法
❶明蝦去除頭尾，撒上少許鹽，擱置待用。
❷混合麵粉、麵包粉與蛋，裹住明蝦油炸。

炒高麗菜

材料 高麗菜…40g　冷凍綜合蔬菜…30g　奶油…2g　醬料…10g

作法
❶高麗菜切絲，炒過。
❷冷凍蔬菜解凍，添於❶旁，淋上醬料吃。

煮羊栖菜

材料 羊栖菜…7g　煮大豆…10g　胡蘿蔔…10g　砂糖…1小匙（3g）　醬油…1小匙（6g）　高湯…$1\frac{1}{3}$大匙（20cc）

作法
❶羊栖菜用水浸泡還原，擱置待用。
❷胡蘿蔔切絲。
❸煮大豆與❶❷一起煮軟，加入調味料調味。

飯（200g）

水果（奇異果…90g）

牛奶（200cc）

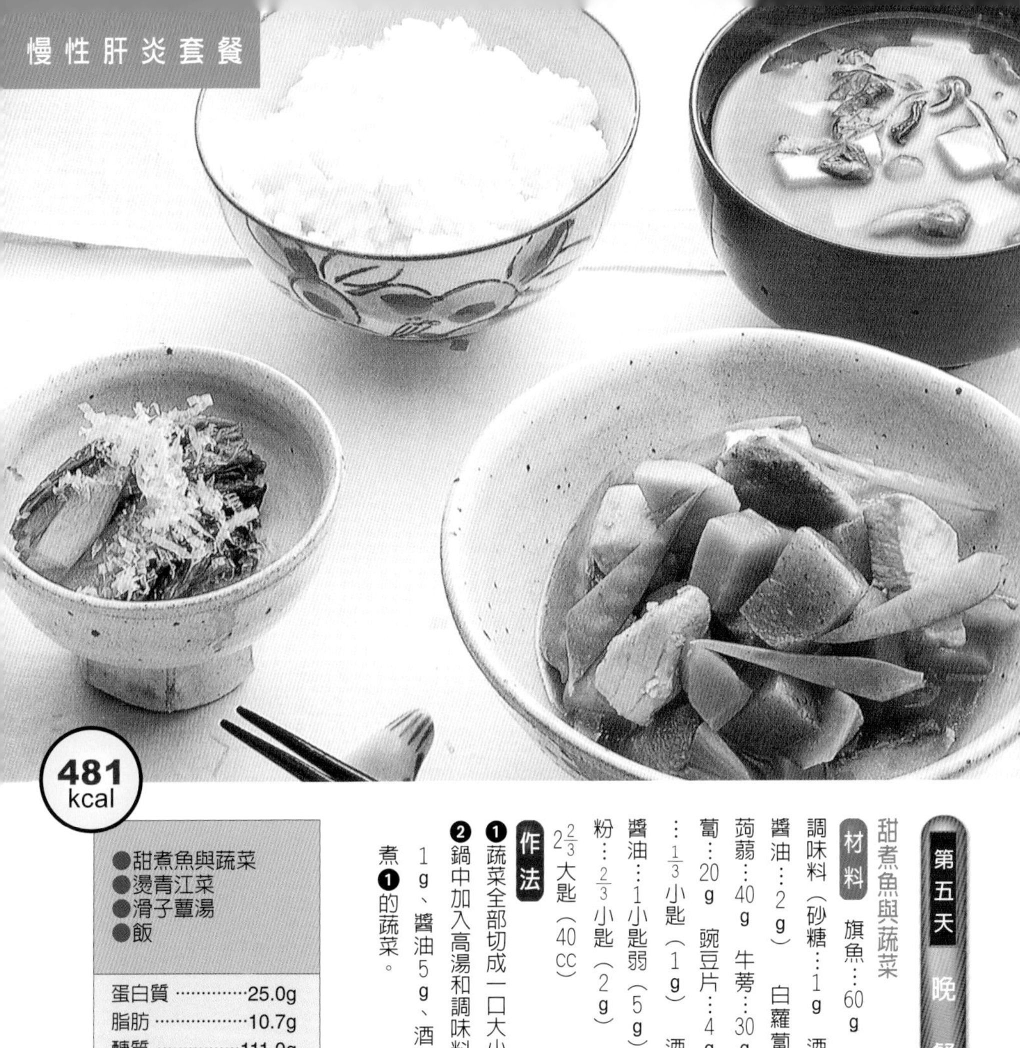

481 kcal

- 甜煮魚與蔬菜
- 燙青江菜
- 滑子蕈湯
- 飯

蛋白質	25.0g
脂肪	10.7g
醣質	111.0g
纖維質	9.0g
鹽分	3.5g

第五天 晚餐

甜煮魚與蔬菜

材料 旗魚…60g 醃魚用調味料（砂糖…1g 酒…1g 醬油…2g） 白蘿蔔…60g 蒟蒻…40g 牛蒡…30g 胡蘿蔔…20g 豌豆片…4g 砂糖…$\frac{1}{3}$小匙（1g） 酒…1g 醬油…1小匙弱（5g） 太白粉…$\frac{2}{3}$小匙（2g） 高湯…$2\frac{2}{3}$大匙（40cc）

作法

❶蔬菜全部切成一口大小。

❷鍋中加入高湯和調味料（砂糖1g、醬油5g、酒1g），煮❶的蔬菜。

❸旗魚切成一口大小，加入調味料醃漬。

❹❷的蔬菜煮軟之後加入❸一起煮。

❺最後加入太白粉水勾芡。

燙青江菜

材料 青江菜…60g 柴魚片…少許（0.5g） 醬油…$\frac{1}{2}$小匙（3g）

作法

❶青江菜切成3~4公分長，煮過，擠乾水分。

❷在❶加上柴魚片和醬油。

滑子蕈湯

材料 豆腐…30g 滑子蕈…15g 鴨兒芹…2g 鹹醬湯味噌…9g 味噌…3g

作法

❶豆腐切成適當大小。

❷❶和滑子蕈、味噌放入鍋中，煮滾之後加入鴨兒芹。

飯（200g）

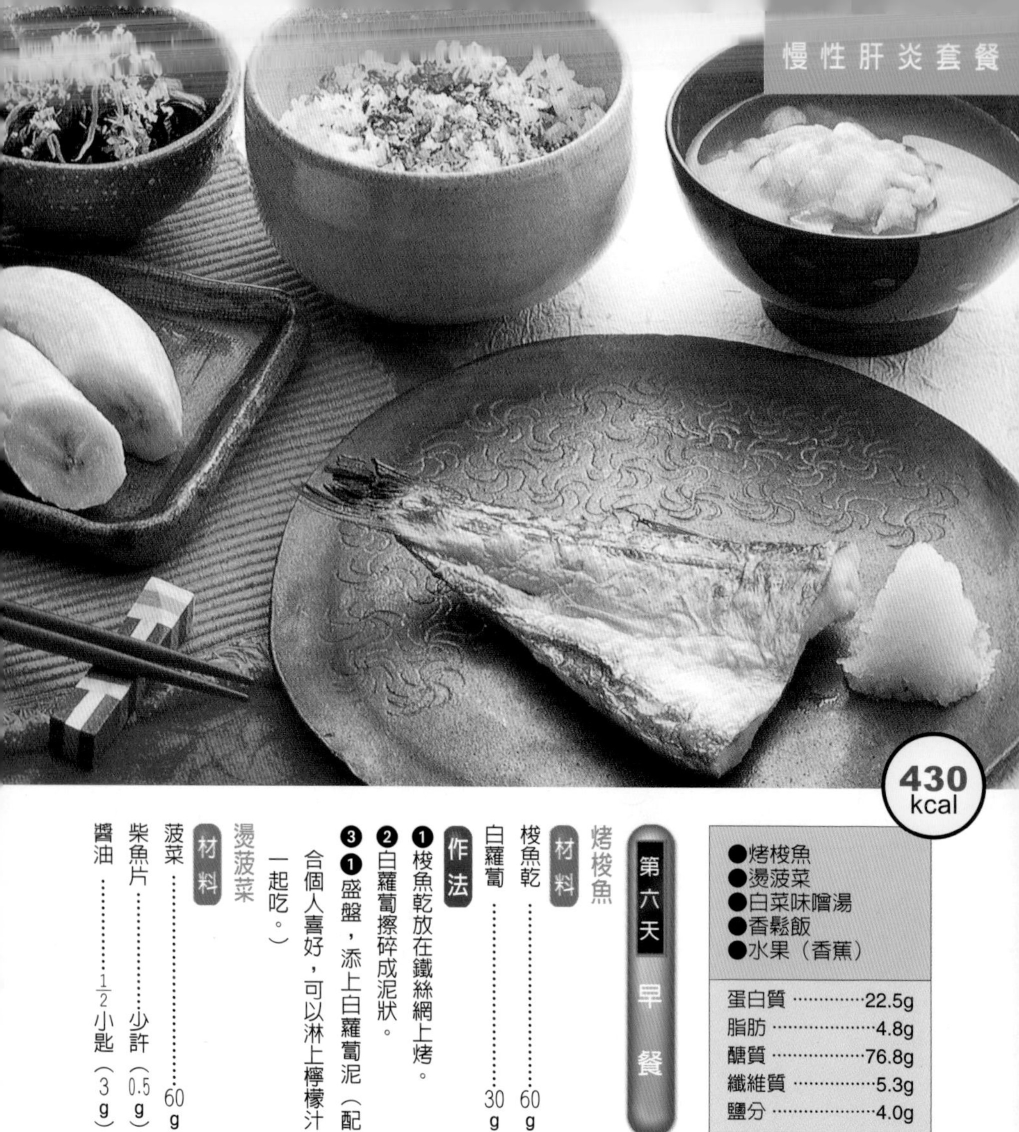

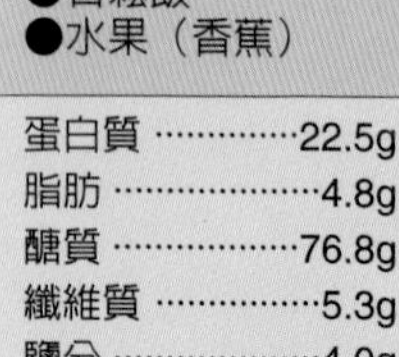

●烤梭魚
●燙菠菜
●白菜味噌湯
●香鬆飯
●水果（香蕉）

蛋白質	22.5g
脂肪	4.8g
醣質	76.8g
纖維質	5.3g
鹽分	4.0g

第六天 早餐

烤梭魚

材料

梭魚乾……60g
白蘿蔔……30g

作法

❶梭魚乾放在鐵絲網上烤。
❷白蘿蔔擦碎成泥狀。
❸❶盛盤，添上白蘿蔔泥（配合個人喜好，可以淋上檸檬汁一起吃。）

燙菠菜

材料

菠菜……60g
柴魚片……少許（0.5g）
醬油……½小匙（3g）

作法

❶菠菜切成約3～4公分長。
❷❶略微燙過，擠乾水分後盛盤。
❸❷撒上柴魚片和醬油一起吃。

白菜味噌湯

材料

白菜……30g
蔥花……10g
味噌……12g
小魚乾……2g

作法

❶白菜切成細的短條狀。
❷小魚乾加入180cc的水中煮滾，加入❶的白菜和蔥花、味噌，煮熟即可。

香鬆（2.5g）
飯（200g）
水果（香蕉…100g）

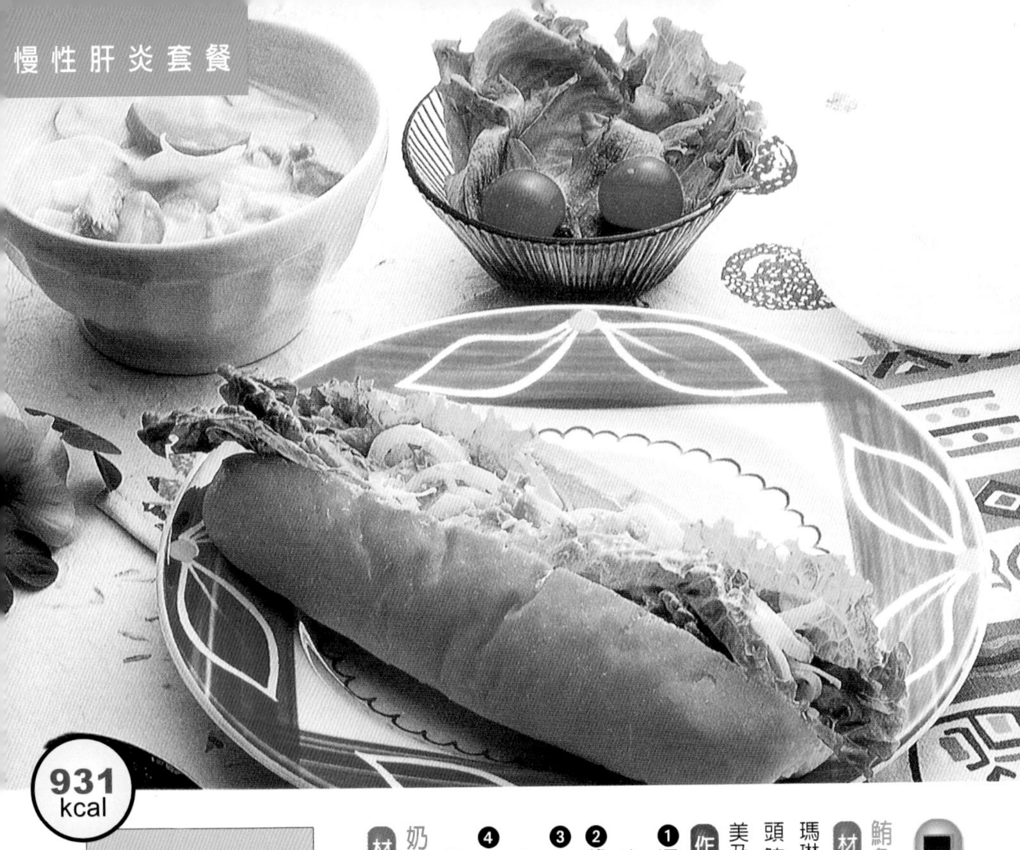

931 kcal

●鮪魚麵包
●奶油燉菜
●小番茄沙拉
●優格

蛋白質	35.0g
脂肪	2.8g
醣質	112.0g
纖維質	5.5g
鹽分	3.0g

第六天 午餐

鮪魚麵包

材料 熱狗麵包…100g 乳瑪琳…5g 芥末粉…0.5g 罐頭鮪魚…30g 洋蔥…30g 美乃滋…5g 萵苣…10g

作法
❶混合乳瑪琳和芥末粉，做成芥末奶油。
❷將❶塗抹在熱狗麵包中。
❸洋蔥切絲，泡水後擱置待用（不喜歡辣味者可以煮過）。
❹❸與罐頭鮭魚混合美乃滋調拌，與❷一起夾入萵苣中。

奶油燉菜

材料 雞腿肉…50g 馬鈴薯…60g 胡蘿蔔…20g 洋蔥…30g 沙拉油…3g 冷凍青豆…3g 牛奶…70g 鹽…1.6g 雞架子湯…50g 麵糊（無鹽奶油…6g 麵粉…10g）

作法
❶雞肉切成一口大小。
❷馬鈴薯、胡蘿蔔、洋蔥和雞肉切成同樣的大小。
❸❶、❷略炒，加入牛奶與湯，煮軟為止。
❹❸中加入麵糊再煮一下，加入少許鹽調味。

小番茄沙拉

材料 小番茄…20g 萵苣…40g 調味醬…10g

作法
❶小番茄和萵苣盛盤，淋上調味醬。

優格（100g）

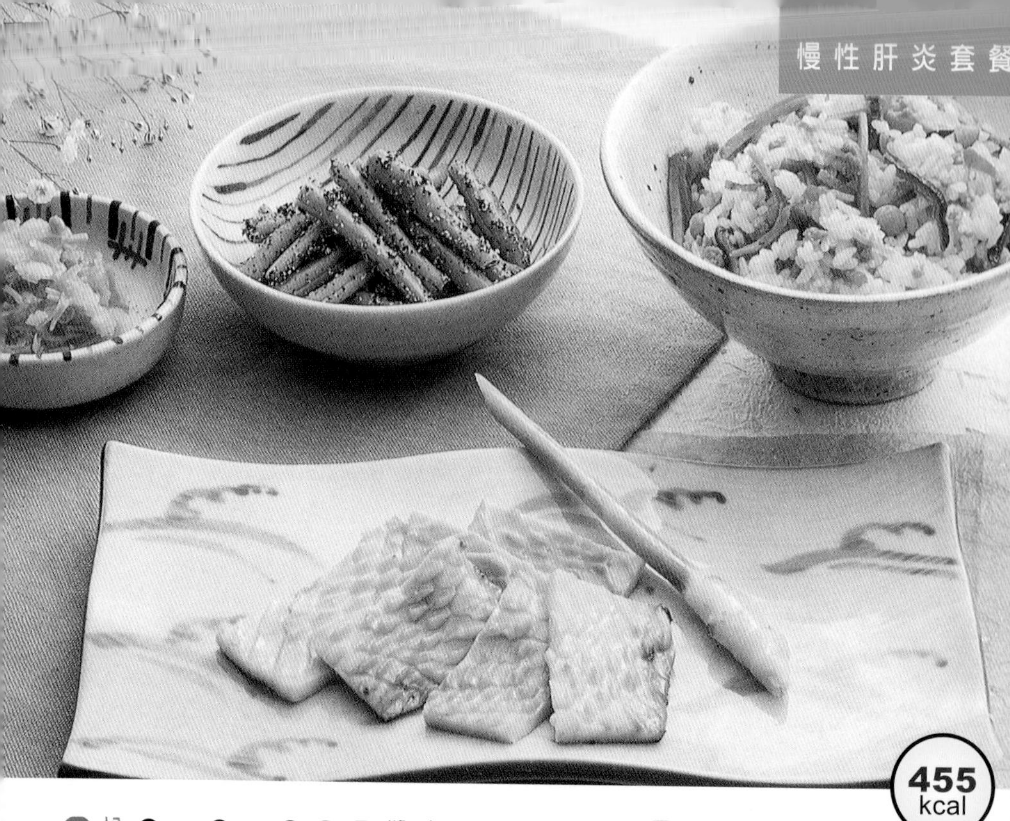

455 kcal

- 什錦飯
- 松笠燒
- 燙四季豆拌芝麻
- 滑子蕈拌白蘿蔔泥

蛋白質	26.1g
脂肪	4.1g
醣質	70.2g
纖維質	4.5g
鹽分	3.6g

第六天 晚餐

什錦飯

材料 米…85g　雞腿絞肉…20g　乾香菇…1g　牛蒡…10g　胡蘿蔔…10g　冷凍青豆…3g　砂糖…1小匙（3g）　米酒…2g　鹽…少許（0.4g）　醬油…$\frac{2}{3}$小匙（4g）

作法

❶蔬菜類切細。

❷❶與雞肉中加入調味料，加入50cc的水，約煮10分鐘。

❸再加入米與❶一起煮（水稍微少一點）。

❹煮好之後充分混合。

松笠燒

材料 花枝…80g　料理米酒…3g　醬油…1小匙弱（5g）　花椒…5g

作法

❶花枝去除不需要的部分。

❷混合調味料塗抹❶，放在鐵絲網上兩面烤過。

❸❷盛盤，添上花椒。

燙四季豆拌芝麻

材料 四季豆…60g　熟的黑芝麻…3g　醬油…$\frac{1}{2}$小匙（3g）

作法

❶四季豆略煮，切成約3～4公分長。

❷在❶混合芝麻和醬油拌四季豆。

滑子蕈拌白蘿蔔泥

材料 白蘿蔔…40g　滑子蕈…10g

作法

❶滑子蕈略微洗過。

❷以白蘿蔔泥拌滑子蕈。

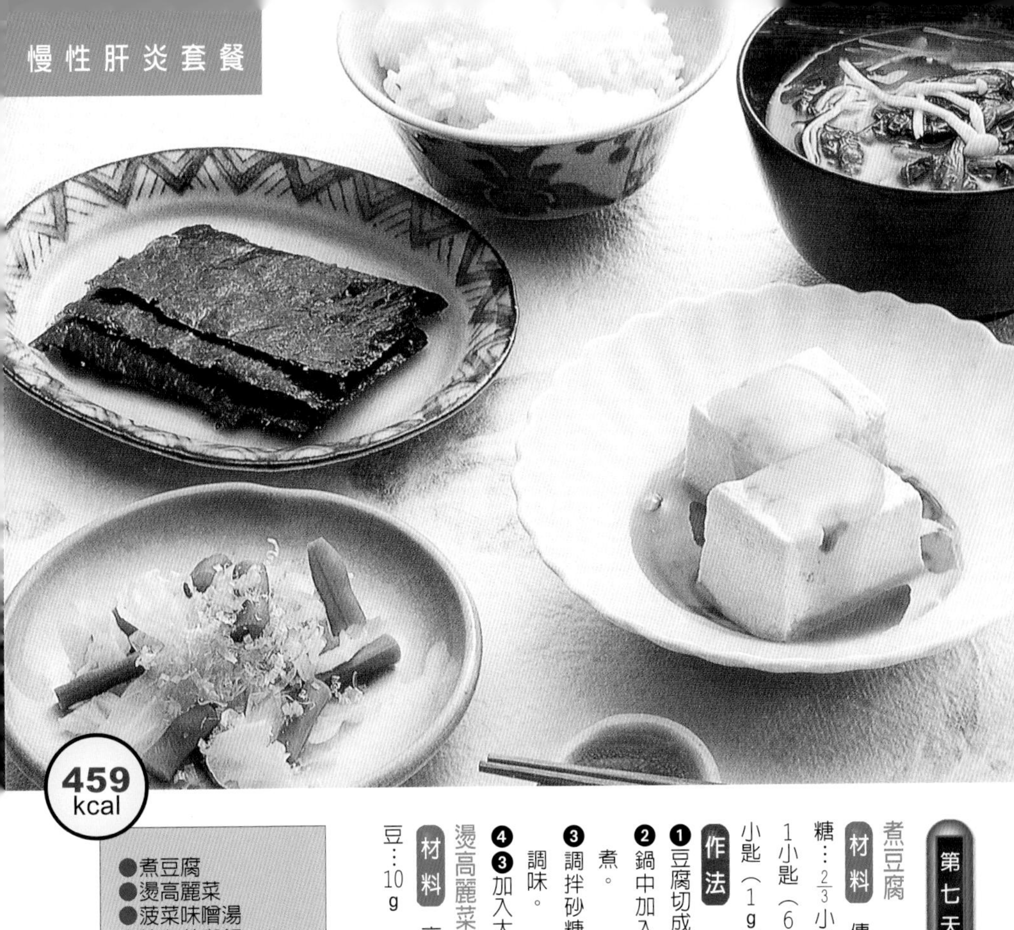

459 kcal

- 煮豆腐
- 燙高麗菜
- 菠菜味噌湯
- 烤海苔與飯

蛋白質	17.5g
脂肪	8.2g
醣質	73.3g
纖維質	5.3g
鹽分	3.0g

第七天 早餐

煮豆腐

材料 傳統豆腐…120g 砂糖…$\frac{2}{3}$小匙（2g） 醬油…1小匙（6g） 太白粉…$\frac{1}{3}$小匙（1g）

作法

❶豆腐切成5公分正方形。

❷鍋中加入❶和50cc的水一起煮。

❸調拌砂糖和醬油，加入❷中調味。

❹❸加入太白粉水勾芡。

燙高麗菜

材料 高麗菜…60g 四季豆…10g 柴魚片…0.5g 醬油…$\frac{1}{2}$小匙（3g）

作法

❶高麗菜切成短條狀。

❷四季豆切成1.5公分長。

❸燙❶的高麗菜與❷的四季豆。

❹❸撒上柴魚片，吃的時候淋上醬油。

菠菜味噌湯

材料 菠菜…30g 金菇…10g 味噌…2小匙（12g） 小魚乾…2g

作法

❶菠菜略燙過，切成2~3公分長。

❷金菇去蒂。

❸鍋中加入180cc的水和小魚乾，煮滾之後加入❶和❷，再加入味噌一起煮。

烤海苔（1g）

飯（200g）

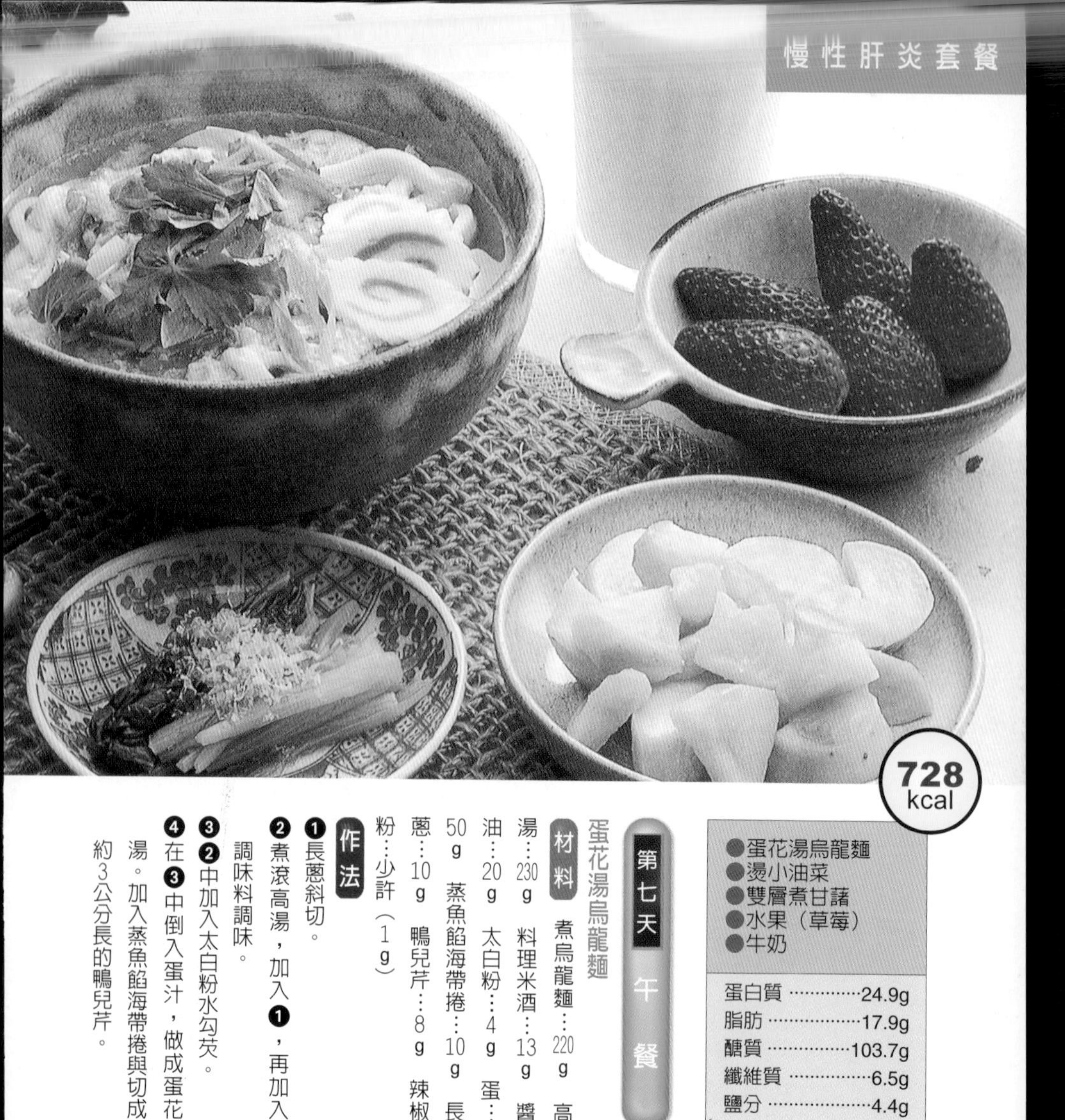

728 kcal

- 蛋花湯烏龍麵
- 燙小油菜
- 雙層煮甘藷
- 水果（草莓）
- 牛奶

蛋白質	24.9g
脂肪	17.9g
醣質	103.7g
纖維質	6.5g
鹽分	4.4g

第七天 午餐

蛋花湯烏龍麵

材料 煮烏龍麵…220g　高湯…230g　料理米酒…13g　醬油…20g　太白粉…4g　蛋…50g　蒸魚餡海帶捲…10g　長蔥…10g　鴨兒芹…8g　辣椒粉…少許（1g）

作法

❶長蔥斜切。
❷煮滾高湯，加入❶，再加入調味料調味。
❸❷中加入太白粉水勾芡。
❹在❸中倒入蛋汁，做成蛋花湯。加入蒸魚餡海帶捲與切成約3公分長的鴨兒芹。

燙小油菜

材料 小油菜…60g　柴魚片…少許（0.5g）　醬油…1/2小匙（3g）

作法

❶小油菜切成約3～4公分長，燙過之後擠乾水分。
❷❶撒上柴魚片與醬油。

雙層煮甘藷

材料 甘藷…80g　蘋果…30g　砂糖…2小匙（6g）　奶油…5g

作法

❶甘藷去皮，切成半月形或銀杏形。蘋果去皮，切成銀杏形。
❷蘋果、甘藷依序鋪入鍋中，中央加入砂糖和奶油，再加入10cc的水，以小火煮10分鐘，煮到汁液收乾即可。

水果（草莓…75g）

牛奶（200cc）

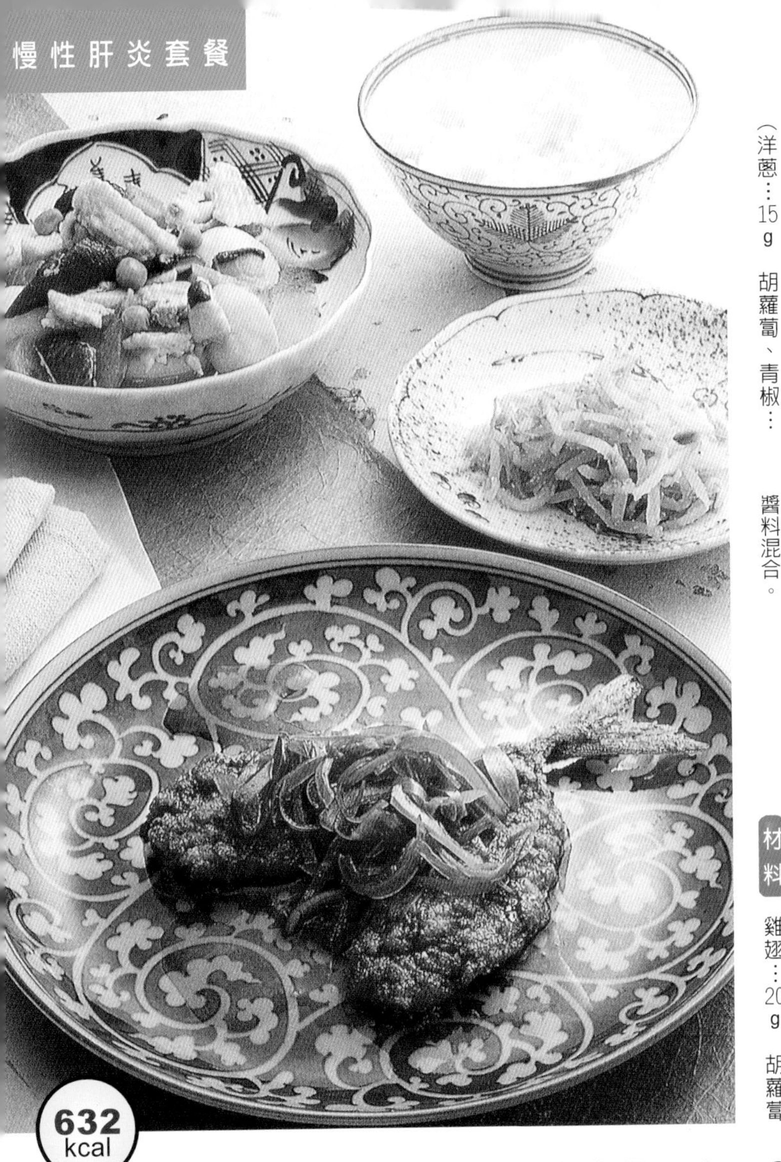

第七天 晚餐

南蠻漬竹筴魚

材料 竹筴魚…60g 太白粉…4g 麵粉…2g 醬料（洋蔥…15g 胡蘿蔔、青椒…各5g 辣椒粉、薑、鹽…各少許 料理米酒…4g 醬油…7g 醋…2g 高湯…8g）

作法
❶洋蔥、胡蘿蔔、青椒切絲，與醬料混合。
❷竹筴魚切成3片，裹上麵衣（麵粉與太白粉）油炸。
❸將❶醃漬在❷中，鋪上蔬菜。

炒煮雞肉

材料 雞翅…20g 胡蘿蔔…7g 芋頭…40g 新鮮香菇…8g 冷凍青豆、高湯…各10g 沙拉油…3g 砂糖…2g 醬油…5g

作法
❶雞肉和胡蘿蔔、芋頭、香菇切成小塊。
❷炒❶，加入高湯充分煮熟。以調味料調味，加入青豆。

燙豆芽菜拌芝麻

材料 豆芽菜…50g 熟的白芝麻、醬油…各3g 麻油…1g

作法
❶豆芽菜煮過，瀝乾水分。
❷白芝麻磨碎，加入醬油、麻油混合，調拌❶。

632 kcal

- 南蠻漬竹筴魚
- 炒煮雞肉
- 燙豆芽菜拌芝麻
- 飯（200g）

蛋白質	25.1g
脂肪	21.5g
醣質	80.0g
纖維質	5.1g
鹽分	2.4g

第一天 早餐

煮沙丁魚

材料 沙丁魚…50g A（高湯…100CC 酒…2小匙 薑汁…5g）B（醬油…3g 鹽…0.5g 砂糖…2g）

作法

❶沙丁魚去除內臟後切成數塊，加入A以小火煮。

❷約煮15分鐘後加入B繼續煮。

煮芋頭淋雞肉醬

材料 芋頭…60g 高湯…120CC 去皮雞胸絞肉…10g 淡味醬油…2g 太白粉…1g

作法

❶芋頭去皮，稍微搓洗，加入高湯中燉煮。

❷充分混合雞肉、醬油與太白粉，加入❶中，一邊攪拌混合一邊熬煮。

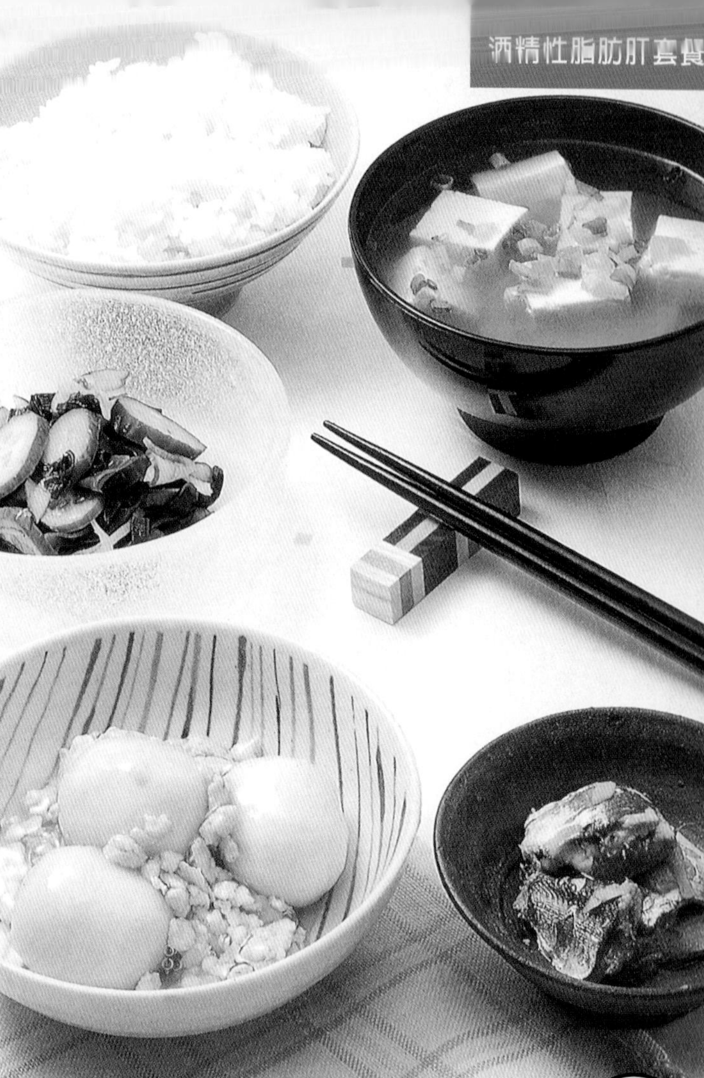

暴醃小黃瓜

材料 小黃瓜…30g 海帶芽…1g 薑…5g 鹽…$\frac{1}{5}$小匙 醬油…$\frac{1}{2}$小匙

作法

❶小黃瓜切成薄片，加鹽略微揉捏，去除水分，擱置待用。

❷海帶芽浸泡還原，切成適當大小，擱置待用。薑切絲。

❸混合❶與❷，加入醬油調味。

豆腐胡蔥味噌湯

材料 豆腐…50g 胡蔥…3g 高湯…150CC 味噌…10g

作法

❶煮滾豆腐、高湯與味噌。

❷加入蔥花，關火。

飯（165g）

597 kcal

- 煮沙丁魚
- 煮芋頭淋雞肉醬
- 暴醃小黃瓜
- 豆腐胡蔥味噌湯
- 飯

蛋白質	29.7g
脂肪	14.7g
醣質	62.1g
纖維質	2.2g
鹽分	4.4g

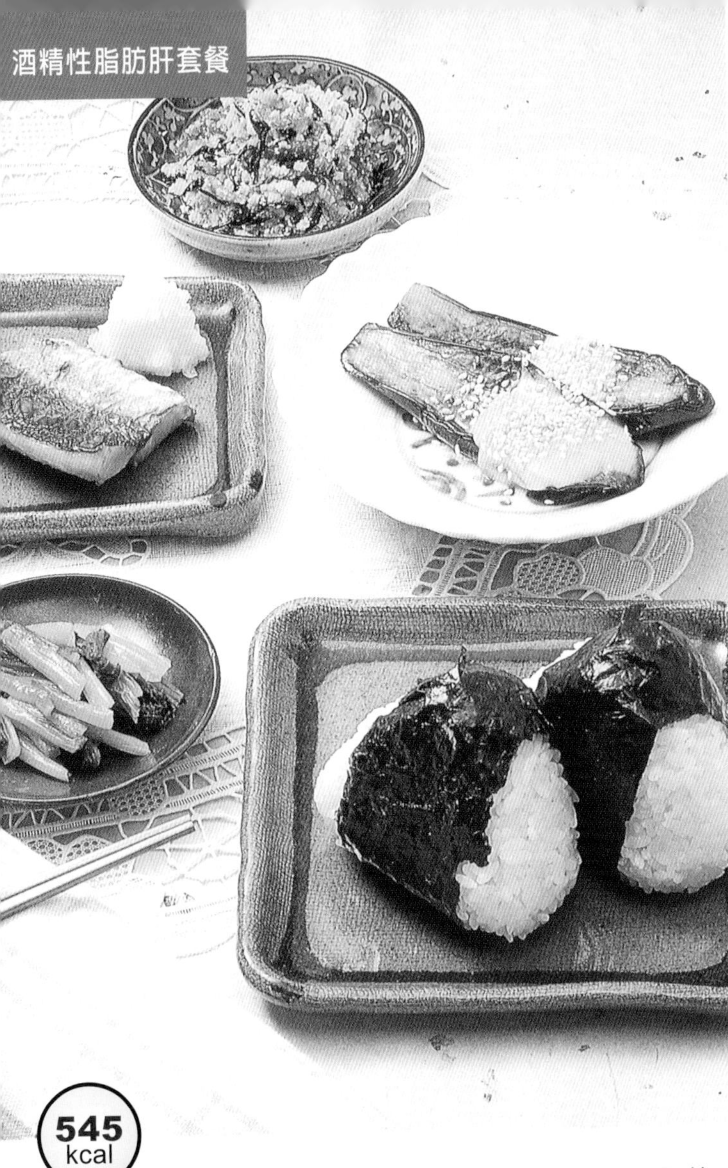

第一天 午餐

烤魚

材料 文鰩魚…70g　白蘿蔔泥…50g

煎茄子

材料 茄子…60g　A（味噌…6g　料理米酒…1小匙弱　砂糖…2g）　白芝麻…少許　沙拉油…1小匙

作法

❶茄子去蒂，對半縱切，加入油鍋兩面煎。

❷混合A，煮成濃稠為止。

❸❶盛盤，鋪上味噌醬，撒上熟的白芝麻。

拌豆腐渣

材料 豆腐渣…30g　蒟蒻…20g　胡蘿蔔…10g　蛋…10g　浸泡還原的羊栖菜…10g　沙拉油…1大匙弱　A（高湯、醬油、砂糖…各$\frac{1}{2}$小匙　鹽…0.2g）

作法

❶蒟蒻切絲，乾炒之後擱置待用。胡蘿蔔切絲。

❷❶用油炒，加入豆腐渣、羊栖菜繼續拌炒，加入A以小火拌煮。

芥末拌小油菜

材料 小油菜…40g　芥末醬…少許　醬油…2g

作法

❶小油菜略燙，擠乾水分，切成3公分長。

❷以調味料拌❶。

飯糰

材料 飯…200g　烤海苔…1片

545 kcal

●烤魚
●煎茄子
●拌豆腐渣
●芥末拌小油菜
●飯糰

蛋白質	25.6g
脂肪	9.6g
醣質	77.1g
纖維質	12.2g
鹽分	2.8g

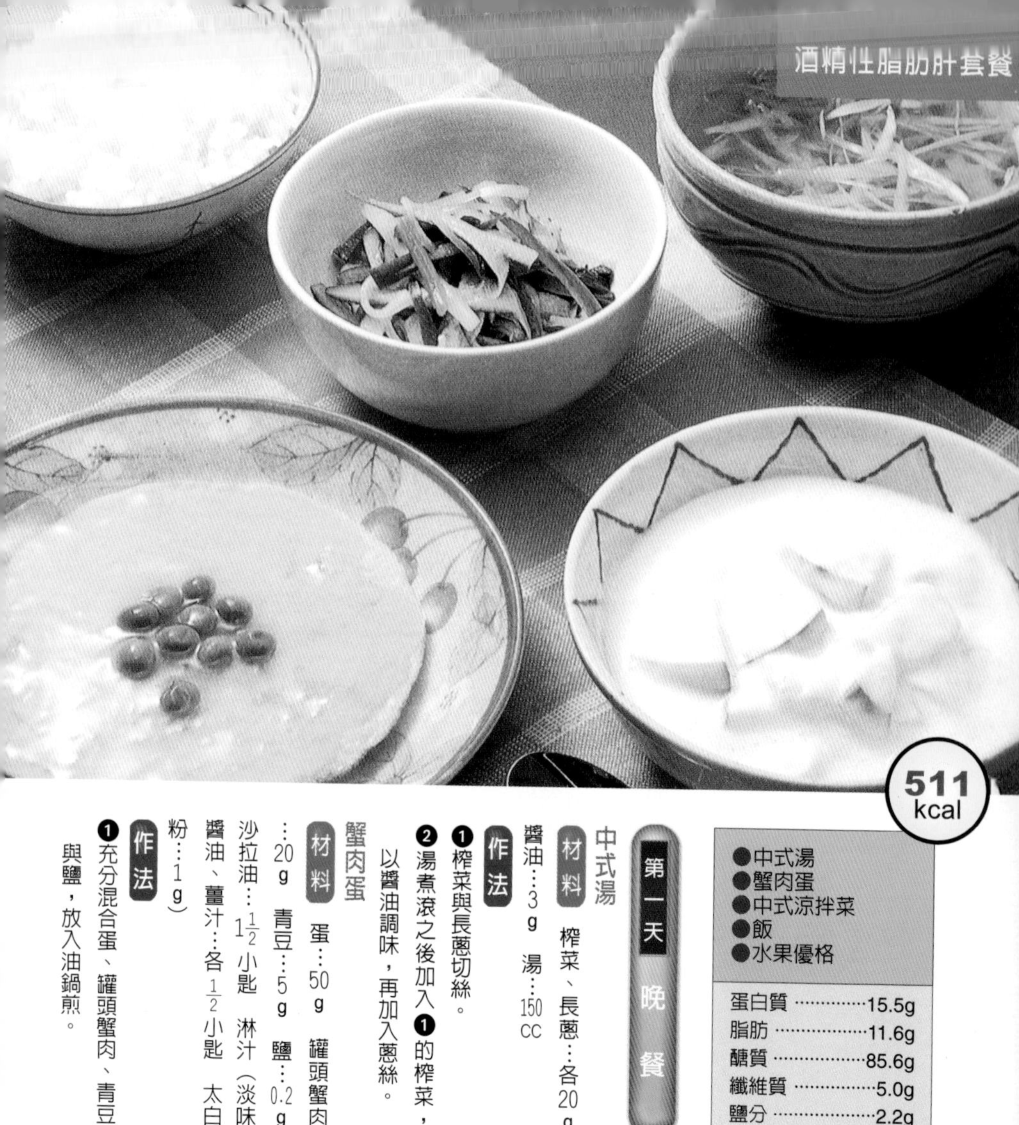

511 kcal

- 中式湯
- 蟹肉蛋
- 中式涼拌菜
- 飯
- 水果優格

蛋白質	15.5g
脂肪	11.6g
醣質	85.6g
纖維質	5.0g
鹽分	2.2g

第一天 晚餐

中式湯

材料 榨菜、長蔥…各20g 醬油…3g 湯…150cc

作法

❶榨菜與長蔥切絲。

❷湯煮滾之後加入❶的榨菜，以醬油調味，再加入蔥絲。

蟹肉蛋

材料 蛋…50g 罐頭蟹肉…20g 青豆…5g 鹽…0.2g 沙拉油…1½小匙 淋汁（淡味醬油、薑汁…各½小匙 太白粉…1g）

作法

❶充分混合蛋、罐頭蟹肉、青豆與鹽，放入油鍋煎。

❷充分混合淋汁，淋在❶上。（青豆煮過擱置待用。盛盤時撒在淋汁上）。

中式涼拌菜

材料

小黃瓜…40g

菠菜…30g

冬粉…1g

調味料（醬油、麻油…各½小匙）

作法

❶小黃瓜切絲。菠菜略燙，擱置待用。冬粉浸泡還原，切成3～4公分長。

❷混合調味料，拌❶。

飯（165g）

水果優格

材料 優格…100g 蘋果…30g 香蕉…30g

作法

❶蘋果切成銀杏形。香蕉切成半月形。

❷用優格拌❶。

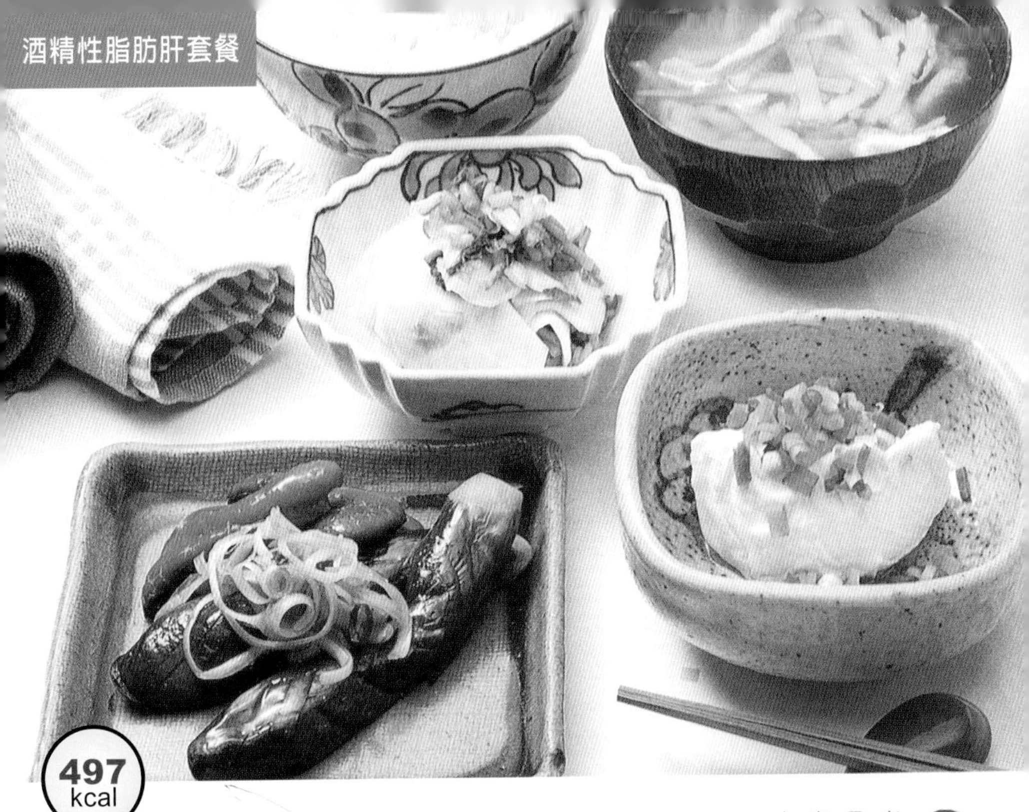

497 kcal

- 煮蛋
- 炒茄子
- 暴醃蕪菁蕪菁葉
- 白蘿蔔味噌湯
- 飯

蛋白質	16.4g
脂肪	13.7g
醣質	67.1g
纖維質	5.8g
鹽分	3.7g

第二天 早餐

煮蛋

材料 蛋…50g　蔥…10g　高湯…15cc　醬油…2g　鹽…少許　醋…$\frac{1}{2}$小匙

作法

❶鹽、醋放入滾水中混合，關小火，加入蛋，好像用蛋白包住蛋黃似的，煮2~3分鐘。用網杓撈起盛盤。

❷蔥切成蔥花，撒在❶上，倒入高湯和醬油。

炒茄子

材料 茄子…50g　青椒…40g　紅辣椒…少許　沙拉油…$\frac{1}{2}$大匙　A（料理米酒、酒…各1大匙　醬油…2小匙）　蔥…5g

作法

❶茄子去蒂，對半縱切，表皮切花。青椒縱剖為四等分。

❷辣椒略炒，加入❶再炒，以A調味（缺乏食慾時，可以用味噌代替A）。

❸蔥切絲，泡入水中，撈起瀝乾水分，裝飾在❷上。

暴醃蕪菁蕪菁葉

材料 蕪菁…中1個（50g）　蕪菁葉…15g　鹽…0.2g

作法

❶蕪菁去皮，切成薄片。

❷蕪菁葉切成小段。

❸❶、❷加鹽揉搓。

白蘿蔔味噌湯

材料 白蘿蔔…30g　油豆腐皮…15g　味噌…12g　高湯…180cc

作法

❶白蘿蔔、油豆腐皮切絲。

❷以高湯煮白蘿蔔，加入味噌，再加入油豆腐皮，煮滾即可。

飯（180g）

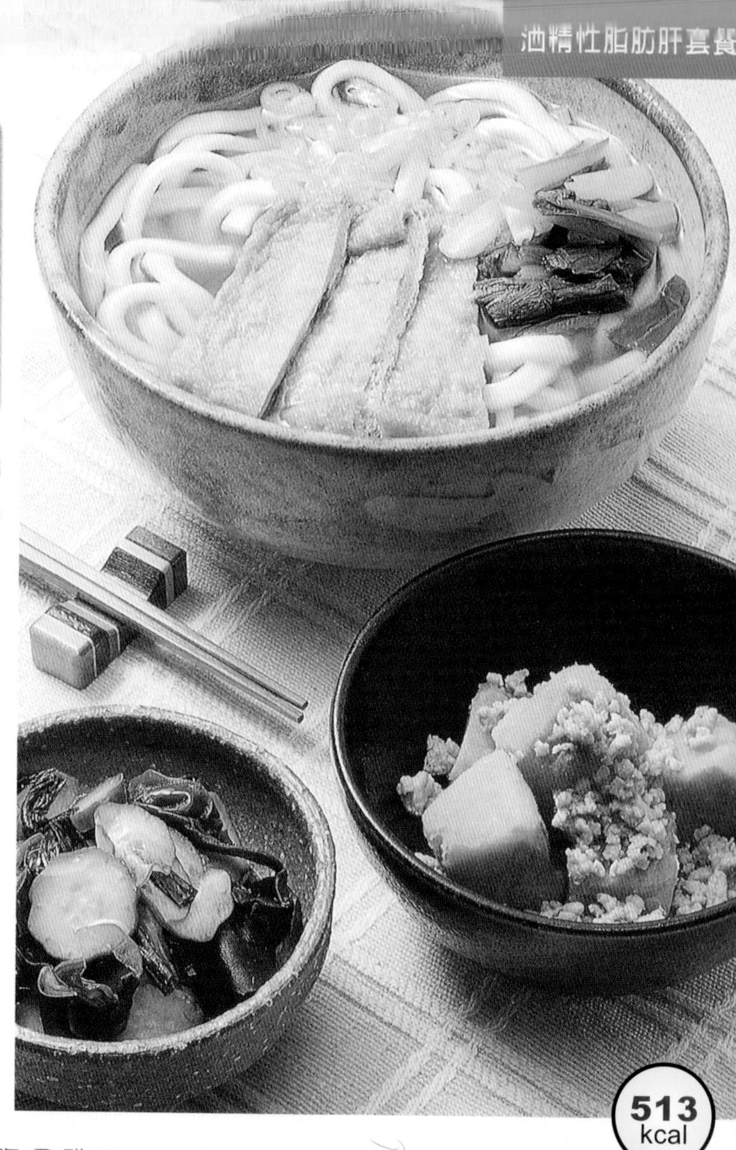

第二天 午餐

油豆腐皮烏龍麵

材料 烏龍麵…220g 油豆腐皮…30g A（砂糖…2g 醬油…4g）蔥…10g 小油菜…30g 麵湯（高湯…230g 醬油…20g 料理米酒…13g）太白粉…2g

作法

❶油豆腐皮一片切成三段，加入A充分煮熟。

❷蔥切成小段，小油菜略燙，切成2~3公分長，鋪在烏龍麵上。

❸以高湯（柴魚片或海帶和柴魚片混合熬煮）、醬油、料理米酒調味，最後加入太白粉水勾芡。

肉末淋南瓜

材料 南瓜…80g 高湯…100g A（雞絞肉…30g 砂糖…2g 醬油…3g 鹽…0.3g 太白粉…1g 高湯…30g）

作法

❶南瓜切成一口大小，放入高湯中煮熟。

❷混合太白粉之外的A材料，放入另一個鍋中煮滾，加入太白粉水勾芡，做成肉末淋汁。

❸❷淋在❶上。

醋拌小黃瓜海帶芽

材料 小黃瓜…40g 新鮮海帶芽…20g 鹽…0.3g 醋…5g 砂糖…3g

作法

❶小黃瓜切成薄片。海帶芽切成易吃的大小。

❷混合調味料，涼拌❶。

513 kcal

- 油豆腐皮烏龍麵
- 肉末淋南瓜
- 醋拌小黃瓜海帶芽

蛋白質	19.2g
脂肪	16.1g
醣質	71.2g
纖維質	7.1g
鹽分	5.5g

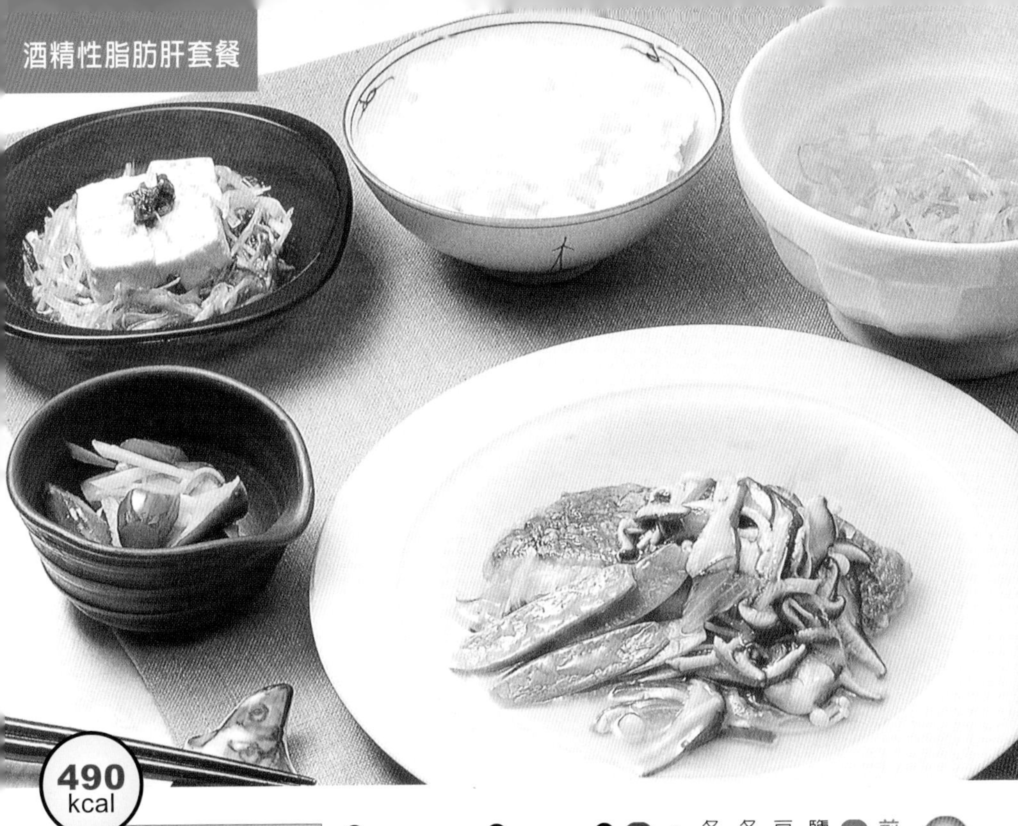

490 kcal

- 煎魚淋玉蕈醬料
- 豆腐沙拉
- 鹽揉小黃瓜
- 湯
- 飯

蛋白質	25.2g
脂肪	11.3g
醣質	62.1g
纖維質	3.2g
鹽分	3.5g

第二天 晚餐

煎魚淋玉蕈醬料

材料 新鮮鱈魚…80g　鹽、鮮雞精…各0.2g　麵粉、豌豆片…各4g　沙拉油、奶油…各1/3小匙　金菇、新鮮香菇…各10g　洋蔥…7g　醬油…2g　太白粉…0.7g

作法

❶鱈魚撒上鹽，沾麵粉，鍋中加入沙拉油與奶油，將鱈魚煎成金黃色。

❷菇類（香菇切絲）和切碎的洋蔥一起煮，加入鮮雞精，以醬油調味，最後加入太白粉水勾芡。

❸豌豆片以鹽水煮過。

❹❷淋在❶上，以❸裝飾。

豆腐沙拉

材料 傳統豆腐…100g　長蔥…20g　紫蘇葉…1片　A（醬油、麻油　各1小匙）　梅肉…1/2小匙

作法

❶豆腐煮過，以冰塊冰涼，切成2公分正方形。蔥與紫蘇葉切絲。

❷充分混合A，擱置待用。

❸豆腐盛盤，依序鋪上蔥、紫蘇葉、梅肉，淋上A吃。

鹽揉小黃瓜

材料 小黃瓜…40g　鹽、薑…各少許

作法

❶小黃瓜切塊，加上鹽略微揉捏。

❷薑切絲，混入❶中。

湯

材料 胡蘿蔔…20g　高麗菜…10g　高湯…150cc　鹽、胡椒…各少許

飯（180g）

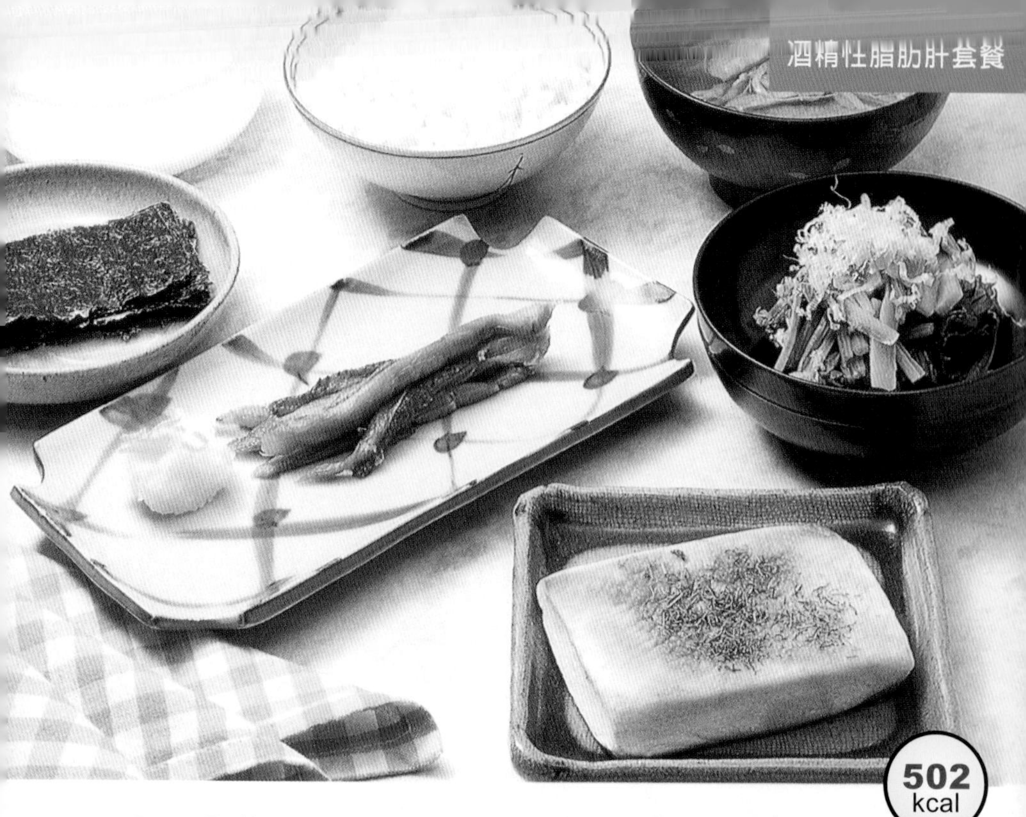

502 kcal

- 烤魚肉山芋餅
- 茄子拼盤
- 燙青菜
- 豆芽菜豌豆片味噌湯
- 海苔與飯
- 優格

蛋白質	20.3g
脂肪	5.9g
醣質	92.8g
纖維質	6.2g
鹽分	4.4g

第三天 早餐

烤魚肉山芋餅

材料 魚肉山芋餅…70g 醬油…$\frac{1}{2}$小匙 砂糖…$\frac{1}{4}$小匙 綠海苔…少許

作法
❶魚肉山芋餅兩面烤過，表面塗抹混合醬油和砂糖的醬汁再烤。
❷繼續烤成淡金黃色，撒上綠海苔（荷蘭芹末也可以）。

茄子拼盤

材料 茄子…30g 白蘿蔔…50g 香橙…少許

作法
❶白蘿蔔擦碎成泥狀。茄子略烤，去皮縱向剝開，盛盤。
❷香橙擦碎成泥狀，混入白蘿蔔泥中（也可以切絲，裝置在茄子上）。

燙青菜

材料 菠菜…50g 胡蘿蔔…10g 柴魚片…少許 醬油…1小匙

作法
❶菠菜略微煮過，切成小段。胡蘿蔔切成短條狀，略微煮過。
❷❶混合盛盤，添加柴魚片。沾醬油吃。

豆芽菜豌豆片味噌湯

材料
豆芽菜……15g
豌豆片……10g
味噌……12g
小魚乾、柴魚片…各少許（可以用小魚乾和柴魚片混合熬煮成高湯）

烤海苔（1g）

飯（200g）

優格（95g）

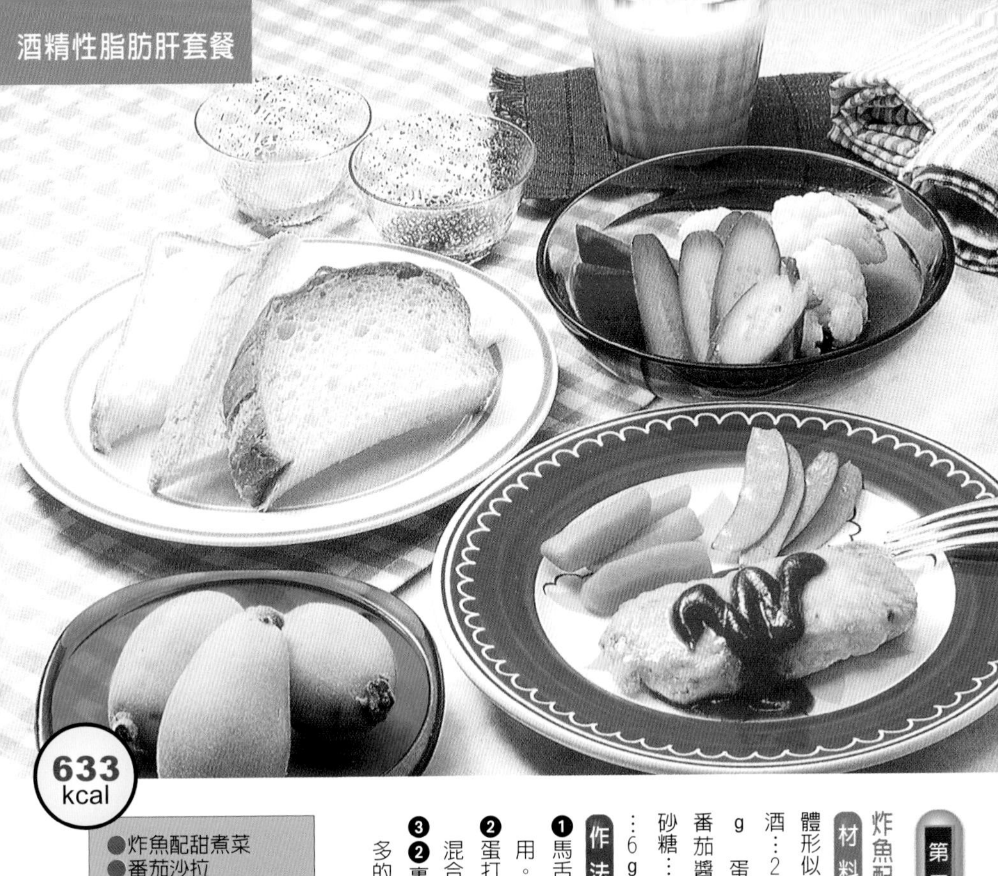

633 kcal

●炸魚配甜煮菜
●番茄沙拉
●果醬麵包
●水果（當季水果）
●牛奶

蛋白質	25.0g
脂肪	27.7g
醣質	87.9g
纖維質	5.7g
鹽分	2.1g

第三天 午餐

炸魚配甜煮菜

材料 馬舌魚（比目魚屬，體形似比目魚）…50g 白葡萄酒…2g 麵粉…1g 鹽…0.1g 蛋…15g 沙拉油…3g 番茄醬…10g 胡蘿蔔…20g 砂糖…3g 豌豆片（或四季豆）…6g

作法

❶馬舌魚撒上白葡萄酒，擱置待用。
❷蛋打散，加入麵粉與鹽，充分混合做成麵衣。
❸❷裹上❶，放入鍋中，用較多的油炸。
❹胡蘿蔔切成適當的大小，煮過之後加入砂糖調味。
❺豌豆片（或四季豆）用鹽水略燙。
❻❸的炸魚淋上番茄醬，搭配❹的甜煮菜與❺的豌豆片。

番茄沙拉

材料 番茄…40g 花菜…40g 小黃瓜…20g A（醋…2小匙 沙拉油…1小匙 鹽…0.2g）

作法

❶番茄切成梳形。
❷花菜煮過。
❸小黃瓜斜切。
❹❶、❷、❸一起盛盤。
❺混合A料，做成調味醬，淋在❹上。

果醬麵包

材料 吐司麵包…90g 果醬…10g 蜂蜜…10g

水果（當季水果…100g）

牛奶（200cc）

第三天 晚餐

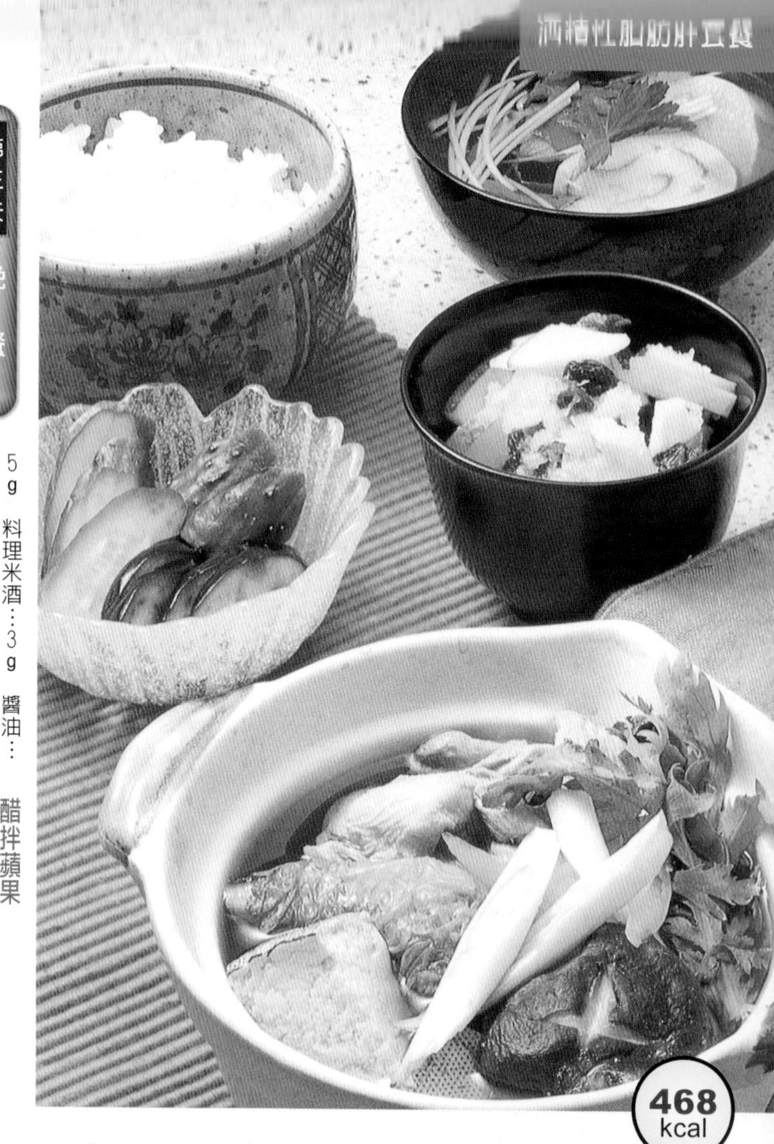

468 kcal

- 日式雞肉火鍋
- 醋拌蘋果
- 醃漬小黃瓜茄子
- 清湯
- 飯

蛋白質	24.1g
脂肪	4.5g
醣質	85.3g
纖維質	7.7g
鹽分	3.2g

日式雞肉火鍋

材料 去皮雞胸肉…50g 烤豆腐…50g 茼蒿…40g 長蔥…50g 新鮮香菇…10g 白菜…40g 火鍋煮汁A（砂糖…5g 料理米酒…3g 醬油…1大匙 高湯…50g）

作法

❶雞肉切成長方形。茼蒿、蔥、香菇、白菜切成適當大小。

❷鍋中加入A，加入❶煮熟。

醋拌蘋果

材料 蘋果…50g 白蘿蔔…30g 葡萄乾…5g 葡萄酒、醋…各1小匙 鹽…0.2g

作法

❶蘋果切成銀杏形，撒上鹽擱置待用。

❷白蘿蔔擦碎成泥狀。葡萄乾用滾水略燙，泡在葡萄酒（紅、白均可）中，擱置待用。

❸混合❶、❷，加入醋涼拌。

醃漬小黃瓜茄子

材料 米糠漬小黃瓜…20g 米糠漬茄子…20g（沒有米糠漬菜時，可以加入少許鹽揉搓，也可以加入少許薑）

鴨兒芹麩湯

材料 鴨兒芹…8g 庄內麩…2g 高湯…150g 鹽…1/5小匙 醬油…1/3小匙

作法

❶煮滾高湯，用鹽和醬油調味，加入庄內麩，煮滾即可。

❷❶中加入鴨兒芹，關火。

飯（180g）

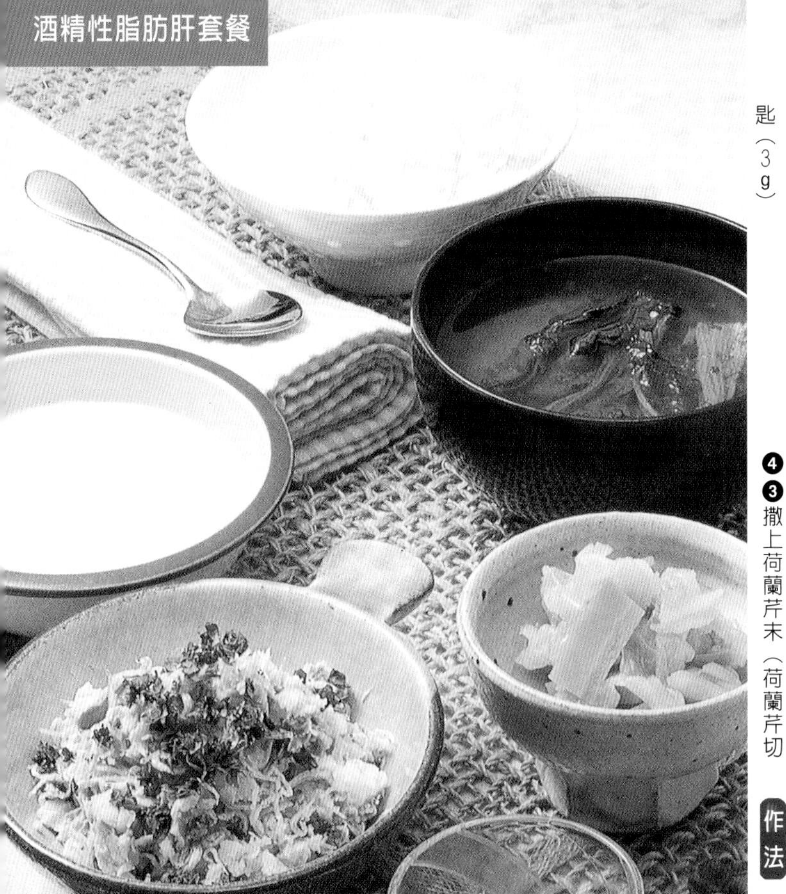

第四天 早餐

拌鮭魚肉

材料 罐頭鮭魚…50g 魩仔魚乾…10g 白蘿蔔…50g 荷蘭芹末…少許 醬油…$\frac{1}{2}$小匙（3g）

作法

❶白蘿蔔擦碎成泥狀。
❷取出罐頭鮭魚，混合白蘿蔔泥。
❸❷稍微洗過，去除汁液，混入魩仔魚乾。
❹❸撒上荷蘭芹末（荷蘭芹切碎，去除水分後冷凍保存，使用時更方便）。

糖醋涼拌菜

材料 高麗菜…40g 胡蘿蔔…5g A（醋…1小匙 砂糖…$\frac{1}{2}$小匙 鹽…0.2g）

作法

❶高麗菜切成適當的大小，略微燙過，擠乾汁液。
❷胡蘿蔔切成短條狀，稍微燙過。
❸以A的糖醋涼拌❶與❷（不喜歡醋的話可以做成普通燙青菜）。

菠菜味噌湯

材料 菠菜…30g 海苔麩…2g 味噌…2小匙（12g） 高湯…180cc

作法

❶菠菜略微煮過。
❷用高湯煮❶，加入味噌和麩，煮滾即可。

佃煮海苔（10g）
飯（180g）
優格（95g）

480 kcal

- 拌鮭魚肉
- 糖醋涼拌菜
- 菠菜味噌湯
- 佃煮菜與飯
- 優格

蛋白質	22.2g
脂肪	5.8g
醣質	82.7g
纖維質	4.9g
鹽分	3.7g

第四天 午餐

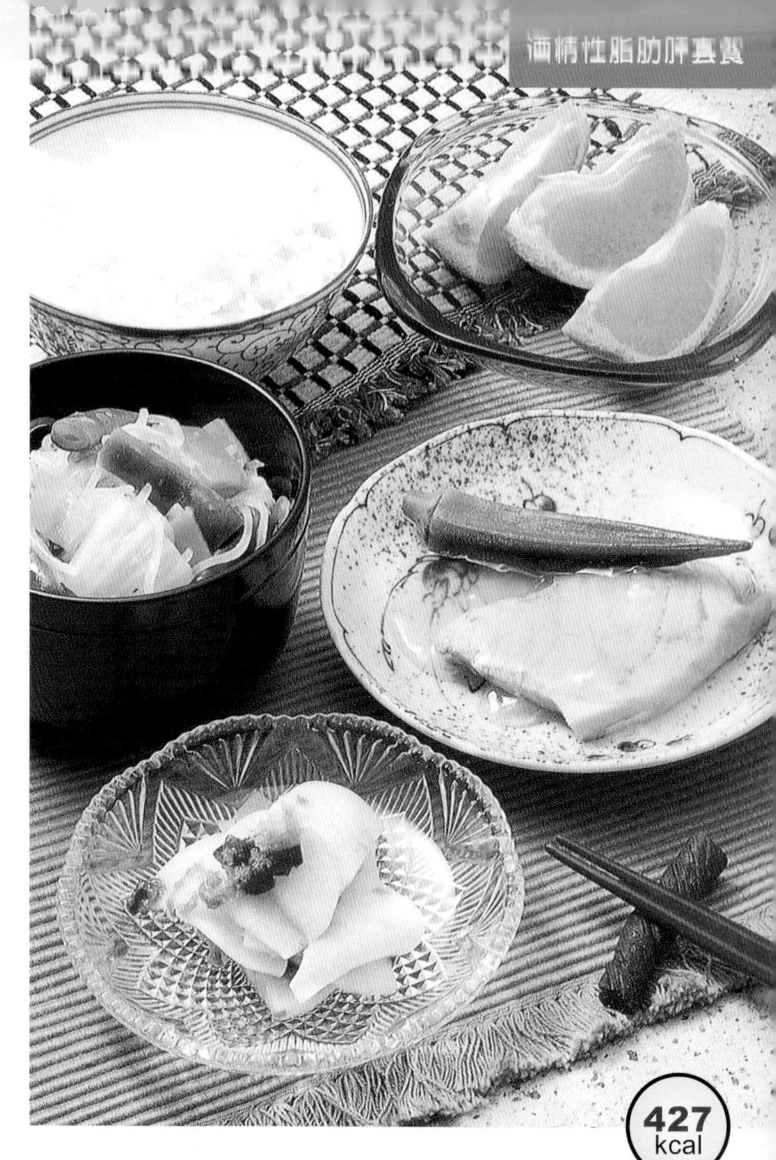

煮旗魚

材料 旗魚…70g A（砂糖…3g 酒…3g 醬油…5g 高湯…15cc） 太白粉…1g 秋葵…10g

作法

❶混合A料，略微煮滾之後加入旗魚再煮。
❷倒入太白粉水勾芡。
❸秋葵煮過，和旗魚一起盛盤。

冬粉煮蔬菜

材料 冬粉…5g 胡蘿蔔…10g 白菜…50g 四季豆…10g 乾香菇…2g A（砂糖…2g 醬油…2g 鹽…0.3g）

作法

❶冬粉浸泡還原，切成3公分長，擱置待用。
❷胡蘿蔔切成短條狀。白菜切成3～4公分長。香菇浸泡還原，切成短條狀。
❸四季豆煮過。
❹煮❷的蔬菜，煮好之後加入冬粉，最後加入❸四季豆。
❺所有材料煮軟之後加入A調味。

梅香拌菜

材料 白蘿蔔（或蕪菁）…30g 梅香柴魚片…2g

作法

❶白蘿蔔切成薄半月形。
❷加鹽揉搓，加入梅香柴魚片涼拌。

水果（當季水果…100g）

427 kcal

- 煮旗魚
- 冬粉煮蔬菜
- 梅香拌菜
- 飯（180g）
- 水果（當季水果）

蛋白質	23.2g
脂肪	3.5g
醣質	79.8g
纖維質	5.1g
鹽分	2.3g

第四天　晚餐

馬鈴薯燒肉

材料　雞腿肉…60g　洋蔥…40g　胡蘿蔔…20g　馬鈴薯…50g　蔥…10g　砂糖…3g　醬油…$1\frac{1}{2}$小匙　高湯…適量

作法

❶雞肉、洋蔥、胡蘿蔔、馬鈴薯切成一口大小。

❷❶加入高湯中煮軟，以砂糖、醬油調味。

❸蔥切成蔥花，盛盤時撒在材料上。

生菜沙拉

材料　花椰菜…50g　萵苣…30g　番茄…20g　美乃滋…1小匙　醋…$\frac{1}{2}$小匙

作法

❶花椰菜煮過，切成適當大小，萵苣撕成適當大小。番茄切成1公分大小。

❷混合美乃滋和醋，淋在❶上。

米糠漬蕪菁

材料　蕪菁…30g　蕪菁葉…10g

蛋花湯

材料　長蔥…10g　蛋…15g　荷蘭芹…少許　高湯…適量　鹽…1g　醬油…$\frac{1}{3}$小匙

作法

❶蔥切絲。

❷以高湯和調味料煮滾❶。

❸蛋打散成蛋汁，起鍋前倒入鍋中。

❹撒上荷蘭芹末。

水果（當季水果…100g）

600 kcal

●馬鈴薯燒肉
●生菜沙拉
●米糠漬蕪菁
●蛋花湯
●飯
●水果（當季水果）

蛋白質	25.0g
脂肪	7.1g
醣質	102.2g
纖維質	8.1g
鹽分	3.0g

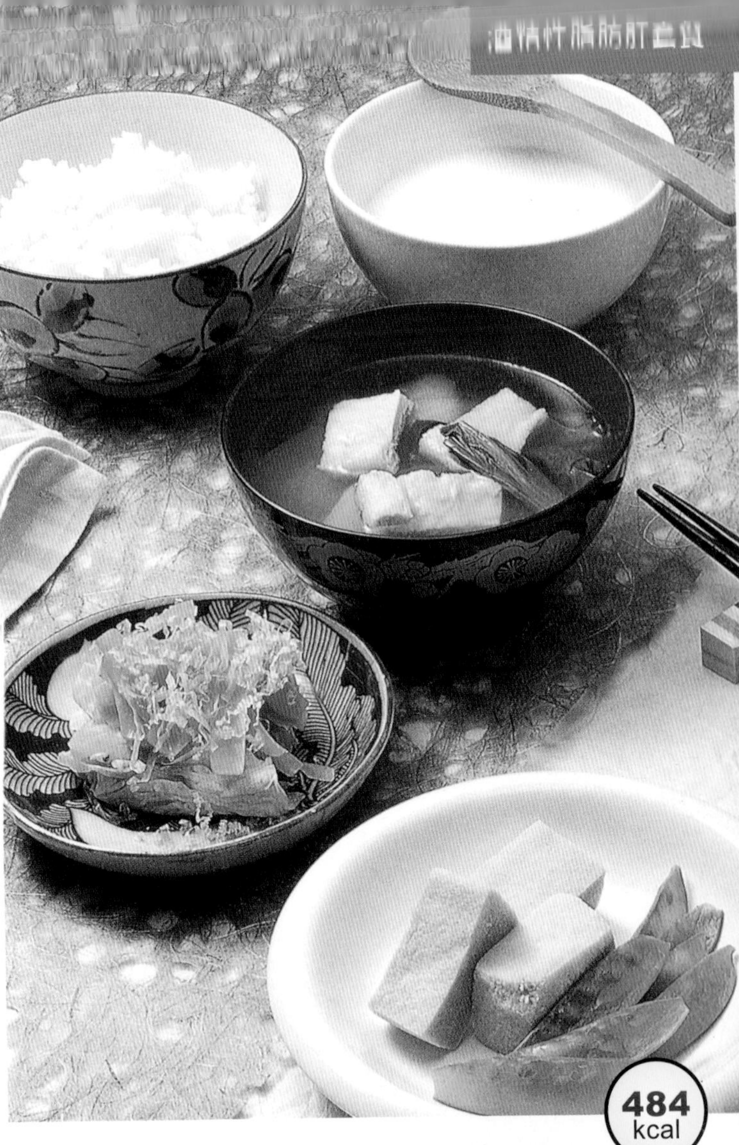

484 kcal

- 煮凍豆腐
- 燙高麗菜胡蘿蔔
- 青江菜味噌湯
- 飯
- 優格

蛋白質	18.6g
脂肪	9.1g
醣質	80.2g
纖維質	4.2g
鹽分	2.7g

第五天 早餐

煮凍豆腐

材料 凍豆腐…10g　豌豆片…10g　砂糖…$\frac{1}{3}$小匙（1g）　醬油…$\frac{1}{2}$小匙（3g）　高湯…1大匙（15cc）

作法

❶凍豆腐用水浸泡還原，切成適當大小。

❷豌豆片燙過，擱置待用。

❸混合砂糖、醬油與高湯，煮凍豆腐。

❹凍豆腐與❷一起盛盤。

燙高麗菜胡蘿蔔

材料 高麗菜…50g　胡蘿蔔…10g　柴魚片…0.5g　醬油…1小匙（6g）

作法

❶高麗菜略燙，切成短條狀。

❷胡蘿蔔切成短條狀，稍微燙過。

❸瀝乾❶❷的水分，鋪上柴魚片（沾醬油吃）。

青江菜味噌湯

材料 青江菜…40g　油豆腐皮…10g　高湯…150cc　味噌…1$\frac{2}{3}$小匙（10g）

作法

❶青江菜切成適當大小。

❷油豆腐皮用滾水略燙，切成短條狀。

❸煮滾高湯，加入味噌，倒入❶、❷，煮滾即可。

飯（165g）

優格（95g）

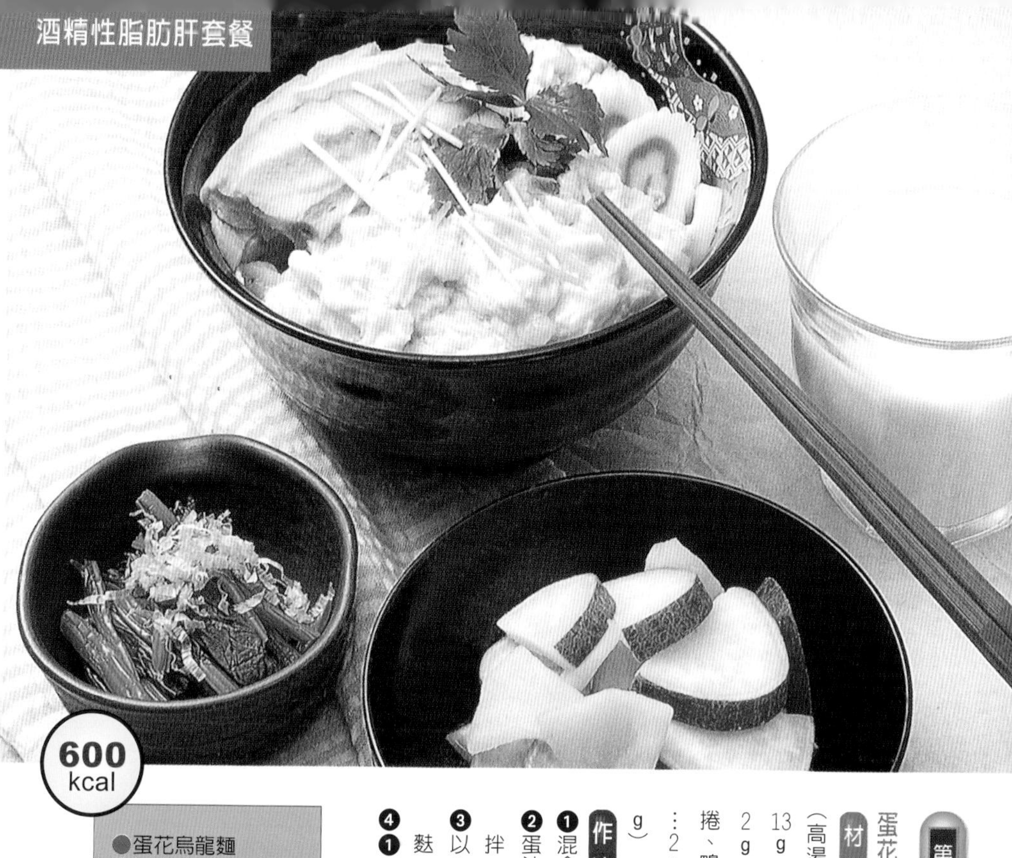

600 kcal

- 蛋花烏龍麵
- 燙菠菜
- 雙層煮甘藷
- 牛奶

蛋白質	18.9g
脂肪	10.3g
醣質	98.2g
纖維質	5.4g
鹽分	4.7g

第五天 午餐

蛋花烏龍麵

材料 烏龍麵…220g A（高湯…250～300cc 料理米酒…13g 醬油…20g） 太白粉…2g 蛋…20g 蒸魚餡海帶捲、鴨兒芹…各8g B（渦麩…2g 砂糖…0.5g 醬油…1g）

作法

❶混合調味料A。

❷蛋汁中加入太白粉水，充分調拌。

❸以B的砂糖和醬油，熬煮渦麩。

❹❶煮滾之後倒入❷，做成蛋花。

❺烏龍麵裝入大碗中，以斜切成薄片的蒸魚餡海帶捲裝飾，淋上❹的蛋花。

❻鴨兒芹切成2～3公分長。

❼以❺與❻裝飾❸。

燙菠菜

材料 菠菜…60g 柴魚片…少許 醬油…0.5g

作法

❶菠菜略燙，擠乾水分。

❷❶鋪上柴魚片。

雙層煮甘藷

材料 甘藷…80g 蘋果…30g 砂糖…5g 鹽…少許

作法

❶甘藷去皮，切成圓片或半月形，泡在水中。

❷蘋果去皮，切成銀杏形。

❸❷與❶交互鋪成雙層，加入10公分水和砂糖、醬油，以小火慢慢煮。

牛奶（200cc）

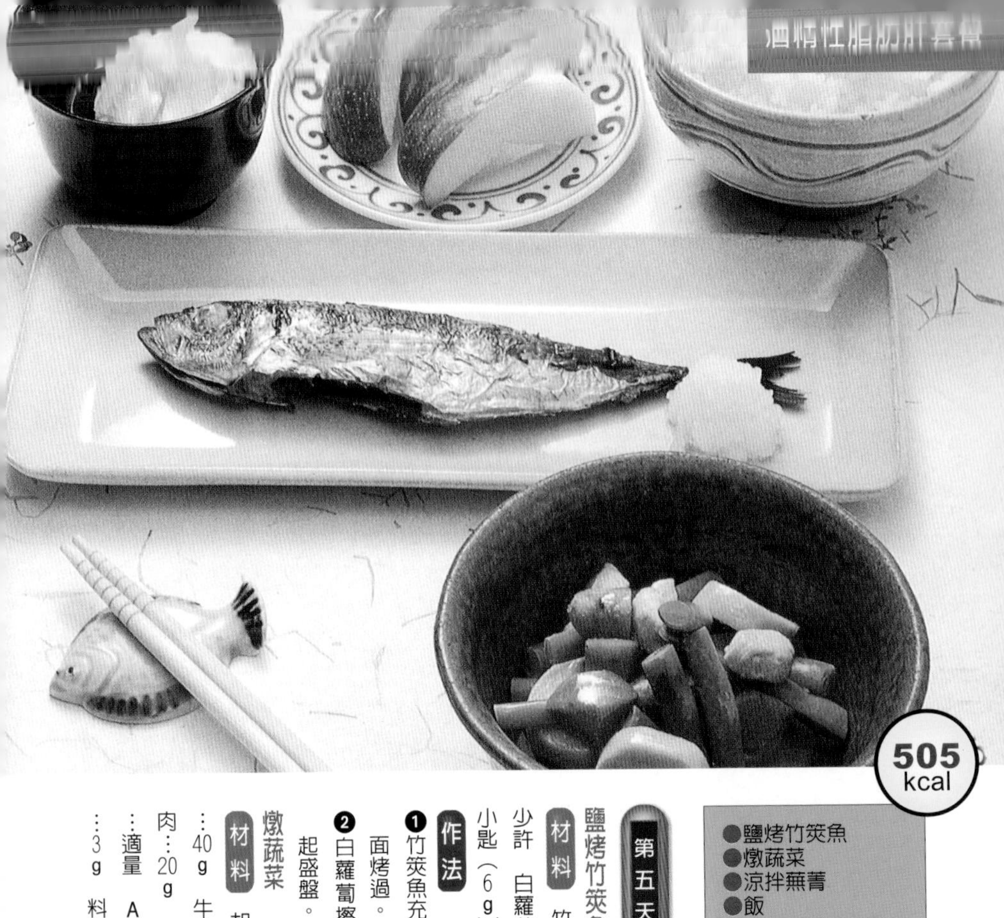

505 kcal

- 鹽烤竹筴魚
- 燉蔬菜
- 涼拌蕪菁
- 飯
- 水果（當季水果）

蛋白質	24.1g
脂肪	5.4g
醣質	85.8g
纖維質	7.4g
鹽分	2.3g

第五天 晚餐

鹽烤竹筴魚

材料 竹筴魚…60g 鹽…少許 白蘿蔔…40g 醬油…1小匙（6g）

作法
❶竹筴魚充分洗淨，撒上鹽，兩面烤過。
❷白蘿蔔擦碎成泥狀，和❶一起盛盤。

燉蔬菜

材料 胡蘿蔔…20g 芋頭…40g 牛蒡…15g 去皮雞胸肉…20g 四季豆…40g 高湯…適量 A（砂糖…2g 醬油…3g 料理米酒…2g）

作法
❶胡蘿蔔切成小塊。
❷芋頭去皮，切成圓片。牛蒡去皮，切塊。
❸雞肉切成2公分正方形。
❹以高湯煮❶❷，煮軟之後加入❸，以A調味。
❺四季豆稍微燙過，盛盤時直接加入盤中。

涼拌蕪菁

材料 蕪菁…30g 檸檬…1g A（砂糖…1g 鹽…0.1g 醋…4g）

作法
❶蕪菁去皮，對半切開之後切成薄片。
❷檸檬切成薄片，再切成小銀杏形，與❶混合。
❸混合調味料A，拌蕪菁和檸檬。

飯（180g）

水果（當季水果…100g）

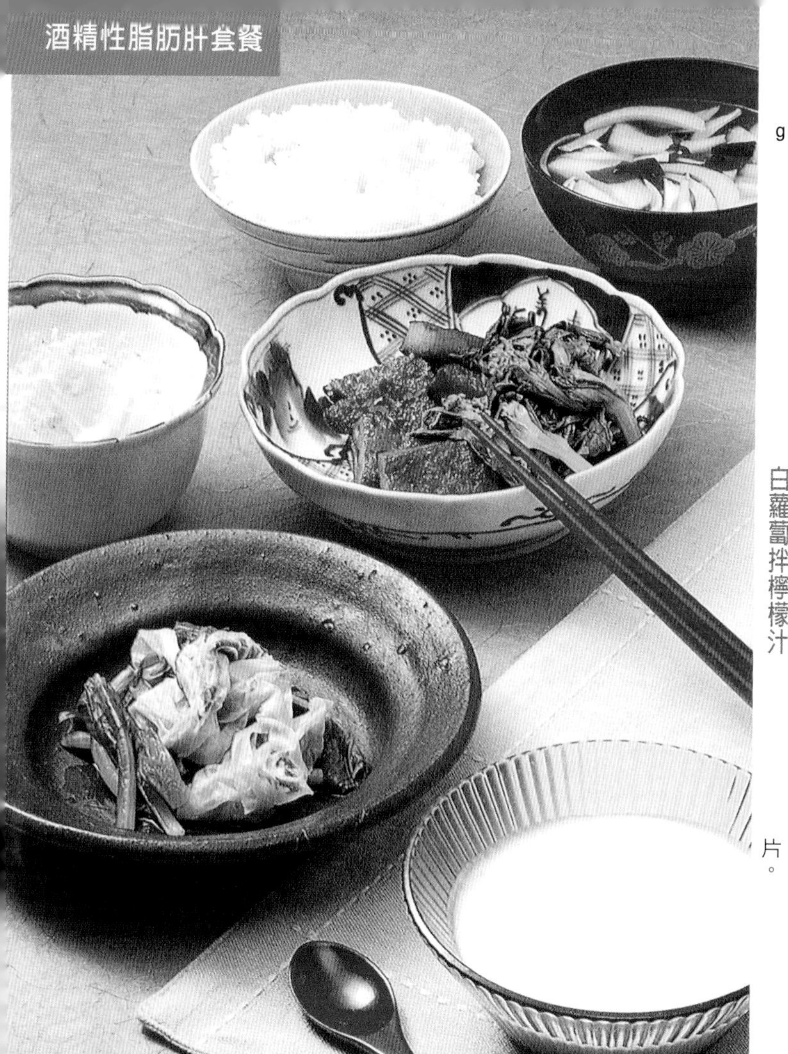

第六天 早餐

煮油炸甘藷片

材料 油炸甘藷片…50g A（砂糖…2g 高湯…15g 醬油…$\frac{1}{2}$小匙） 花椰菜…40g

作法
❶油炸甘藷片切成易吃的大小，以A調味料煮。
❷花椰菜燙過，與❶一起盛盤（配合季節，也可以使用油菜花）。

白蘿蔔拌檸檬汁

材料 白蘿蔔…30g 檸檬汁…少許 柴魚片…少許

作法
❶白蘿蔔切成短條狀，用滾水略燙。
❷檸檬汁淋在❶上，鋪上柴魚片。

煮小油菜

材料 乾豆腐皮…2g 小油菜…60g A（高湯…適量 醬油…1小匙 酒…$\frac{1}{2}$小匙 料理米酒…$\frac{1}{2}$小匙）

作法
❶豆腐皮浸泡還原，加入A的調味料煮。
❷❶中加入小油菜，稍微煮滾即可。

洋蔥海帶芽味噌湯

材料 洋蔥…30g 海帶芽…1g 味噌…12g 高湯…180cc

作法
❶洋蔥切成粗絲。海帶芽浸泡還原，切成適當大小。
❷以高湯與味噌煮滾❶。

飯（180g）

優格（95g）

516 kcal

- 煮油炸甘藷片
- 白蘿蔔拌檸檬汁
- 煮小油菜
- 洋蔥海帶芽味噌湯
- 飯
- 優格

蛋白質	21.5g
脂肪	5.5g
醣質	96.7g
纖維質	6.0g
鹽分	4.5g

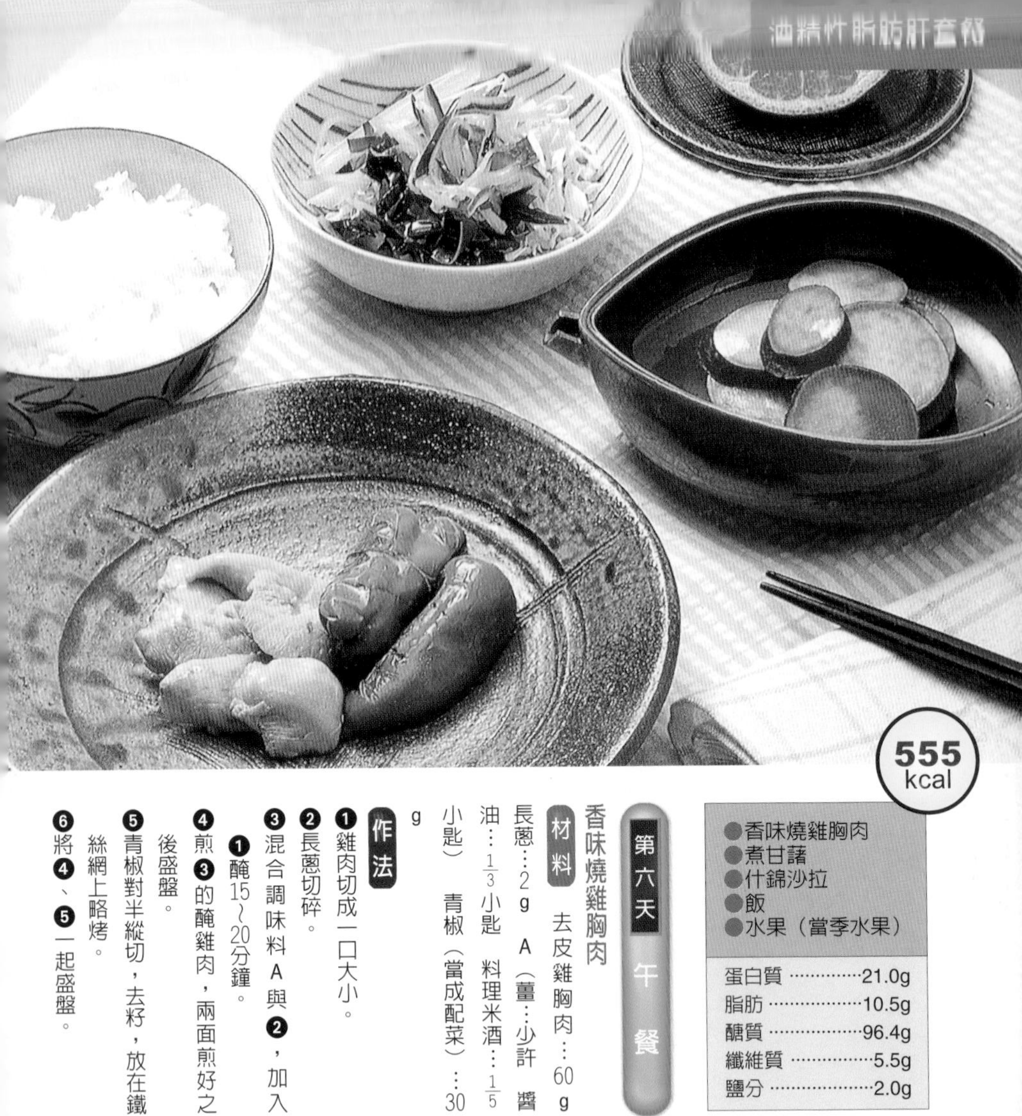

555 kcal

- 香味燒雞胸肉
- 煮甘藷
- 什錦沙拉
- 飯
- 水果（當季水果）

蛋白質	21.0g
脂肪	10.5g
醣質	96.4g
纖維質	5.5g
鹽分	2.0g

第六天 午餐

香味燒雞胸肉

材料　去皮雞胸肉…60g　長蔥…2g　A（薑…少許　醬油…$\frac{1}{3}$小匙　料理米酒…$\frac{1}{5}$小匙）　青椒（當成配菜）…30g

作法

❶雞肉切成一口大小。

❷長蔥切碎。

❸混合調味料A與❷，加入❶醃15～20分鐘。

❹煎❸的醃雞肉，兩面煎好之後盛盤。

❺青椒對半縱切，去籽，放在鐵絲網上略烤。

❻將❹、❺一起盛盤。

煮甘藷

材料　甘藷…60g　砂糖…3g　醬油…$\frac{1}{2}$小匙　高湯…15cc

作法

❶甘藷切成5公釐厚的圓片，放入水中浸泡去除澀液。

❷以高湯煮軟❶甘藷片，加入砂糖與醬油調味。

什錦沙拉

材料　高麗菜…20g　小黃瓜…20g　西洋芹…10g　海帶芽…2g　調味醬（醋…5g　沙拉油…5g）

作法

❶蔬菜切絲。海帶芽浸泡還原後切細。

❷混合醋和沙拉油，做成調味醬，拌❶。

飯（180g）

水果（當季水果…150g）

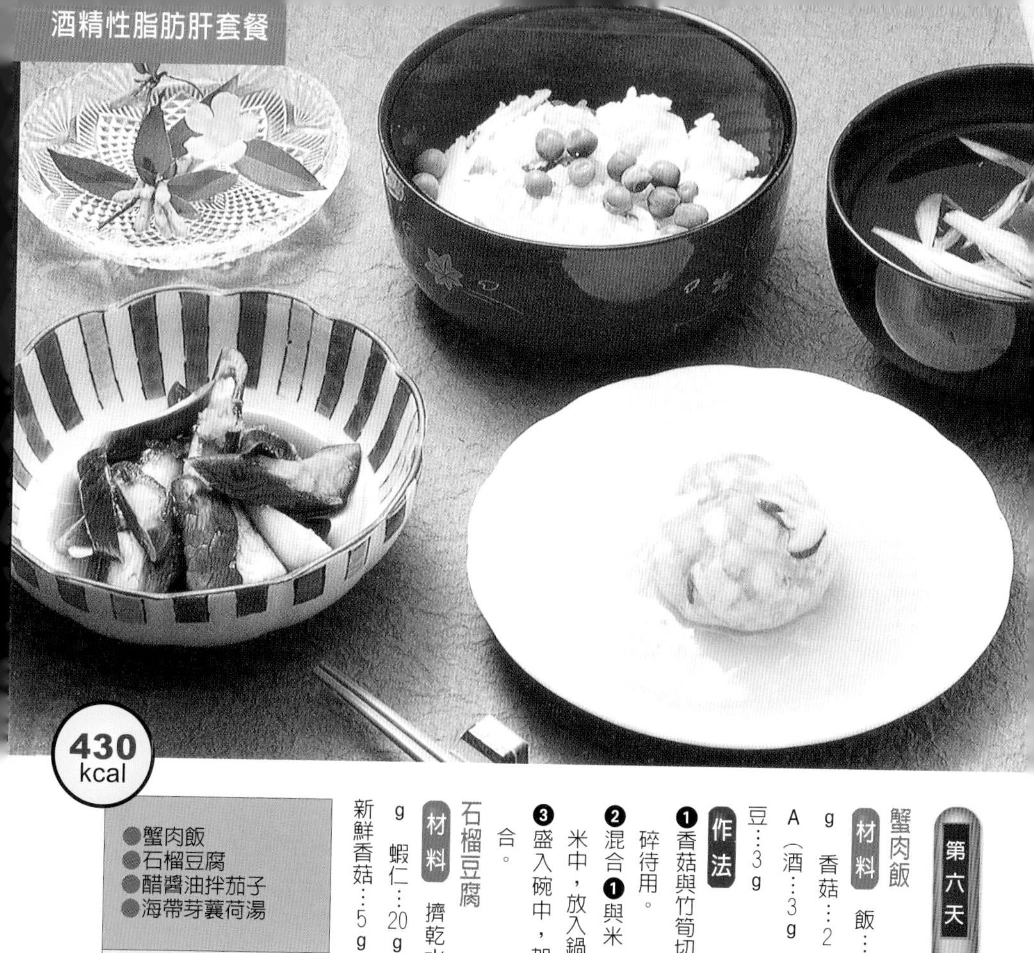

430 kcal

●蟹肉飯
●石榴豆腐
●醋醬油拌茄子
●海帶芽蘘荷湯

蛋白質	20.5g
脂肪	6.8g
醣質	77.6g
纖維質	5.6g
鹽分	3.9g

第六天 晚餐

蟹肉飯

材料 飯…180g 蟹肉…20g 香菇…2g 竹筍…20g A（酒…3g 鹽…1g）青豆…3g

作法

❶香菇與竹筍切成細絲。蟹肉撕碎待用。

❷混合❶與米。A混合後加入米中，放入鍋中煮。

❸盛入碗中，加入青豆略微混合。

石榴豆腐

材料 擠乾水分的豆腐…60g 蝦仁…20g 胡蘿蔔…5g 新鮮香菇…5g A（砂糖…1g 鹽…0.2g 料理米酒…$\frac{1}{3}$小匙 醬油…$\frac{1}{2}$小匙 太白粉…少許）

作法

❶胡蘿蔔、香菇切絲。蝦仁略微切碎。

❷豆腐放入研缽研碎，與❶的蝦仁混合。

❸❷用保鮮膜包成如雞蛋般的大小，放入蒸器中約蒸15分鐘。

❹混合調味料A。

❺❹淋在❸上。

醋醬油拌茄子

材料 茄子…70g A（醬油…1小匙弱 醋…$\frac{1}{2}$小匙 薑…少許）

作法

❶茄子蒸過，切成適當大小。

❷混合調味料A，拌❶。

海帶芽蘘荷湯

材料 海帶芽…2g 蘘荷（或當令季節香味蔬菜）…5g 高湯…150cc 鹽…少許 淡味醬油…$\frac{1}{3}$小匙

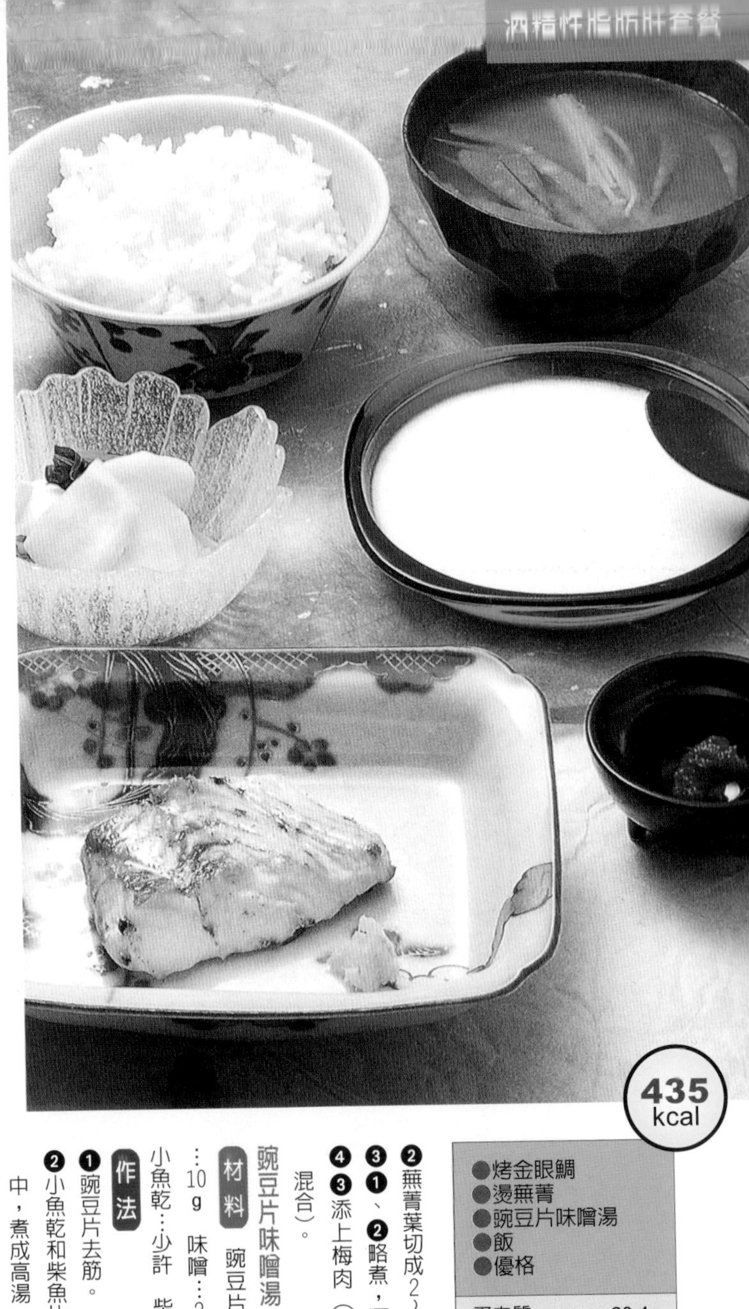

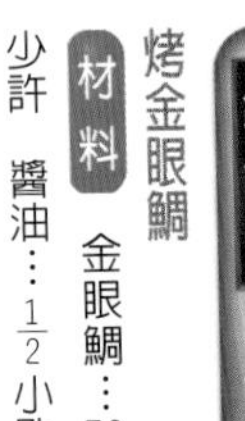

第七天 早餐

435 kcal

- 烤金眼鯛
- 燙蕪菁
- 豌豆片味噌湯
- 飯
- 優格

蛋白質	20.4g
脂肪	4.1g
醣質	77.7g
纖維質	4.2g
鹽分	2.7g

烤金眼鯛

材料 金眼鯛…50g 薑…少許 醬油…$\frac{1}{2}$小匙（3g）

作法
❶金眼鯛烤過。
❷薑擦碎成泥狀，與金眼鯛一起盛盤。吃的時候淋上醬油。

燙蕪菁

材料 蕪菁…50g 蕪菁葉…10g 醬油…$\frac{1}{2}$小匙（3g） 梅肉…1個份

作法
❶蕪菁切成半月形。
❷蕪菁葉切成2~3公分長。
❸❶、❷略煮，瀝乾水分。
❹❸添上梅肉（吃的時候蕪菁混合）。

豌豆片味噌湯

材料 豌豆片…10g 金菇…10g 味噌…2小匙（12g） 小魚乾…少許 柴魚片…少許

作法
❶豌豆片去筋。
❷小魚乾和柴魚片加入180cc的水中，煮成高湯。
❸❷中加入❶、金菇與味噌，煮滾即可。

飯（180g）

優格（95g）

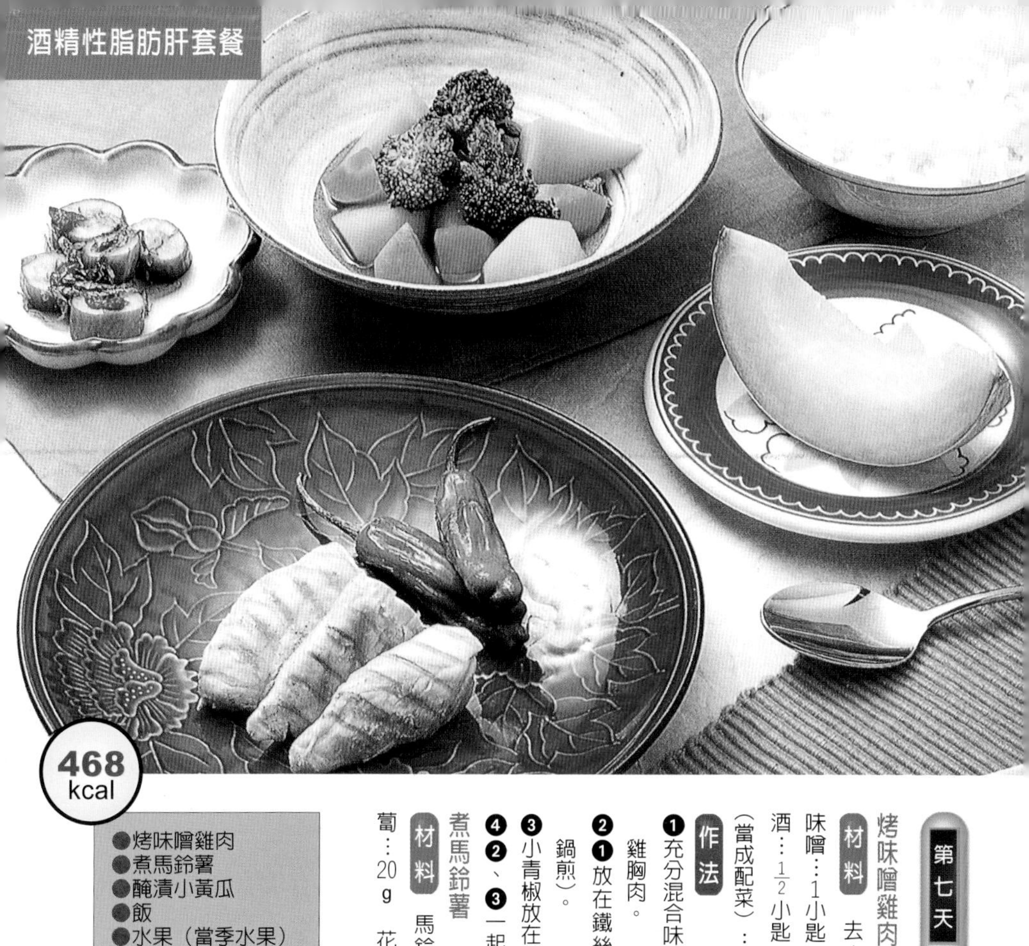

468 kcal

●烤味噌雞肉
●煮馬鈴薯
●醃漬小黃瓜
●飯
●水果（當季水果）

蛋白質	25.0g
脂肪	2.1g
醣質	89.6g
纖維質	6.0g
鹽分	2.6g

第七天 午餐

烤味噌雞肉

材料　去皮雞胸肉…90g
味噌…1小匙（6g）料理米酒…$\frac{1}{2}$小匙（3g）小青椒（當成配菜）…2根

作法
❶充分混合味噌和料理米酒，醃雞胸肉。
❷❶放在鐵絲網上烤（或用煎鍋煎）。
❸小青椒放在煎鍋略煎。
❹❷、❸一起盛盤。

煮馬鈴薯

材料　馬鈴薯…40g　胡蘿蔔…20g　花椰菜…20g　A（砂糖…$\frac{1}{2}$小匙　醬油…1小匙　鹽…$\frac{1}{5}$小匙）高湯…50～100cc

作法
❶馬鈴薯、胡蘿蔔切成自己喜歡的適當大小。
❷以高湯和調味料煮❶。
❸花椰菜煮過，擱置待用。
❹馬鈴薯和胡蘿蔔煮好之後加入❷，一起與❸盛盤。

醃漬小黃瓜

材料　小黃瓜…20g　紫蘇葉…1片　鹽…少許

作法
❶小黃瓜切成適當大小，用鹽稍微醃漬。
❷紫蘇葉切絲，搭配小黃瓜（混合梅肉更好吃）。

飯（180g）

水果（當季水果…100g）

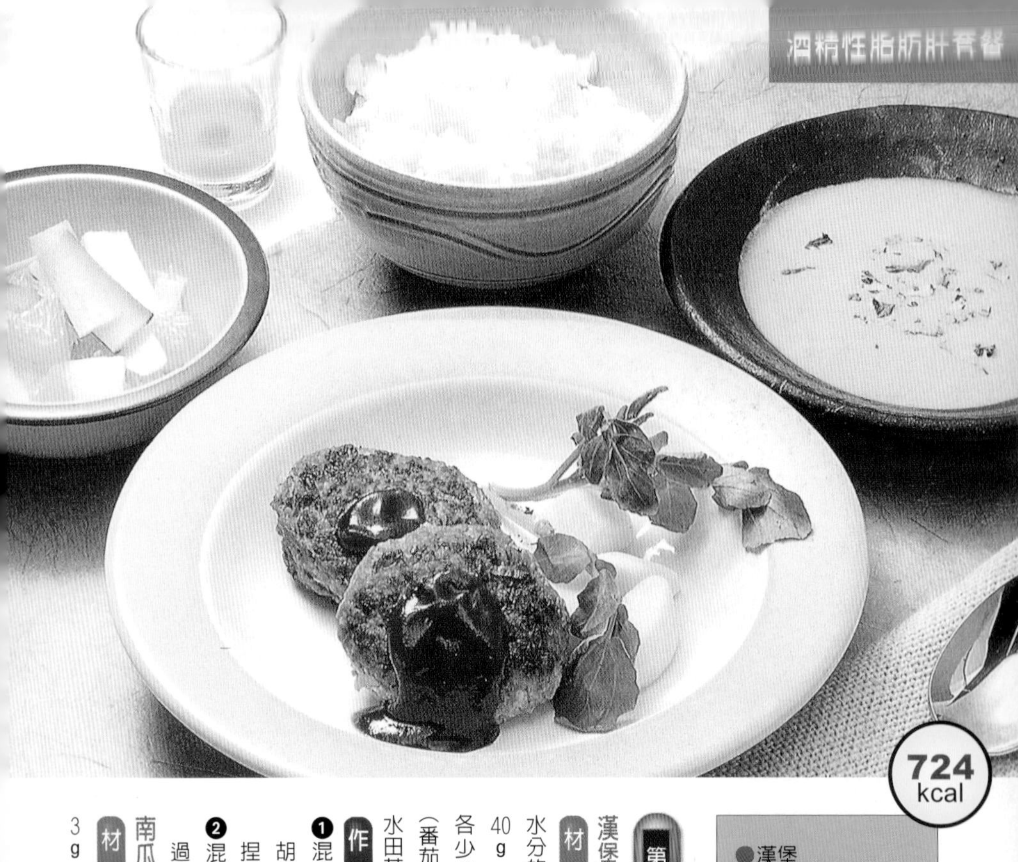

724 kcal

- 漢堡
- 南瓜湯
- 土當歸拌夏橙
- 飯

蛋白質	20.6g
脂肪	25.5g
醣質	103.5g
纖維質	5.9g
鹽分	3.6g

第七天 晚餐

漢堡

材料 牛絞肉…30g 擠乾水分的豆腐、洋蔥、馬鈴薯…各40g 鹽…0.5g 胡椒、荳蔻…各少許 吐司麵包…15g A（番茄醬…18g 調味醬…10g） 水田芥、油…各適量

作法
❶混合牛肉、豆腐、洋蔥、鹽、胡椒，再加入吐司麵包混合。捏成小圓形用油煎。
❷混合A，淋在❶上。添上煮過的馬鈴薯和水田芥。

南瓜湯

材料 南瓜…50g 奶油…3g 麵粉…3g 牛奶…100cc 湯、鹽、胡椒、荷蘭芹末…各適量

作法
❶南瓜蒸過搗碎，或用果汁機略微攪拌。
❷混合奶油和麵粉，做成麵糊。
❸牛奶和湯做成調味醬，加入❶充分混合，以鹽和胡椒調味，盛盤時撒上荷蘭芹末。

土當歸拌夏橙

材料 夏橙…50g 土當歸…20g 小黃瓜…40g 白葡萄酒、砂糖…各少許 A（沙拉油、醋…各1小匙 鹽、胡椒、芥末…各適量）

作法
❶夏橙剝開，去除薄皮，切成適當大小。土當歸去除厚皮，切成薄短條狀。
❷小黃瓜切成短條狀。
❸混合❶與❷，淋上葡萄酒和砂糖，擱置待用。吃的時候混合A，淋於其上。

飯（165g）

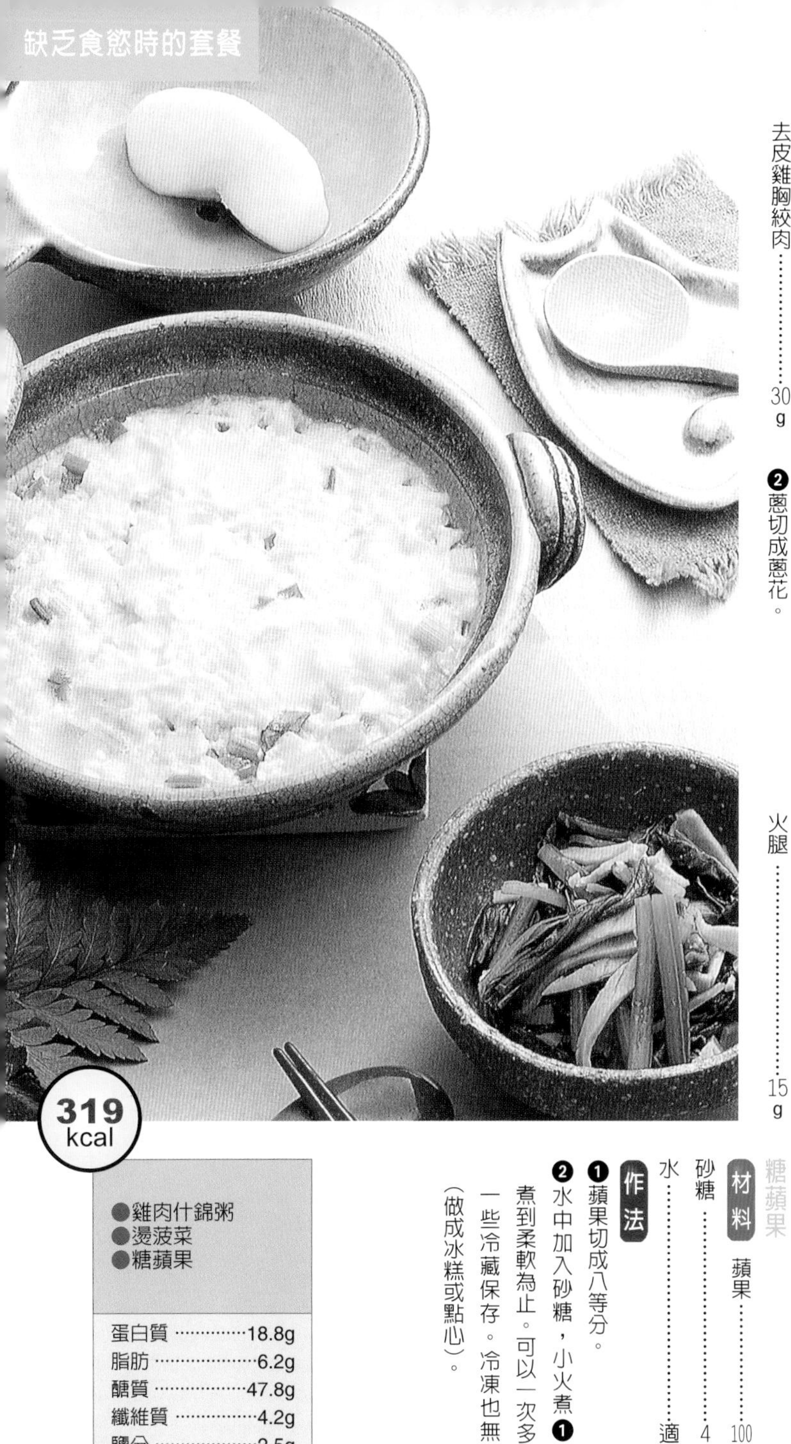

第一天 早餐

雞肉什錦粥

材料

飯……80g
蔥……10g
去皮雞胸絞肉……30g
蛋……25g
味噌……12g
高湯……120cc

作法

❶飯洗淨，瀝乾水分。
❷蔥切成蔥花。
❸煮滾味噌和高湯，加入雞肉，再加入❶、❷一起煮。倒入蛋汁，做成綴蛋什錦粥。

燙菠菜

材料

菠菜……50g
火腿……15g
A（醬油、醋…各$\frac{1}{2}$小匙）

作法

❶菠菜燙軟，切成小段。火腿用滾水略燙，切絲。
❷混合A，拌❶。

糖蘋果

材料

蘋果……100g
砂糖……4g
水……適量

作法

❶蘋果切成八等分。
❷水中加入砂糖，小火煮❶，煮到柔軟為止。可以一次多做一些冷藏保存。冷凍也無妨（做成冰糕或點心）。

319 kcal

●雞肉什錦粥
●燙菠菜
●糖蘋果

蛋白質	18.8g
脂肪	6.2g
醣質	47.8g
纖維質	4.2g
鹽分	2.5g

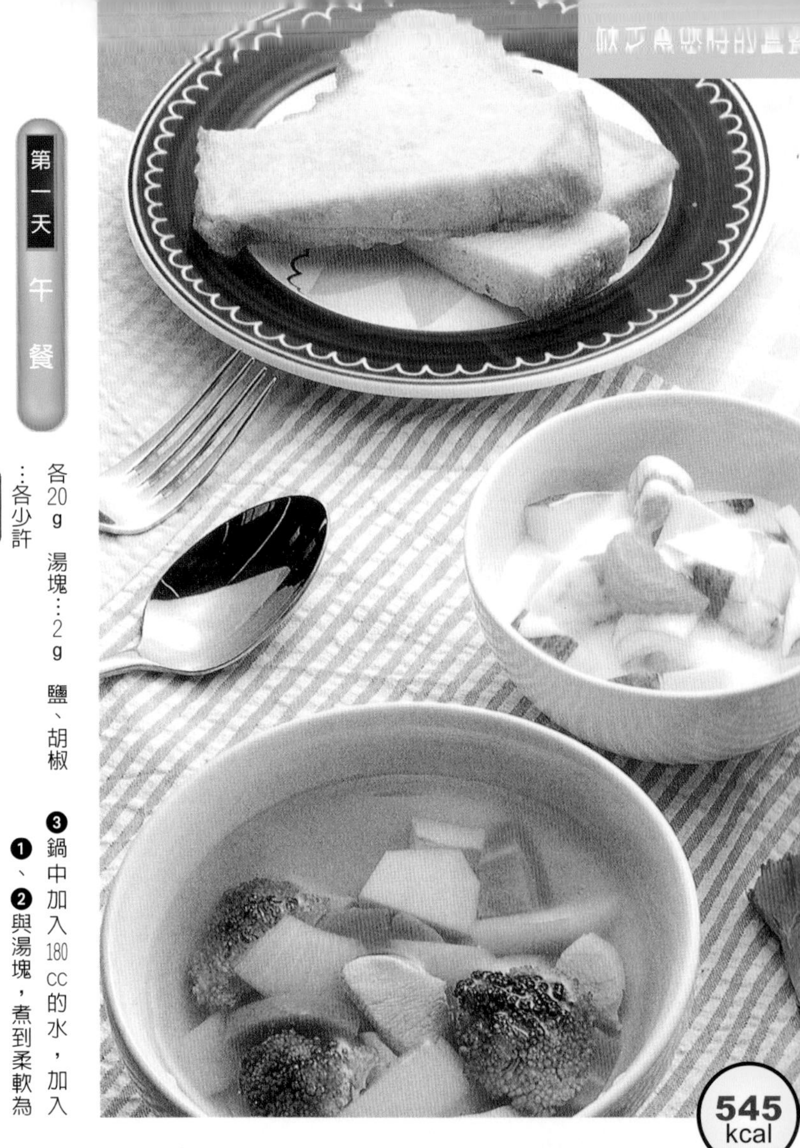

第一天 午餐

什錦湯

材料 雞腿肉、馬鈴薯、洋蔥…各30g 胡蘿蔔、花椰菜…各20g 湯塊…2g 鹽、胡椒…各少許

作法
❶雞肉切成一口大小。
❷蔬菜類切成一口大小。
❸鍋中加入180cc的水，加入❶、❷與湯塊，煮到柔軟為止。
❹加入鹽、胡椒調味，最後加入花椰菜。

法式吐司

材料 吐司麵包…90g A（牛奶…30g 砂糖…4g 蛋…15g） 奶油…3g

作法
❶一片吐司麵包分成三等分。
❷混合A，均勻塗抹於❶上。
❸煎鍋中加入奶油，❷兩面煎成美麗的金黃色。

水果優格

材料 蘋果…50g 罐頭橘子…20g 乳酪…10g 優格…95g

作法
❶蘋果切成銀杏形，橘子剝開，乳酪切成1公分正方形。加入優格調拌。

545 kcal

- 蔬菜綴蛋
- 燙白菜
- 豆腐味噌湯
- 飯

蛋白質	24.3g
脂肪	12.8g
醣質	83.6g
纖維質	5.7g
鹽分	3.8g

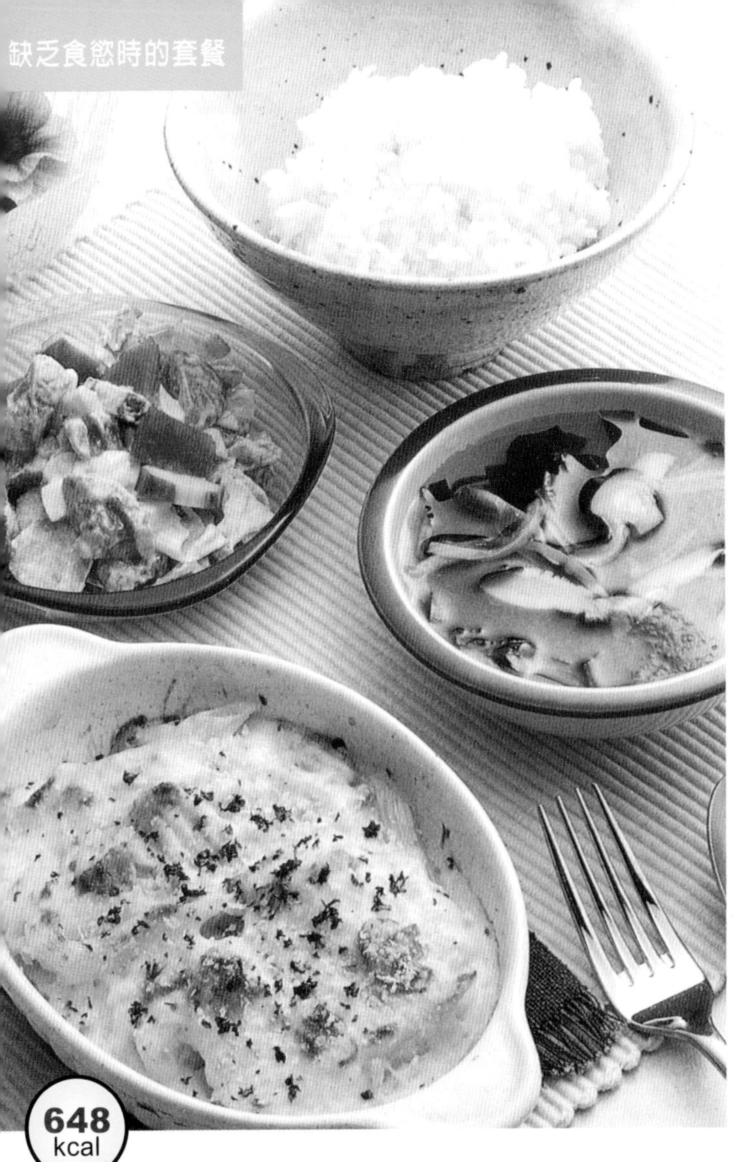

第一天 晚餐

焗白肉魚

材料 白肉魚…40g 通心粉…15g 洋蔥…50g 蘑菇…10g 奶油…5g 沙拉油、麵粉…各20g 鹽、胡椒、荷蘭芹…各少許 牛奶…100cc 麵包粉、乳酪粉…各1g

作法
❶白肉魚切丁，用鹽水燙過。
❷通心粉煮過，洋蔥與蘑菇切成薄片。
❸烤盤中塗抹奶油，加入❶與通心粉。
❹鍋中炒洋蔥，加入蘑菇，邊混合邊炒。
❺❹中加入麵粉再炒，注意不要炒焦，暫時離火。
❻❺中慢慢加入牛奶，繼續炒，用鹽和胡椒調味。
❼❸淋在❺上，撒上麵包粉、乳酪粉與荷蘭芹。移入180～200℃的烤箱中烤。

什錦沙拉

材料 萵苣…20g 小黃瓜、番茄…各30g 蛋…25g 美乃滋…1大匙弱

作法
❶萵苣撕成小塊。小黃瓜去除部分的皮，切成小片。
❷番茄去皮，切成一口大小。
❸蛋煮過搗碎，混合美乃滋與蔬菜。

香菇湯

材料 洋蔥（切絲）…30g 乾香菇（切絲）…2g 新鮮海帶芽…5g 醬油…$\frac{1}{5}$小匙 鹽、胡椒…各少許 鮮雞精…1g

飯（165g）

648 kcal

●焗白肉魚
●什錦沙拉
●香菇湯
●飯

蛋白質	23.4g
脂肪	25.3g
醣質	80.1g
纖維質	4.8g
鹽分	3.2g

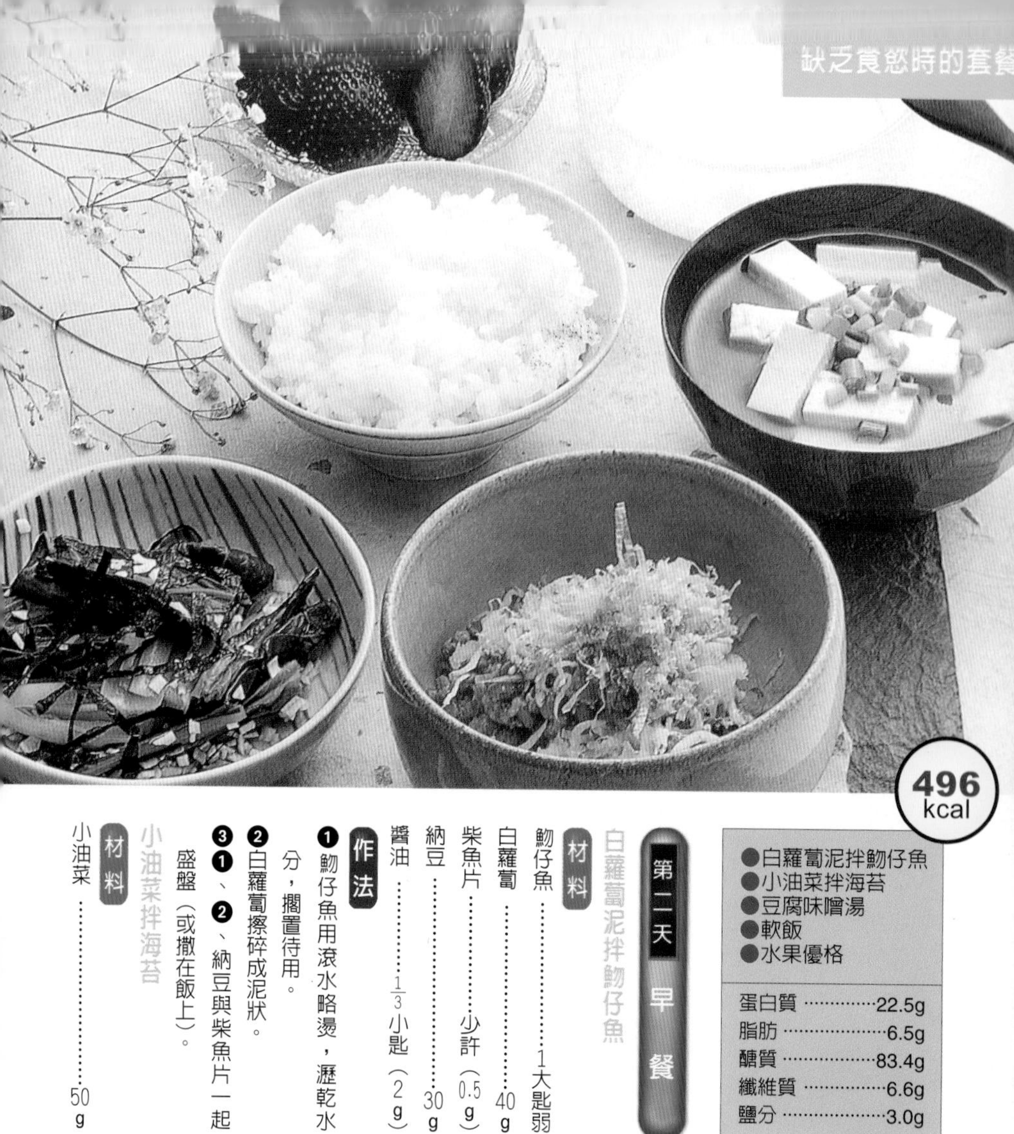

496 kcal

- 白蘿蔔泥拌魩仔魚
- 小油菜拌海苔
- 豆腐味噌湯
- 軟飯
- 水果優格

蛋白質	22.5g
脂肪	6.5g
醣質	83.4g
纖維質	6.6g
鹽分	3.0g

第二天 早餐

白蘿蔔泥拌魩仔魚

材料

- 魩仔魚……1大匙弱
- 白蘿蔔……40g
- 柴魚片……少許（0.5g）
- 納豆……30g
- 醬油……$\frac{1}{3}$小匙（2g）

作法

❶魩仔魚用滾水略燙，瀝乾水分，擱置待用。
❷白蘿蔔擦碎成泥狀。
❸❶、❷、納豆與柴魚片一起盛盤（或撒在飯上）。

小油菜拌海苔

材料

- 小油菜……50g
- 蔥……10g
- 海苔……少許
- 醬油……$\frac{1}{2}$小匙（3g）

作法

❶小油菜煮軟。
❷蔥切碎。
❸用醬油調拌❶、❷，鋪上切絲的海苔。

豆腐味噌湯

材料

- 豆腐……30g
- 胡蔥……3g
- 味噌……10g
- 小魚乾……少許

作法

❶豆腐切丁。
❷煮滾小魚乾，加入味噌、❶與蔥花，煮滾即可。

軟飯（165g）

水果優格

材料

- 草莓（或當季水果）……5、6個
- 優格……95g

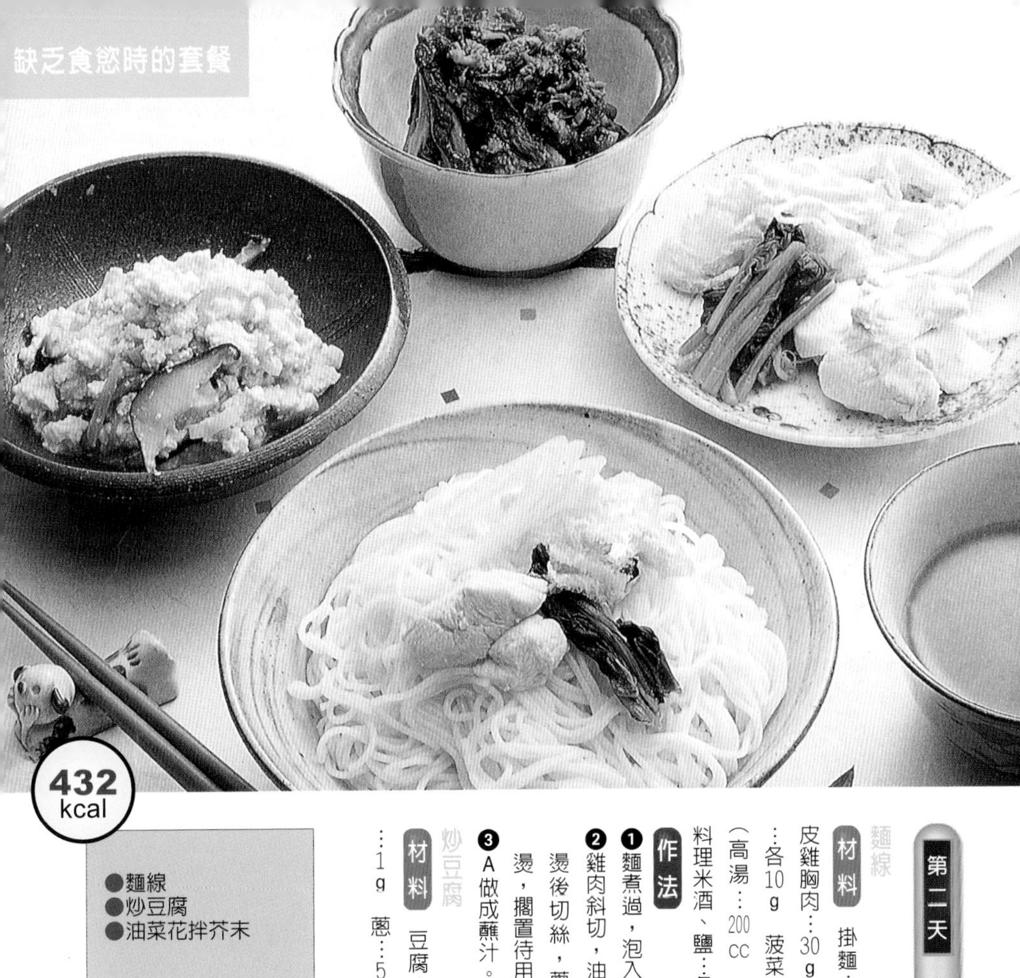

432 kcal

- 麵線
- 炒豆腐
- 油菜花拌芥末

蛋白質	23.4g
脂肪	17.5g
醣質	50.8g
纖維質	4.8g
鹽分	4.3g

第二天 午餐

麵線

材料 掛麵…乾麵60g 去皮雞胸肉…30g 油豆腐皮、蔥…各10g 菠菜…20g 蘸汁A（高湯…200cc 醬油…1小匙 料理米酒、鹽…各1.5g）

作法

❶麵煮過，泡入冷水中冷卻。

❷雞肉斜切，油豆腐皮用滾水略燙後切絲，蔥斜切。菠菜略燙，擱置待用。

❸A做成蘸汁。

炒豆腐

材料 豆腐…60g 乾香菇…1g 蔥…5g 胡蘿蔔…5g 蛋…10g 沙拉油…3g A（高湯…20cc 醬油、料理米酒…各$\frac{1}{2}$小匙 鹽、砂糖…各少許）

作法

❶豆腐瀝乾水分，擱置待用。

❷香菇浸泡還原後切絲。胡蘿蔔切絲。蔥切成蔥花。

❸鍋中熱油，炒蔬菜，加入豆腐再炒。

❹❸中加入調味料A，最後倒入蛋汁，略微炒煮。

油菜花拌芥末

材料 油菜花…50g 芥末醬…$\frac{1}{3}$小匙 醬油…$\frac{1}{2}$小匙

作法

❶油菜花燙過，再切成適當的長度，擱置待用（沒有油菜花時，可以使用其他當令蔬菜）。

❷混合芥末醬和醬油，拌油菜花。

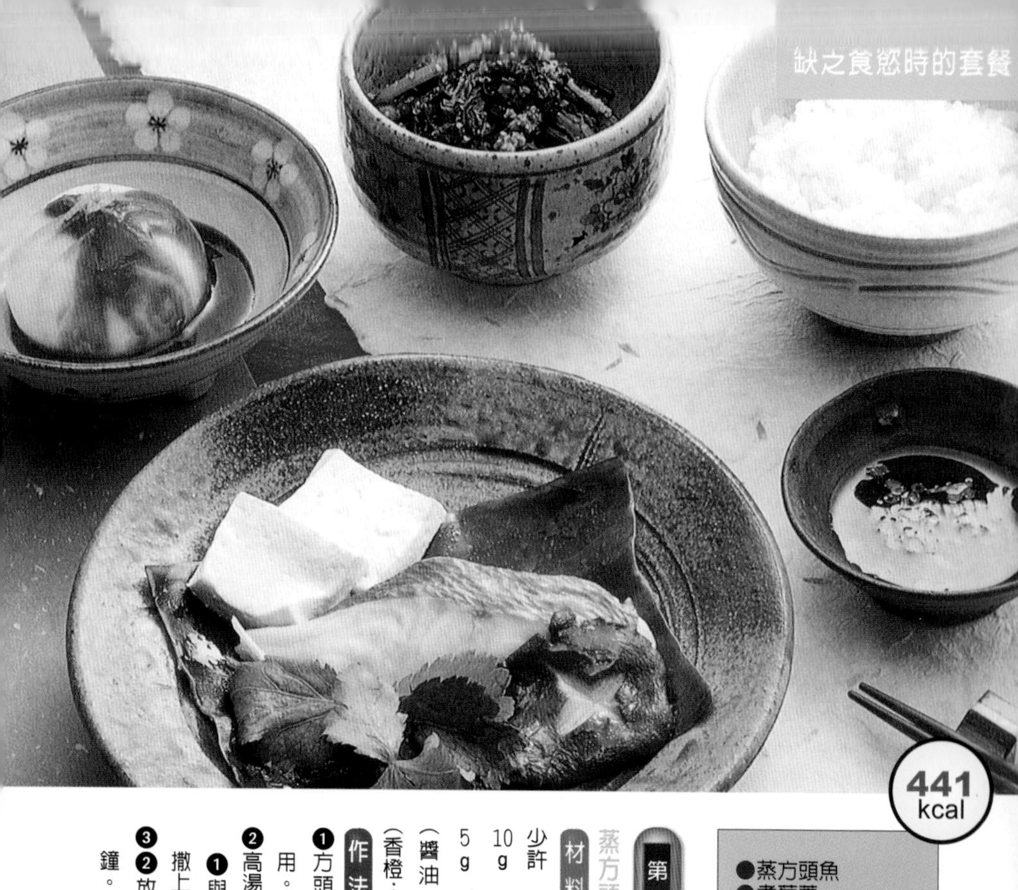

441 kcal

- 蒸方頭魚
- 煮蕪菁
- 芝麻拌青菜
- 飯

蛋白質	23.2g
脂肪	12.0g
醣質	60.3g
纖維質	6.0g
鹽分	4.0g

第二天 晚餐

蒸方頭魚

材料 方頭魚…60g 鹽…少許 豆腐…40g 新鮮香菇…10g 酒…$\frac{1}{3}$小匙 鴨兒芹…5g 高湯用海帶…適量 A（醬油、醋…各1小匙） B（香橙…少許 蔥…10g）

作法

❶方頭魚撒上少許鹽，擱置待用。

❷高湯用海帶放入器皿中，加入❶與豆腐、香菇、鴨兒芹，撒上酒。

❸❷放入蒸器中，蒸10~15分鐘。

❹加上B的藥味後，沾蘸汁A吃。

煮蕪菁

材料 蕪菁…80g 高湯…80cc A（紅味噌…$1\frac{1}{2}$小匙 砂糖…3g 料理米酒…3g 醬油…$\frac{1}{3}$小匙） 香橙皮…少許

作法

❶蕪菁加入高湯中，整個煮軟。

❷混合調味料A，煮成味噌醬。

❸❷淋在蕪菁上，撒上香橙皮泥。

芝麻拌青菜

材料 茼蒿…60g 熟的白芝麻…2g 砂糖…2g 醬油…$\frac{1}{3}$小匙（2g）

作法

❶茼蒿切成3~4公分長，略燙過，擠乾水分。

❷混合白芝麻、砂糖與醬油，拌❶。

飯（165g）

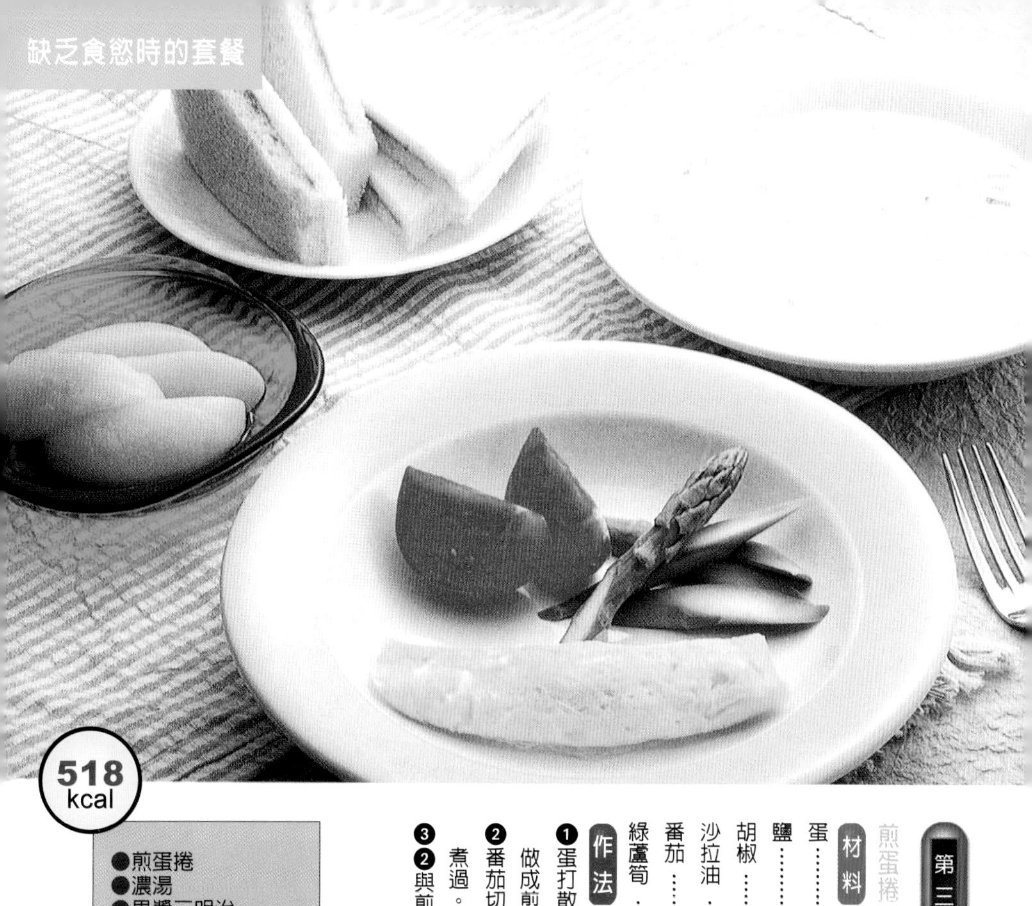

第三天 早餐

煎蛋捲

材料

材料	
蛋	50g
鹽	少許
胡椒	少許
沙拉油	2g
番茄	30g
綠蘆筍	20g

作法

❶蛋打散，與調味料充分混合，做成煎蛋捲。

❷番茄切成梳形。綠蘆筍用鹽水煮過。

❸❷與煎蛋捲一起盛盤。

濃湯

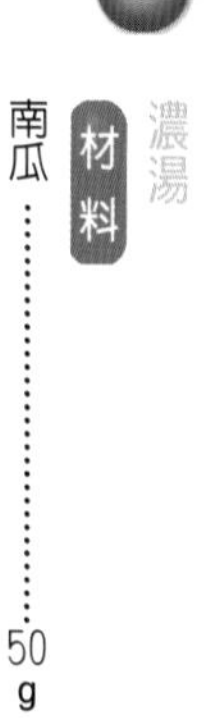

材料

材料	
南瓜	50g
洋蔥	20g
培根	5g
鹽	少許
胡椒	少許
牛奶	150cc

作法

❶南瓜煮過或蒸過，搗碎。洋蔥切絲。

❷培根切碎後炒香，加入洋蔥絲再炒。

❸❷中加入❶南瓜泥與牛奶，由底部往上翻攪略煮。

❹加入鹽與胡椒調味（也可以使用鮮雞精）。

果醬三明治

材料

材料	
吐司麵包	60g
果醬	15g

水果（罐頭桃子…100g）

518 kcal

- 煎蛋捲
- 濃湯
- 果醬三明治
- 水果（罐頭桃子）

蛋白質	18.2g
脂肪	14.9g
醣質	78.4g
纖維質	4.7g
鹽分	1.9g

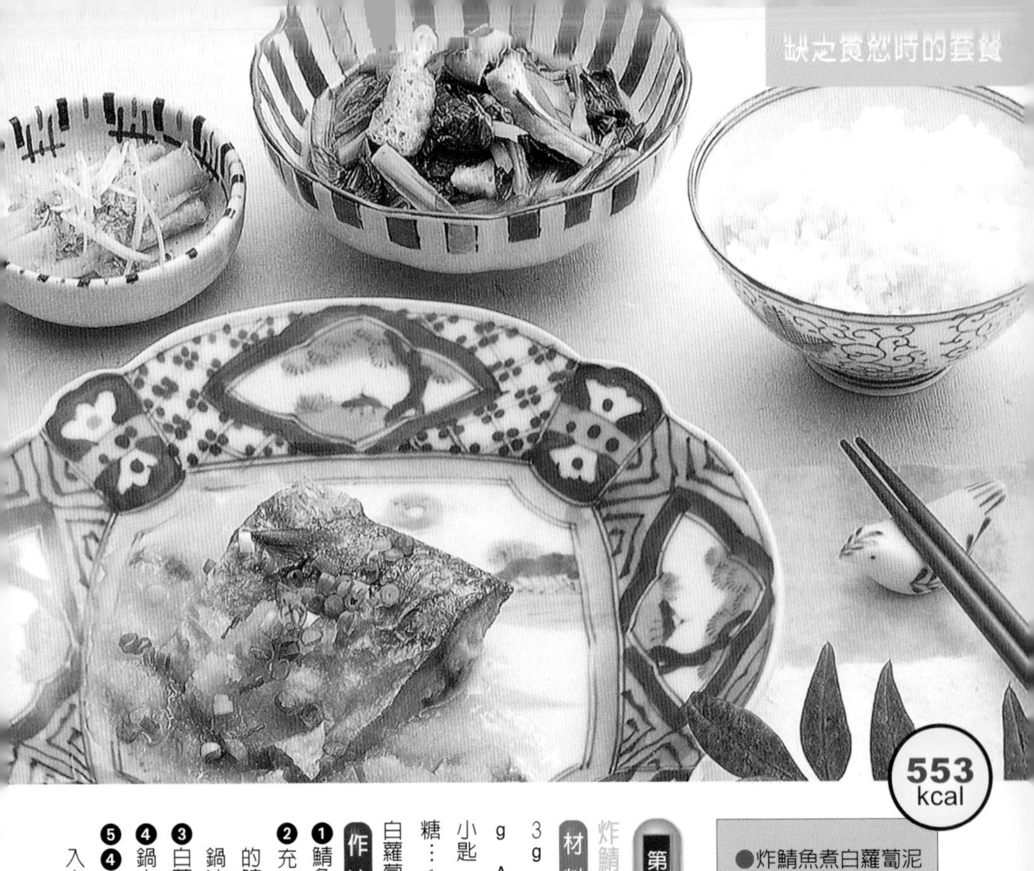

553 kcal

- ●炸鯖魚煮白蘿蔔泥
- ●煮小油菜
- ●烤茄子
- ●飯

蛋白質	21.6g
脂肪	21.4g
醣質	66.9g
纖維質	4.8g
鹽分	2.0g

第三天 午餐

炸鯖魚煮白蘿蔔泥

材料 鯖魚…70g　麵粉…3g　太白粉…3g　炸油…7g　A（高湯…100cc　醬油…1小匙　料理米酒…$\frac{1}{2}$小匙　砂糖…$\frac{1}{2}$小匙　薑…$\frac{1}{2}$小匙）　白蘿蔔…50g　胡蔥…10g

作法

❶鯖魚切成適當大小，約3片。

❷充分混合麵粉與太白粉，❶的鯖魚兩面均勻沾粉，放入油鍋油炸。

❸白蘿蔔擦碎成泥狀。

❹鍋中加入調味料A混合。

❺❹中加入❷的炸鯖魚，再加入白蘿蔔泥一起煮。

❻以胡蔥裝飾❺。

煮小油菜

材料

小油菜……50g
油豆腐皮……5g
醬油……$\frac{1}{2}$小匙
高湯……50cc

作法

❶小油菜切成3～4公分長。

❷油豆腐皮切成短條狀。

❸以醬油和高湯煮❶、❷。

烤茄子

材料

茄子……60g
薑……少許
花柴魚片……0.3g
醬油……$\frac{1}{2}$小匙

作法

❶茄子放在鐵絲網上烤過，縱切成適當大小。

❷❶撒上花柴魚片，沾薑醬油吃。

飯（165g）

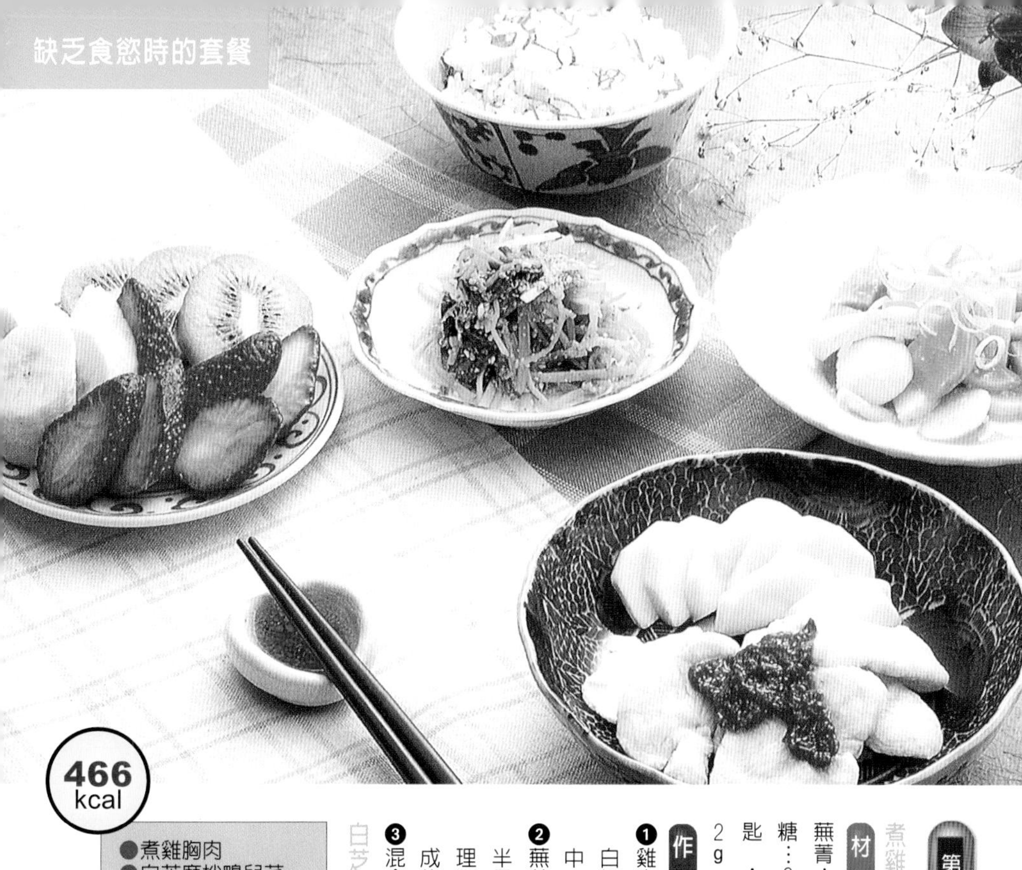

466 kcal

- 煮雞胸肉
- 白芝麻拌鴨兒芹
- 煮芋頭
- 紫蘇葉飯
- 什錦水果

蛋白質	22.8g
脂肪	5.4g
醣質	76.8g
纖維質	5.3g
鹽分	3.3g

第三天 晚餐

煮雞胸肉

材料 去皮雞胸肉…50g 蕪菁…50g 太白粉…3g 砂糖…2g 鹽…0.5g 醋…1小匙 A（梅肉…1小匙 醬油…2g 高湯…$\frac{1}{2}$小匙）

作法

❶雞肉斜切，用菜刀略拍，沾太白粉，以滾水略燙，移入冷水中。

❷蕪菁去皮後對半切開，再切成半月形，浸泡在三杯醋（用料理酒、醬油、醋各一份混合而成的佐料）中。

❸混合A，做成雞肉沾醬。

白芝麻拌鴨兒芹

材料 鴨兒芹…30g A（白芝麻…1小匙 醬油…$\frac{1}{3}$小匙 高湯…$\frac{1}{2}$小匙）

作法

❶鴨兒芹略微燙過。

❷用A拌❶。

煮芋頭

材料 芋頭…50g 胡蘿蔔、油豆腐皮、味噌…各10g 蔥…5g 高湯…150~180cc

作法

❶芋頭和胡蘿蔔切成薄銀杏形，放入高湯中煮。

❷油豆腐皮切絲，加入❶中，用味噌調味。

❸最後加上蔥花。

紫蘇葉飯

材料 飯…165g 紫蘇葉（切絲）…2g

什錦水果

材料 香蕉…$\frac{1}{3}$根 奇異果…$\frac{1}{2}$個 草莓…3個

作法

❶所有水果一起盛盤（可以添上優格）。

第 2 章

每一天親手做菜

- 前一章的「急性肝炎套餐」中，充分控制熱量、蛋白質與脂質，屬於發病期的飲食。進入急性肝炎的復原期時，可以加入本章的單品料理，以增加 25 %～ 40 %的蛋白質攝取量。
- 「慢性肝炎套餐」也可以加入單品料理，增加 15 %～ 20 %的蛋白質攝取量。適用於急性肝炎的復原期。
- 「慢性肝炎套餐」屬於病情穩定期的飲食，上述「急性肝炎套餐」也加入蛋白質含量較多的單品料理，以增加 30 %～ 50 %的蛋白質攝取量，可以使用於慢性肝炎的穩定期。
- 「酒精性脂肪肝套餐」適合肥胖者，不胖的人可以藉著單品料理等增加熱量。

蒸魚淋檸檬醬

材料

竹筴魚……60g
酒……少許
檸檬……1個
沙拉油……8g
鹽……1g
荷蘭芹……適量

作法

❶竹筴魚切成3片，每片再斜切成3段，撒上鹽、酒略蒸。
❷檸檬切出6片，夾在魚片之間。
❸剩下的檸檬做成檸檬汁，和沙拉油、鹽充分混合，淋在2上。
❹以荷蘭芹裝飾❸。

※除了竹筴魚外，也可以使用雞腿肉或雞胸肉、鱈魚等。

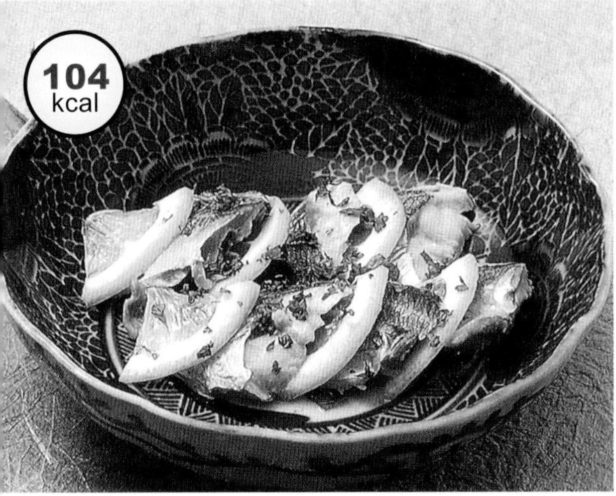

104 kcal

蛋白質	11.2g
脂肪	10.1g
醣質	1.0g
纖維質	0.0g
鹽分	1.7g

生魚拌山葵醬

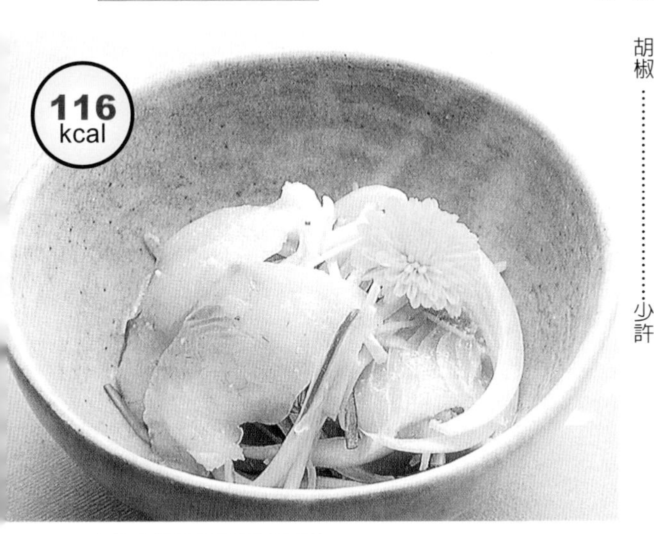

材料

比目魚（生魚片用）……60g
洋蔥……15g
小黃瓜……15g
山葵……適量
沙拉油……2小匙
鹽……0.5g
胡椒……少許

作法

❶比目魚切成薄片。
❷洋蔥和小黃瓜切絲，擱置待用。
❸混合調味醬（山葵、沙拉油、鹽、胡椒）。
❹❸與❶、❷一起調拌。

※也可以用鮪魚或鯛魚代替比目魚。

116 kcal

蛋白質	12.0g
脂肪	6.8g
醣質	1.9g
纖維質	0.3g
鹽分	1.2g

日式雞肉豆腐沙拉

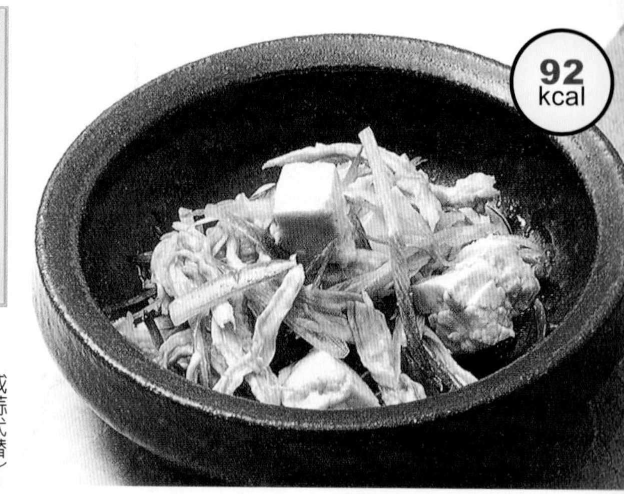

92 kcal

材料

- 去皮雞胸肉……30g
- 豆腐……50g
- 蘘荷……15g
- 醬油……2小匙
- 醋……2小匙
- 麻油……1小匙

作法

❶雞肉蒸過或煮過後撕開。
❷豆腐用滾水燙過，用冰冷卻。
❸蘘荷切絲（也可以用紫蘇葉或蒜代替）。
❹充分混合醬油、醋與麻油。
❺混合❹與❶的雞肉、❷的豆腐。
❻最後加入❸的蘘荷或紫蘇葉、蒜。

蛋白質	9.9g
脂肪	4.9g
醣質	1.3g
纖維質	0.3g
鹽分	2.0g

蒜味馬鈴薯雞肉

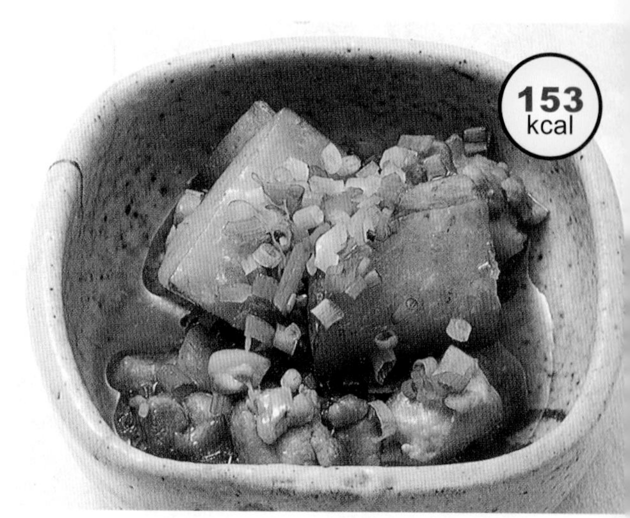

153 kcal

材料

- 馬鈴薯……60g
- 雞肉……30g
- 蒜……1片
- 麻油……2小匙
- 高湯……1杯
- 料理米酒……1小匙
- 醬油……2小匙
- 蔥……2份

作法

❶馬鈴薯切塊。雞肉切成一口大小。蒜切成適當薄片。
❷用麻油充分炒❶。
❸❷中加入高湯、料理米酒與醬油，用小火慢慢熬煮。
❹❸盛盤，撒上蔥花。
※選購新鮮的馬鈴薯時，可以連皮一起使用。

蛋白質	8.2g
脂肪	6.9g
醣質	13.7g
纖維質	1.3g
鹽分	1.0g

煮豬肉配香橙味噌醬

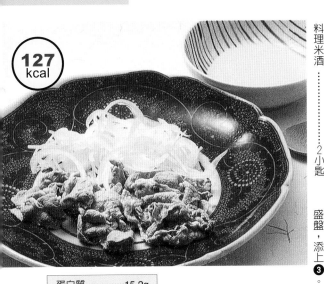

材料

豬肉……60g
蔥……適量
薑……適量
西洋芹軸……適量
洋蔥……40g
白味噌……15g
料理米酒……2小匙
香橙或檸檬……1小匙

作法

❶豬肉和蔥、薑、西洋芹軸一起煮，冷卻擱置待用。
❷洋蔥切絲，浸泡在水中。
❸混合調味料（白味噌、料理米酒、香橙或檸檬），做成香橙味噌。
❹❶的煮豬肉和❷的洋蔥一起盛盤，添上❸。

蛋白質	15.2g
脂肪	2.6g
醣質	12.8g
纖維質	0.6g
鹽分	0.9g

咖哩味炸鯖魚

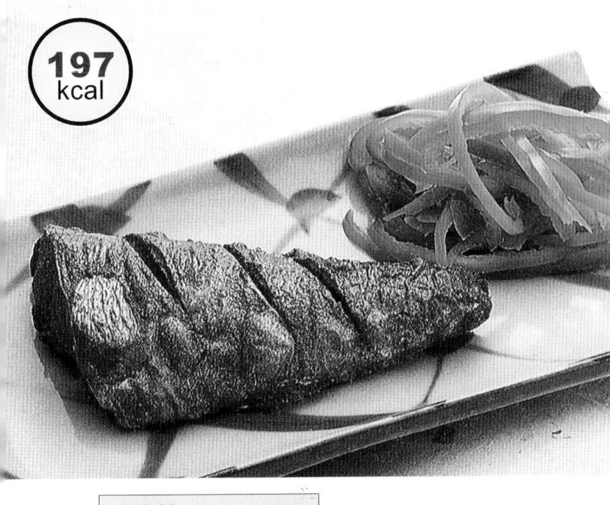

材料

鯖魚……60g
鹽……少許
胡椒……少許
咖哩粉……1g
沙拉油……6g
青椒……30g

作法

❶鯖魚撒上鹽與胡椒。
❷❶沾咖哩粉，放入油鍋炸。
❸青椒去籽，切成適當長度，煮過。
❹❷與❸一起盛盤。

※可以使用肝臟、竹筴魚、豬肉等代替鯖魚。
※肉類可以做成涮涮肉，沾香橙味噌、芝麻味噌或檸檬味噌等一起吃。

蛋白質	12.3g
脂肪	16.0g
醣質	1.9g
纖維質	0.7g
鹽分	1.0g

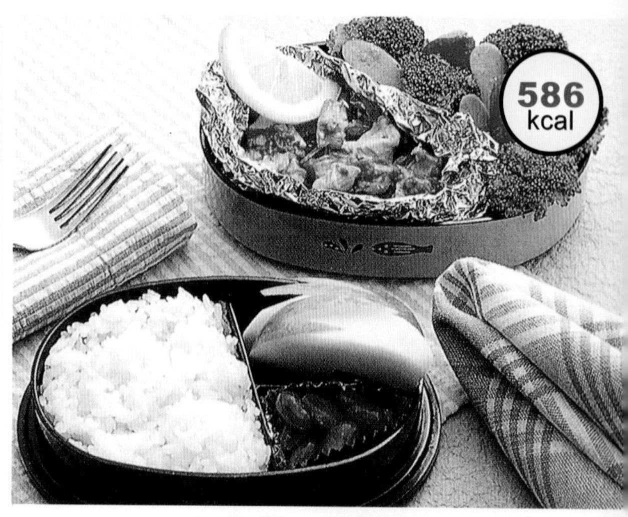

烤雞肉包便當

材料

A烤雞肉包（雞腿肉…60g 洋蔥…15g 胡蘿蔔…10g 檸檬片…1片 鹽、胡椒…少許 番茄醬…1小匙） B熟的維也納香腸…30g C煮蔬菜（花椰菜…50g 番茄…30g） 煮豆（煮花扁豆…20g 砂糖…10g 鹽…0.2g） 飯…200g 蘋果…100g

作法

1. A⇨洋蔥絲與胡蘿蔔鋪在鋁箔紙上，再擺上斜切成一口大小的雞肉，撒上鹽、胡椒，加上番茄醬與檸檬片，包起鋁箔紙，烤10～15分鐘。
2. B⇨維也納香腸切花，煮熟。
3. C⇨花椰菜煮過，切成適當大小。添上梳形番茄。
4. 蘋果切成梳形，放入鹽水中泡一下。

蛋白質	26.5g
脂肪	10.4g
醣質	97.0g
纖維質	9.8g
鹽分	2.6g

574 kcal

香烤秋刀魚便當

材料

A香烤秋刀魚（秋刀魚…50g 醃料【薑汁、酒…各少許】 浸泡汁【薑、紅辣椒…各少許 長蔥…10g 醬油、酒…各1小匙弱 高湯…1小匙】 麵粉、沙拉油…適量 生菜…1片） B（馬鈴薯…50g 胡蘿蔔…20g 乾香菇…2g 去皮雞胸肉…30g 四季豆…10g 料理米酒…3g 砂糖…1.5g 醬油…6g） C磯捲（茼蒿…50g 海苔…$\frac{1}{2}$片） 飯…200g 甜夏橙…100g

作法

1. A⇨3片秋刀魚切成4段，用醃料略醃。沾麵粉炸過，泡在浸泡汁中。
2. B⇨所有材料切成2公分塊狀，加入調味料煮熟，再加入煮過的四季豆。
3. C⇨茼蒿略燙後擠乾水分，用海苔捲起，切成3～4公分長。

蛋白質	26.5g
脂肪	12.9g
醣質	90.7g
纖維質	10.2g
鹽分	2.1g

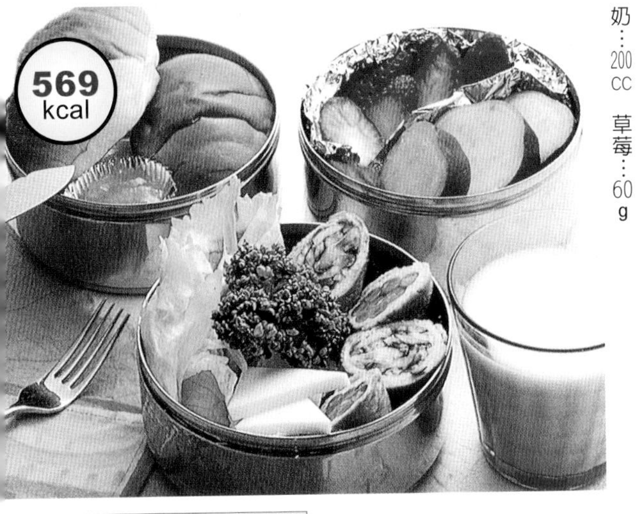

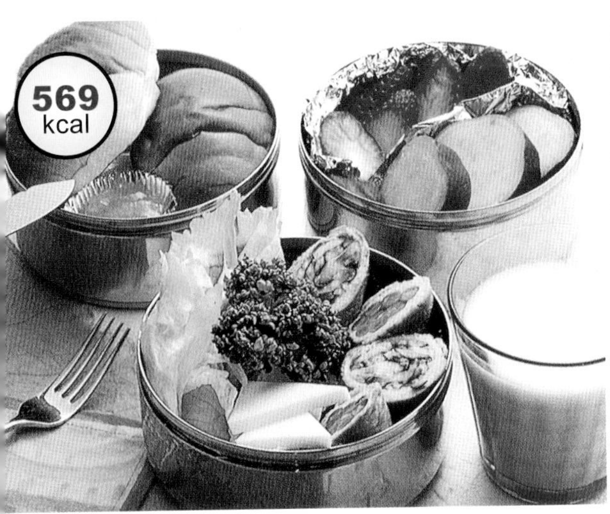

569 kcal

肉捲便當

材料
肉捲（薄片豬腿肉…50g 四季豆、新鮮香菇…各15g 鹽、胡椒、荷蘭芹…各少許 沙拉油…3g 萵苣…40g 乳酪…10g） 甜煮甘藷（甘藷…100g 砂糖…3g） 奶油小餐包…60g 橘子果醬…15g 牛奶…200cc 草莓…60g

作法
❶肉捲⇨攤開豬肉，撒上鹽、胡椒，鋪上煮過的四季豆和切絲的香菇，各別捲起，放在鐵絲網上或烤箱中烤。和萵苣或荷蘭芹一起盛盤。添上乳酪。
❷甜煮甘藷⇨甘藷洗淨，連皮一起切成圓片用砂糖煮。

蛋白質	27.7g
脂肪	17.2g
醣質	89.5g
纖維質	5.2g
鹽分	2.0g

584 kcal

均衡沙拉

材料
吐司麵包…90g
奶油…5g
芥末醬…0.5g
萵苣…40g
小黃瓜…20g
乳酪…15g
蛋…50g
小番茄…30g
香蕉…50g
牛奶…200cc

作法
❶奶油和芥末醬充分混合，塗在吐司麵包上。
❷❶的吐司麵包上依序鋪上萵苣、小黃瓜、乳酪，做成三明治。
❸蛋打散，煎成厚蛋皮。
❹剩下的吐司麵包上鋪上萵苣與煎蛋皮，做成三明治。

蛋白質	24.8g
脂肪	24.0g
醣質	66.3g
纖維質	5.0g
鹽分	1.9g

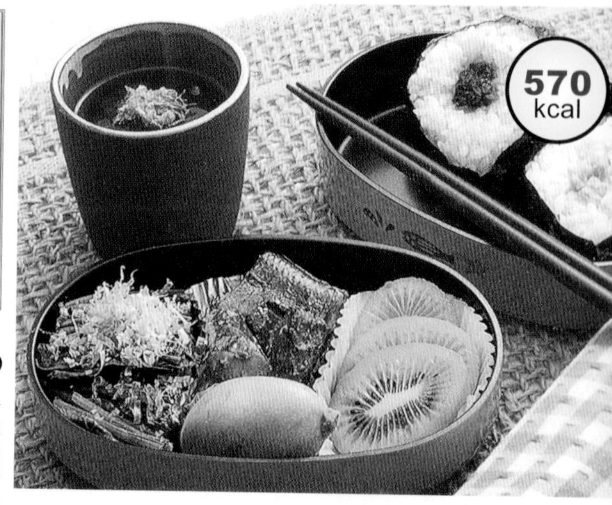

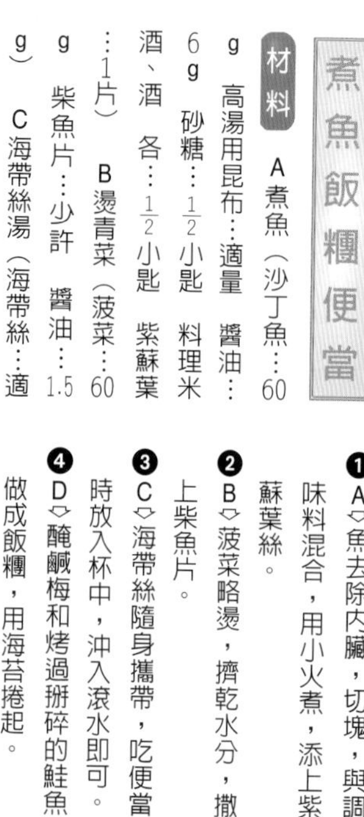

煮魚飯糰便當

材料

A 煮魚（沙丁魚…60g　高湯用昆布…適量　醬油…6g　砂糖…1/2小匙　料理米酒、酒　各…1/2小匙　紫蘇葉…1片）

B 燙青菜（菠菜…60g　柴魚片…少許　醬油…1.5g）

C 海帶絲湯（海帶絲…適量　醬油…1.5g）

D 飯糰（飯…200g　醃鹹梅…10g　烤鮭魚…20g　烤海苔片…1g）

當季水果…100g

蛋白質	26.5g
脂肪	9.6g
醣質	86.5g
纖維質	5.5g
鹽分	3.7g

作法

❶ A⇨魚去除內臟，切塊，與調味料混合，用小火煮，添上紫蘇葉絲。

❷ B⇨菠菜略燙，擰乾水分，撒上柴魚片。

❸ C⇨海帶絲隨身攜帶，吃便當時放入杯中，沖入滾水即可。

❹ D⇨醃鹹梅和烤過掰碎的鮭魚做成飯糰，用海苔捲起。

龍田炸鯖魚便當

604 kcal

材料

A 龍田炸鯖魚（鯖魚…60g　薑汁…1小匙　醬油…4g　酒…2g　太白粉…4g　沙拉油…適量　青椒…30g）

B 燙青菜（青江菜…60g　胡蘿蔔…15g　柴魚片…少許　醬油…3g）

C 甜煮南瓜（南瓜…60g　砂糖…2g）

飯…200g　香鬆…適量　當季水果…100g

蛋白質	24.0g
脂肪	14.2g
醣質	93.4g
纖維質	5.0g
鹽分	1.6g

作法

❶ A⇨鯖魚切成3片，每片再斜切成4塊。混合調味料做成醬汁，加入鯖魚，醃漬約20分鐘，沾太白粉油炸。青椒略燙，切成適當大小，做成配菜。

❷ B⇨材料略燙，撒上柴魚片。

❸ C⇨材料切成一口大小，煮過，加上砂糖稍微熬煮。

549 kcal

蛋白質	25.5g
脂肪	11.5g
醣質	91.1g
纖維質	5.8g
鹽分	2.5g

味噌煎雞肉便當

材料 A味噌煎雞肉（雞腿肉…50g 味噌…7g 砂糖…2g 酒…5g 沙拉油…2g 生菜…1片） B煮羊栖菜（羊栖菜…6g 胡蘿蔔…10g 油炸甘藷片…30g 砂糖…2g 醬油…2g 高湯…50cc 麻油…1g） C溫熱蔬菜（高麗菜…60g 胡蘿蔔…15g） D（沙拉油…4g 醋…2小匙 鹽、胡椒…各少許） 飯…200g 當季水果…100g

作法

❶A⇨雞肉斜切成一口大小，放入醃汁中醃15~20分鐘，取出放入煎鍋煎或鐵絲網上兩面煎過。配上生菜。

❷B⇨羊栖菜浸泡還原。胡蘿蔔切絲。油炸甘藷片切成短條狀。用麻油炒香，加入調味料慢慢煮熟。

❸C⇨蔬菜切成短條狀，煮熟。（混合調味料D，裝入小瓶中隨時攜帶）

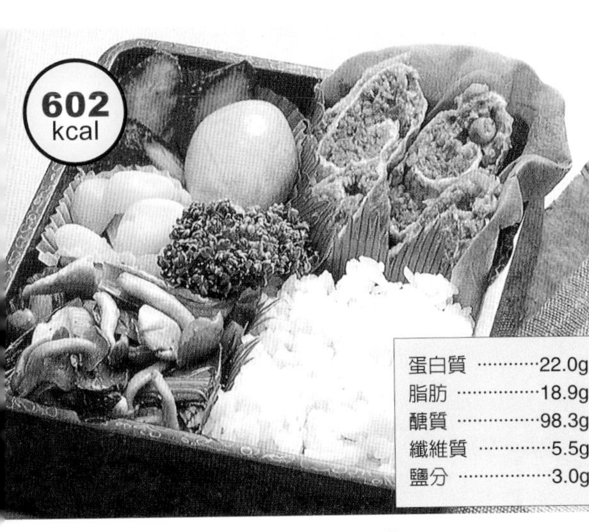

602 kcal

蛋白質	22.0g
脂肪	18.9g
醣質	98.3g
纖維質	5.5g
鹽分	3.0g

煮牛絞肉捲便當

材料 A煮牛絞肉捲（牛絞肉、洋蔥…各30g 胡蘿蔔…8g 青豆…3g 蛋、太白粉…各5g 胡椒…少許 油豆腐皮…20g a（料理米酒…3g 砂糖…2g 醬油…5g 酒…5g 高湯…150cc） 生菜1片） B炒蔬菜（小油菜…50g 玉蕈…10g 沙拉油…4g 鹽、胡椒…少許） C粉吹芋（馬鈴薯…50g 鹽、胡椒、荷蘭芹…各少許） 飯…200g 當季水果…100g

作法

❶A⇨洋蔥末、絞肉、蛋、胡椒、青豆混合後攤平。油豆腐皮用滾水燙過，攤開撒上太白粉，捲起肉捲，用a煮熟。

❷B⇨小油菜和玉蕈切成適當大小，略炒後加入鹽與胡椒調味。

❸C⇨煮過的粉吹芋撒上鹽與胡椒，添上荷蘭芹。

煮蔬菜沙拉

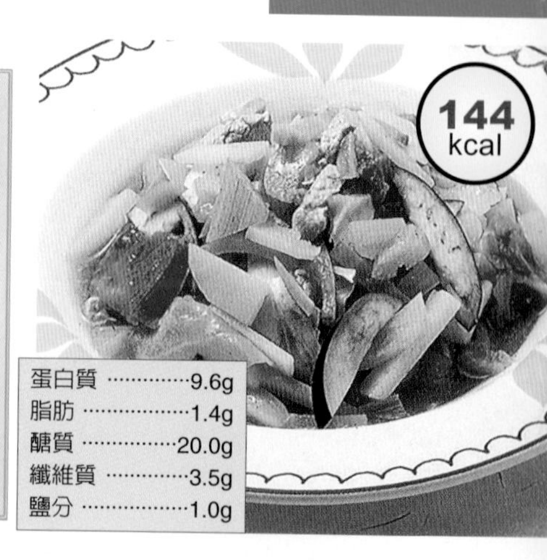

蛋白質	9.6g
脂肪	1.4g
醣質	20.0g
纖維質	3.5g
鹽分	1.0g

材料 高麗菜、洋蔥、馬鈴薯…各50g 番茄、茄子、豬腿肉…各30g 胡蘿蔔、西洋芹…各20g 蒜、沙拉油…少許 湯…100cc 湯塊…2g

作法

❶蔬菜和肉切塊。

❷用厚鍋爆炒香蒜，取出蒜，炒洋蔥和西洋芹。

❸加入肉和馬鈴薯一起炒，再加入剩下的蔬菜，倒入湯，加入湯塊一起煮。（一次多做一些，分成單次分量放入容器中冷凍保存，使用時很方便）。

甜煮蠶豆蝦

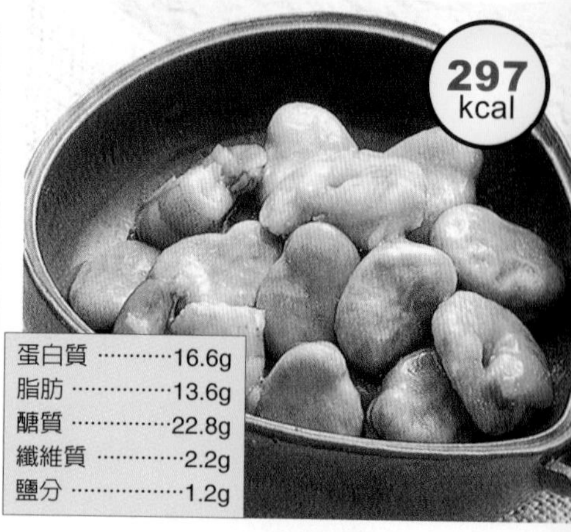

蛋白質	16.6g
脂肪	13.6g
醣質	22.8g
纖維質	2.2g
鹽分	1.2g

材料 蠶豆…50g 薑…少許 蝦仁…30g 油、太白粉…各3g A（高湯…5cc 酒…8g 醬油…5g 鹽…0.2g）

作法

❶蠶豆煮過，去除黑色的部分。薑切碎。蝦仁洗淨，瀝乾水分擱置待用。

❷用鍋炒薑與蝦，加入蠶豆再炒，用A調味，最後用太白粉水勾芡。

醋漬若鷺

111
kcal

蛋白質	5.9g
脂肪	6.9g
醣質	5.7g
纖維質	1.0g
鹽分	1.0g

材料 若鷺、番茄…各30g 麵粉…3g 胡蘿蔔、西洋芹…各10g 洋蔥…20g A（芥末…$\frac{1}{3}$小匙 鹽…$\frac{1}{5}$小匙 醋、檸檬汁…各1小匙 沙拉油…1小匙） 生菜…適量 荷蘭芹…少許

作法

❶魚瀝乾水分，沾麵粉，放入油鍋油炸。番茄以外的蔬菜切絲。

❷炸魚塊和蔬菜絲交互重疊，添上切成薄半月形的番茄。

❸混合調味料A，醃漬❷。擺在鋪上生菜的器皿中，添上荷蘭芹。

小黃瓜拌蝦仁

39 kcal

蛋白質	4.5g
脂肪	0.3g
醣質	4.5g
纖維質	0.4g
鹽分	1.2g

材料

小黃瓜、蝦仁……各30g
薑、酒……適量
醋……1小匙（5g）
砂糖……1小匙（3g）
鹽、酒、芥末……各少許

作法

❶小黃瓜切成薄圓片。
❷蝦仁去殼，加酒蒸過。冷卻待用。
❸薑切成細絲。
❹用調味料拌❶、❷與❸。

涼拌沙拉

13 kcal

蛋白質	2.5g
脂肪	0.2g
醣質	1.2g
纖維質	0.6g
鹽分	1.6g

材料 茼苣…30g　小黃瓜…20g　魩仔魚…5g　紫蘇葉…2片　醬油…1小匙　醋…適量

作法

❶茼苣、小黃瓜與紫蘇葉切絲。
❷乾炒魩仔魚。
❸混合❶、❷，撒上醬油和醋（可加上少許麻油增添風味）。

※可以用蘘荷或茄子皮絲等代替紫蘇葉。

中式醋淋豆腐

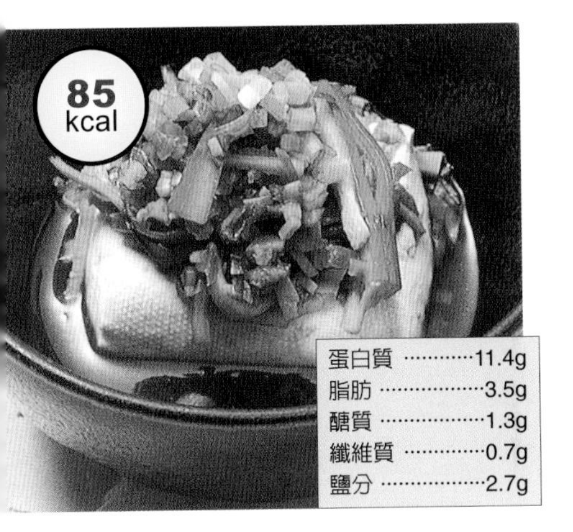

85 kcal

蛋白質	11.4g
脂肪	3.5g
醣質	1.3g
纖維質	0.7g
鹽分	2.7g

材料 嫩豆腐…60g　蝦米…1小匙強　薄片火腿…2g　榨菜、胡蔥…各5g　小黃瓜…15g　A（醋、酒、醬油…各適量）

作法

❶豆腐用滾水燙過，瀝乾水分，冷卻待用。火腿、榨菜、蝦米切碎。
❷小黃瓜切絲，胡蔥切成蔥花，鋪在❶的豆腐上，和火腿、榨菜、蝦末一起盛盤。
❸充分混合調味料A，吃的時候淋在上面。

煮蘿蔔乾

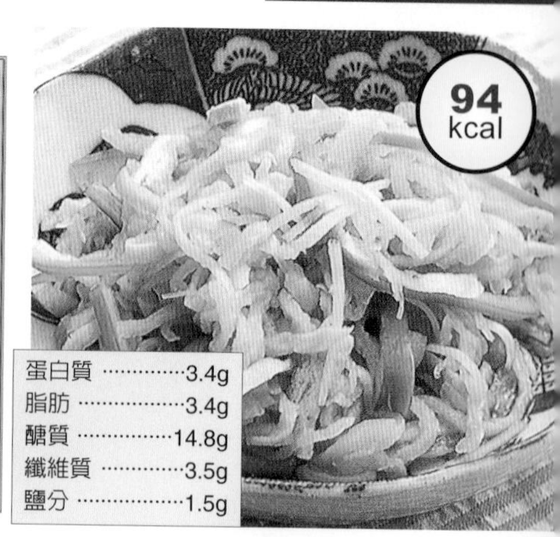

94 kcal

蛋白質	3.4g
脂肪	3.4g
醣質	14.8g
纖維質	3.5g
鹽分	1.5g

材料 蘿蔔乾…15g　油豆腐皮…10g　青椒…20g　料理米酒…2g　醬油…9g　砂糖…1g　高湯…100cc

作法

❶蘿蔔乾用水洗淨，擠乾水分，泡在高湯中。

❷油豆腐皮用滾水燙過，對半縱切，再切成粗絲。

❸青椒切絲。

❹用小火煮❶與❷，煮軟之後加入青椒絲與調味料繼續煮。

什錦炒豆腐

122 kcal

蛋白質	9.5g
脂肪	8.4g
醣質	1.9g
纖維質	1.3g
鹽分	2.0g

材料 傳統豆腐…50g　胡蘿蔔、新鮮香菇、魩仔魚、四季豆…各10g　蛋…15g　油…4g　砂糖…1g　鹽…0.2g　揉海苔…適量

作法

❶傳統豆腐用紗布包起擠乾水分後剝散。

❷胡蘿蔔和新鮮香菇切成短絲。魩仔魚洗淨，擱置待用。

❸用熱油炒❶與❷，炒熟之後加入砂糖和鹽調味，再加入蛋汁和四季豆，略炒之後加入揉海苔。

金平牛蒡

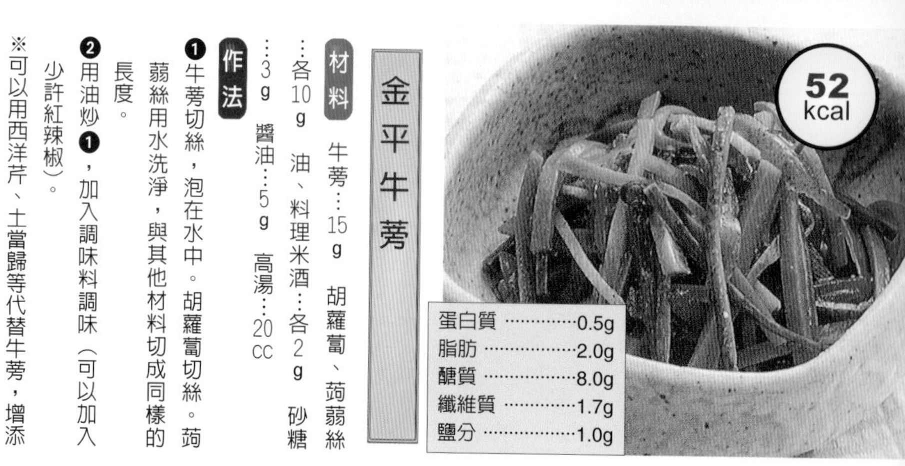

52 kcal

蛋白質	0.5g
脂肪	2.0g
醣質	8.0g
纖維質	1.7g
鹽分	1.0g

材料 牛蒡…15g　胡蘿蔔、蒟蒻絲…各10g　油、料理米酒…各2g　砂糖…3g　醬油…5g　高湯…20cc

作法

❶牛蒡切絲，泡在水中。胡蘿蔔切絲。蒟蒻絲用水洗淨，與其他材料切成同樣的長度。

❷用油炒❶，加入調味料調味（可以加入少許紅辣椒）。

※可以用西洋芹、土當歸等代替牛蒡，增添香氣，產生增進食慾的效果。

燙青菜

材料 玉蕈…40g　茼蒿…40g　黑芝麻…$1\frac{1}{2}$小匙　高湯…1大匙弱　醬油…$1\frac{1}{2}$小匙

作法

1. 玉蕈去蒂掰開，用滾水燙過，瀝乾水分，泡在高湯和醬油中。
2. 茼蒿略燙，瀝乾水分，切成2～3公分長，與玉蕈混合。
3. 黑芝麻炒過，充分磨碎，混合玉蕈與茼蒿。

26 kcal

蛋白質	2.5g
脂肪	1.7g
醣質	2.4g
纖維質	2.9g
鹽分	1.2g

雙層煮甘藷蘋果

材料 甘藷…100g　蘋果…100g　砂糖…6g　乳瑪琳…5g

作法

1. 甘藷去皮，切成5公釐厚的半月形，泡在水中去除澀液。
2. 蘋果去除部分的皮，切成銀杏形。
3. 2的蘋果與1的甘藷交互鋪入鍋中。
4. 砂糖和乳瑪琳擺在3的中央，加蓋，用小火煮。

267 kcal

蛋白質	1.5g
脂肪	5.3g
醣質	53.7g
纖維質	3.0g
鹽分	0.1g

煮羊栖菜

材料 羊栖菜…6g　胡蘿蔔…10g　油炸甘藷片…20g　醬油…2g　高湯…50cc　砂糖…1小匙（3g）　麻油…1g

作法

1. 羊栖菜用水浸泡還原。
2. 胡蘿蔔與油炸甘藷片切成短條狀。
3. 用麻油快炒1與2，加入調味料和高湯煮熟。

※一次多做一些冷凍保存，使用時較方便。

※可利用富含纖維質與良質蛋白質的大豆代替炸甘藷片。

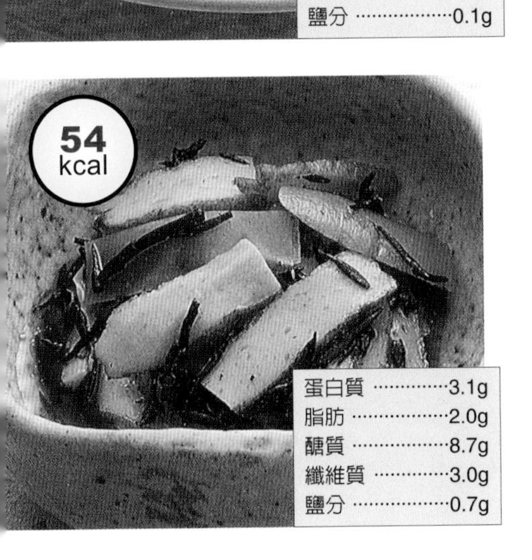

54 kcal

蛋白質	3.1g
脂肪	2.0g
醣質	8.7g
纖維質	3.0g
鹽分	0.7g

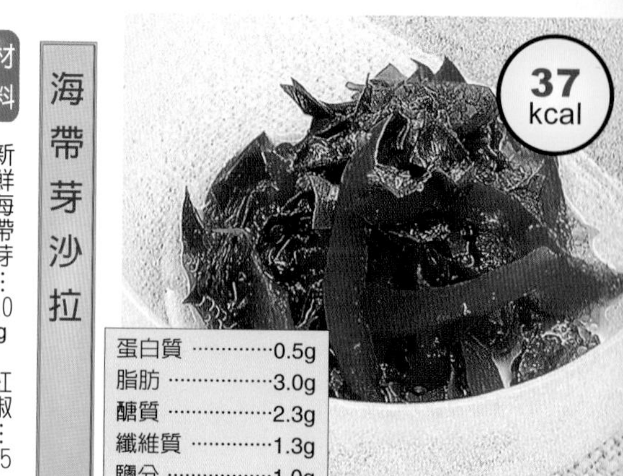

37 kcal

蛋白質	0.5g
脂肪	3.0g
醣質	2.3g
纖維質	1.3g
鹽分	1.0g

海帶芽沙拉

材料　新鮮海帶芽…10g　紅椒…15g　洋蔥…20g　A（醋…1大匙　沙拉油…1大匙　醬油…1小匙　胡椒…少許）

作法

❶海帶芽用水浸泡還原，切成適當的大小。
❷紅椒用滾水略燙，切絲。
❸洋蔥擦碎成泥狀。
❹混合調味料A，再加入❸混合。
❺用❹拌❶與❷。

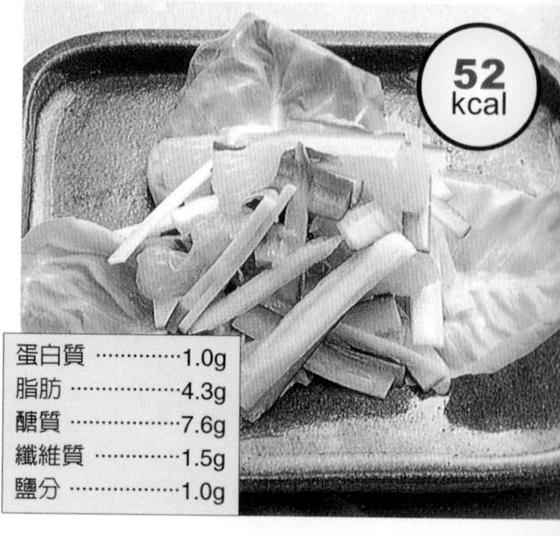

52 kcal

蛋白質	1.0g
脂肪	4.3g
醣質	7.6g
纖維質	1.5g
鹽分	1.0g

夏橙土當歸沙拉

材料　夏橙…50g　土當歸…20g　小黃瓜…40g　白葡萄酒…少量　砂糖…少量　A（沙拉油…4g　醋…5g　鹽…少許　芥末…少許）生菜…1～2片

作法

❶夏橙去除薄皮，撒上葡萄酒和砂糖，擱置待用。
❷土當歸去皮，切成短條狀，泡在水中。小黃瓜切成短條狀。
❸混合A調味，拌夏橙、土當歸與小黃瓜。

57 kcal

蛋白質	3.4g
脂肪	4.3g
醣質	5.6g
纖維質	4.1g
鹽分	0.2g

菇類炒青菜

材料　A（玉蕈…80g　小油菜…60g）　蔥…10g　麻油…4g　鹽…0.2g　胡椒…少許　酒…5g

作法

❶玉蕈去蒂掰開，洗淨待用。小油菜切成3～4公分長，擱置待用。蔥切碎。
❷蔥爆香，混合材料A再炒，加入鹽和胡椒調味。
❸最後從❷的周圍撒上酒和麻油。

第 3 章

你沒問題嗎？肝病的最新情報

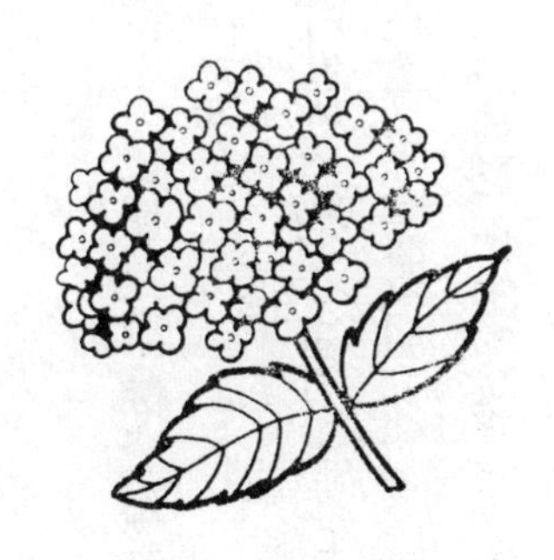

1 肝臟的神奇作用

肝病是「國民病」

近年來，肝臟出現毛病導致肝功能減退的人增加了。根據健康檢查報告，十年前肝功能檢查異常的國人只有十％，最近增加為二五％。

其中大都是因為飲酒過度，或是過胖引起的輕微肝臟障礙。也有不少是病毒引起的真正肝病。疾病持續進行時，最後死亡的例子大幅度增加。

目前有數百萬國人罹患肝障礙（其中五十～七十％為真正的肝病），與最近急速增加的糖尿病患者數並駕齊驅。

肝臟是人體最大的臟器，與心臟並稱「人體的中樞」。因此，當肝功能不良時，會對全身造成不良影響。肝臟障礙大都不會產生自覺症狀，有時甚至已經相當惡化，都還沒有被發現。

擔心肝功能異常時，一定要接受適當的診療，同時，日常生活中一定要努

●主要肝障礙的患者數

◎急性肝炎	⇨	20萬～ 40萬人
◎慢性肝炎	⇨	250萬～260萬人
◎肝 硬 化	⇨	25萬～ 30萬人
◎肝　　癌	⇨	5萬人左右
◎脂 肪 肝	⇨	200萬～400萬人

※年間新發病者的估計數

※急性肝炎各年度的變動很大

力減輕肝臟的負擔。

本書詳細介紹能夠有效治療肝病的飲食和食譜，以及生活注意事項。為了提高效果，首先必須了解肝臟與肝病。

肝臟是人體的「化學處理中心」

回 肝臟的內外會變形

肝臟位於右上腹部，寬二五～三十公分，長十五～二十公分（類似橄欖球般）。成人的肝臟重量約為一・二～一・五公斤（體重的四十分之一～五十分之一），佔上腹部的一半。人體中除了腦部之外，肝臟是最大的臟器。

健康的肝臟含有大量血液，因此呈現紅褐色。正如同肉舖販售的肝臟，新鮮者表面光滑、柔軟。但是，一旦肝障礙進行時，會逐漸變硬而凹凸不平。

肝臟內部有二千五百億到三千億個支撐肝功能的小細胞，稱為肝細胞。

●肝臟的位置與形狀

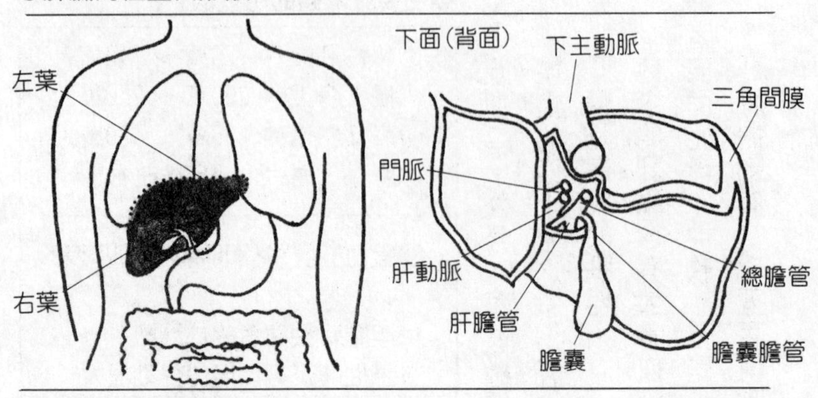

每五十萬個肝細胞聚集起來，形成直徑一～二㎜的小塊，稱為肝小葉。

肝小葉是讓肝臟縮小的組織，井然有序的排列於肝臟內部，總數量達五十萬個以上。

健康人的肝小葉切面接近六角形或圓形。一旦肝障礙進行時，肝小葉的形狀會逐漸遭到破壞。

●肝臟中排列著肝小葉（肝細胞的集合體）

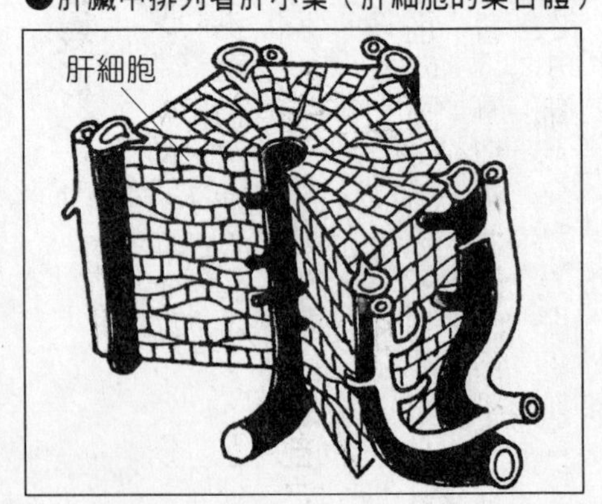

回 肝臟內流入大量血液

肝臟中有血液流入的動脈（肝動脈），與血液流出的靜脈（肝靜脈），此外，還有肝臟中特有的粗大血管，稱為門脈。

肝動脈運送維持肝臟功能必要的血液，門脈則將由胃腸吸收的營養素送到肝臟處理。

經由肝動脈與門脈進入肝臟的血液，每分鐘為一～一・五ℓ，相當於心臟流出血液量的二五％。其中七十％由門脈流入，其餘的由肝動脈流入。

這些血液中除了營養素之外，也含有藥物以及其他進入體內的各種物質，藉著肝小葉的作用加工分解，陸續加以處理。

●大量血液流入肝臟

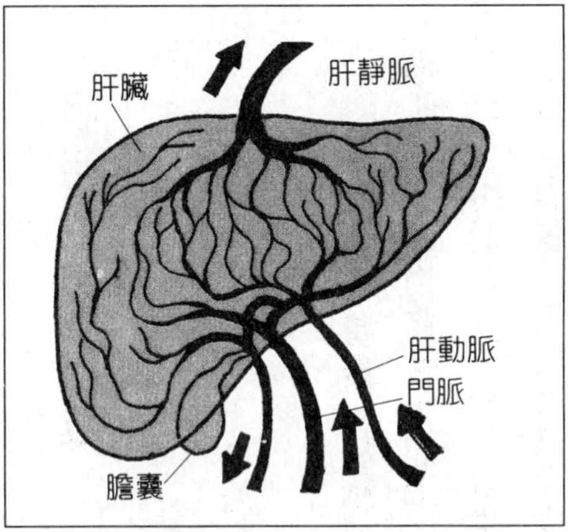

回 肝臟也支持其他臟器

因此，「處理體內物質」的肝臟非常複雜，據說有五百多種作用，大致分為下述各種作用。

①將攝取的營養素（醣類、蛋白質、脂質、維他命、礦物質等）加工（代謝），變成體內可以利用的各種形態，以供應其他臟器，並將多餘的部分貯藏起來。

②對於有害物質或身體不需要的成分加以解毒、分解處理。

③製造消化脂肪的一種消化液膽汁，供應十二指腸。

肝臟藉著這些作用，使其他臟器順暢發揮作用。

換言之，肝臟進行人體生命活動所需的各種物質的生產、貯藏、收集配送與分解處理等，因此稱為「巨大的化學處理中心」。

小常識

肝臟中經常保持全身血液的十～十五％。配合必要時，肝臟會增減肝臟內的血液量，具有調節體內血流量的作用。

2 高明檢查肝臟的症狀

你的肝臟障礙是哪一型呢？

回 大致分為四種形態

肝臟會產生各種障礙。依障礙狀態（病態）大致分為下述幾種。

①細胞（肝細胞）遭到破壞。

②肝臟有膽汁積存。

③形成某種程度大小的異物。

④其他例子。

①是肝障礙中較常見的一種，嚴重時會損傷整個肝臟的功能。病毒性肝炎或酒精等引起的障礙為其代表。

肝炎就是肝臟發炎。發炎症狀是保護身體的白血球（淋巴球與其他）等「身體防衛軍」，為了排除病毒或其他有害物質，聚集在肝臟作戰的狀態。持續進行時會造成肝細胞的破壞擴大。

肝炎包括突然引起發炎症狀的急性肝炎，以及發炎症狀長期持續的慢性肝炎等。

②是肝臟製造的膽汁淤滯在肝臟形成的。會伴隨①的肝細胞障礙而發生。膽汁的通路（膽管）異常時也會出現這種現象。

一旦膽汁淤滯時，消化脂肪的膽汁無法供應到腸，消化脂肪的功能減退，容易引起下痢和營養障礙。

③則是由良性或惡性腫瘤引起的，由慢性肝病進行變成肝癌的例子很常見。

④包括肝臟積存脂肪的脂肪肝，膽紅素代謝異常，寄生蟲引起的障礙等。大部分脂肪肝都屬於輕症，不算是真正的肝障礙，但還是要採取適當的對策。

回大都由病毒引起

肝障礙的原因以病毒居多，此外，還有酒精或藥物、腫瘤、肥胖、免疫異常、寄生蟲等原因。

根據原因別分類，肝臟障礙可分為由病毒引起的（病毒性肝障礙），以及病毒以外的原因引起的（非病毒性肝障礙）兩大類。

病毒性肝障礙大部分是肝炎，依肝炎原因病毒種類之不同，分為A型、B型與C型等。非病毒性肝障礙，則是因為酒精或藥物引起，以及其他各種形態。

●肝障礙的主要原因

◎病毒（A、B、C型的肝炎病毒、其他病毒引起的肝炎等）
◎過度飲酒（酒精性肝障礙）
◎誤用或濫用藥物（藥物性肝障礙）
◎腫瘤（肝癌等）
◎肥胖（脂肪肝等）
◎免疫異常（自體免疫性肝炎等）
◎寄生蟲（肝吸蟲症等）

注意全身與局部的症狀

回 嚴重肝病的特有症狀

肝臟異常時，到底會出現哪些症狀，事先瞭解非常重要。肝臟不容易出現特有症狀，因此被稱成「沈默的臟器」。但實際上還是會出現一些症狀。包括肝障礙中常見的症狀，以及罹患嚴重肝病時才會出現的特有症狀。首先必須仔細檢查症狀。

檢查全身的症狀

全身症狀包括發燒、倦怠、疲勞、黃疸等。

發燒　罹患急性肝炎時，會出現三八℃以上的高燒，並伴隨關節或肌肉疼痛。

部分急性肝炎或肝硬化患者會出現輕微發燒的現象。

倦怠　肝障礙惡化時，覺得全身嚴重倦怠，懶得活動身體，即使躺下來也覺得非常疲倦。

疲勞　肝病患者經常出現的症狀，也是其他許多疾病常見的症狀。

黃疸　黃疸是因為特殊的色素（膽紅素）的

●肝病的全身症狀

◎發高燒或輕微發燒
◎全身倦怠、容易疲勞
◎沒有食慾、噁心
◎皮膚發黃的黃疸症狀
◎皮膚發癢
◎容易出血

影響，使得皮膚變成黃色（參考一一四頁），是肝病的重要指標。急性肝炎、嚴重肝硬化、肝癌等經常出現黃疸現象。很難分辨時，可以觀察眼白是否發黃、尿液是否為茶褐色等。

皮膚發癢　血液中的膽汁成分增加引起的症狀。黃疸症狀出現前，經常會產生皮膚發癢症狀。

容易出血　凝固血液的成分（凝血酶原、纖維蛋白原）是由肝臟製造出來的，一旦肝障礙進行時，血小板減少，凝固血液的成分減少，就容易出血（以肝硬化較常見）。

●顏面、頸部、肩膀、胸部的症狀

◎臉色發黑
◎臉上出現斑點或發紅
◎眼瞼出現黃色隆起
◎鬍鬚變薄
◎頸部或背部、胸部等的血管成放射狀浮出
◎胸部如女性般膨脹
◎肩胛骨疼痛

檢查局部的症狀

局部症狀主要出現在臉部、頸部、肩膀、胸部、消化器官、腹部或手腳等。

●臉部症狀

臉發黑　出現慢性肝病時，荷爾蒙平衡紊亂，臉色發黑，形成暗褐色。

臉上出現斑點和發紅 兩頰和額頭出現斑點（肝斑），鼻頭或兩側的毛細血管擴張，因此發紅（酒糟鼻）。

喉嚨痛 病毒引起的急性肝炎發症前後，會出現喉嚨痛症狀。

其他症狀 罹患嚴重的肝病時，由於脂質的處理（代謝）能力降低，血液中的脂質增加，眼瞼等處會形成黃色的隆起（眼瞼黃色瘤），荷爾蒙平衡紊亂而造成鬍鬚變少。

●頸部、肩膀、胸部的症狀

血管浮出 嚴重肝病特有的症狀。頸部或肩膀、胸部等的血管會浮出，呈放射狀擴散（好像蜘蛛伸直腳的樣子，因此也稱為「蛛網狀血管瘤」）。

血管瘤的大小從二～三㎜豆粒般大到二～三㎝以上都有，用手指按壓時會稍微消失。

胸部突出 男性乳房變成好像女性乳房般膨脹（直徑二～三㎝梅子般大），乳頭發黑，出現硬塊和壓痛感。進行性慢性肝炎和肝硬化容易出現這些症狀。

肩胛骨疼痛 因為慢性肝病等肝臟腫脹，影響所及，會感覺右側肩胛骨附近稍微疼痛。

●消化器官、腹部、手腳的異常或症狀

◎食慾減退
◎不愛吃油膩的食物或酒
◎胸口鬱悶
◎口臭強烈
◎常放屁
◎指尖可以觸摸到肝臟
◎腹部膨脹
◎腹部皮膚出現直紋
◎腹部血管浮出
◎手掌發紅
◎手發抖
◎小腿肚容易抽筋
◎腿浮腫

●蜘網狀血管瘤

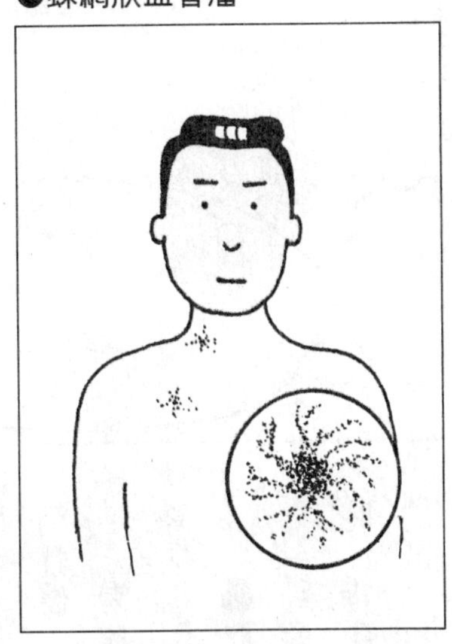

●女性化乳房

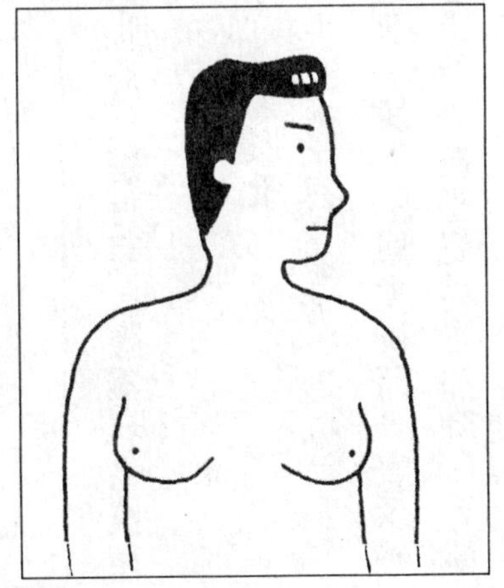

●消化器官的症狀

缺乏食慾　有些患者會出現食慾減退、體重減輕等症狀。

討厭油膩的東西和酒　看見油膩的東西就覺得噁心，出現嚴重的不消化現象。覺得酒很難喝。

胸口阻塞　感覺胸口阻塞，出現不消化、噁心等症狀。

用指尖可以觸摸到右肋骨下方的肝臟

口臭　口中出現好像腐敗的蛋的惡臭味，肝病進入危險狀況時，容易出現這種現象，必須立刻就醫。

常放屁　慢性肝病進行時，腹部容易積存廢氣，因此會持續放屁。

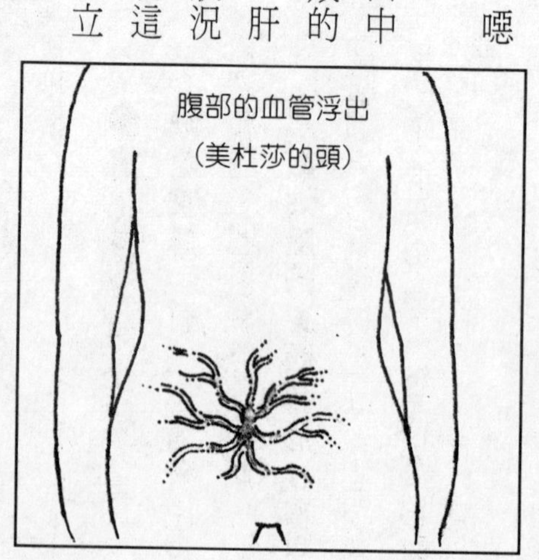
腹部的血管浮出（美杜莎的頭）

●腹部的異常或變化

肝臟腫脹　手指擺在右上腹部的肋骨下方時，指尖可以碰到肝臟。肝臟變硬時，表示慢性肝病可能正在進行；按壓覺得疼痛時，可能是酒精性肝障礙或是肝癌等。

肚子發脹　腹部積存許多廢氣，肝病嚴重時腹部甚至會積水（腹水）。幾天內體重就增加一～二公斤，腰圍變大，變成好像「青蛙肚」，朝左右膨脹。

皮膚出現直紋　因為腹水積存，皮膚被拉扯，因此會出現直紋（皮膚線狀）。

血管浮出　因為肝硬化等，腹部的血管變成藍黑色，其中幾條呈放射狀浮出（好像希臘神話的蛇髮女怪美杜莎，因此又稱為「美杜莎的頭」）。

●手腳的症狀

手掌發紅　與正常的膚色之間，出現交界明顯的紅色發紅現象。首先出現於手掌側的拇指和小指根部、手指等處，慢慢朝手掌擴大（手掌紅斑）。進行性慢性肝炎或肝硬化等容易出現這種症狀。

手發抖　張開手指伸直手臂時，會出現好像鳥類振動翅膀般的顫抖現象（振翅震顫↓肝硬化末期的症狀）。

小腿肚抽筋　肝硬化等容易引起小腿肚抽筋

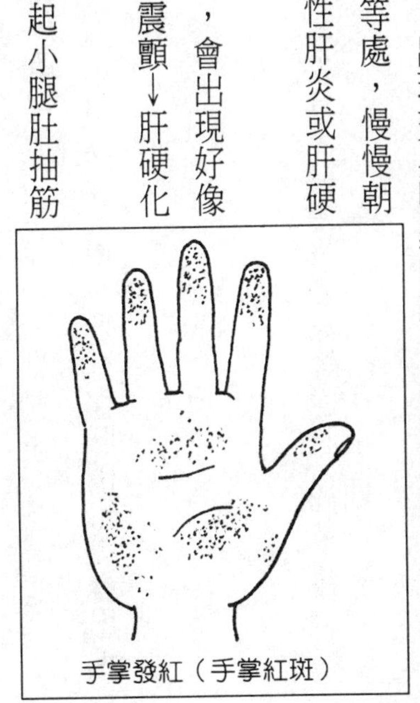

手掌發紅（手掌紅斑）

（小腿肚的肌肉突然痙攣，產生強烈疼痛）。

腿浮腫 產生腹水時，足脛和足踝出現浮腫現象。進行性肝硬化等會出現這種症狀。

檢查精神、神經系統的症狀

情緒不穩定 出現失眠、焦躁、不安感、頭暈或頭痛等症狀（肝炎後神經症等）。

意識障礙 肝功能非常低，無法分解氨等有害物質。初期出現失眠或性格變化（肝性腦症→Ⅰ度肝性昏睡），接下來慢慢出現異常行動或妄想（Ⅱ～Ⅲ度），最後出現昏睡狀態（Ⅳ～Ⅴ度）／肝性昏睡是危險的狀態→立刻送往醫院）。

檢查尿液或糞便

尿色較深 出現黃疸時，尿液會類似深的紅茶色（甚至連尿液泡沫都帶有顏色）。黃疸出現之前尿液開始變深，因此可以用來預測黃疸。疑似黃疸時，可以利用紙杯採取尿液檢查。

糞便的顏色改變　一旦出現黃疸時，糞便會變成灰白色或褐色。

注意症狀的組合

依肝障礙的形態不同，有時會出現好幾種症狀，因此，必須注意症狀組合的情況。例如，罹患急性肝炎時，會出現「發燒、倦怠、身體發癢」等全身症狀，以及「缺乏食慾、噁心」等消化器官症狀，也會出現黃疸。

酒精引起的急性肝障礙，同樣的會出現「發燒、倦怠」等全身症狀，以及「缺乏食慾、右上腹部痛」等消化器官和腹部的症狀（有時會出現黃疸或腹水）。

非進行性慢性肝炎通常沒有明顯的自覺症狀，但是，也有不少人出現「容易疲倦、缺乏食慾、肚子發脹、臉色發黑」等症狀。

進行性慢性肝炎或肝硬化等，則會出現「手腳發紅、手指可以摸到變硬的肝臟、胸部和腹部血管浮出（蛛網狀血管瘤、美杜莎的頭）、男性乳房膨脹」等特有症狀，必須注意。

專欄

分辨黃疸種類的祕訣

肝臟會將老舊的紅血球破壞後形成的黃色色素膽紅素變成「能溶於水型」（直接型膽紅素），混入膽汁中隨著大便排泄掉。但是，肝臟發生障礙時，由於功能不足，血液中的黃色膽紅素增加，導致皮膚發黃，形成黃疸症狀。

肝細胞遭到破壞時，容易出現黃疸症狀（肝細胞性黃疸）。膽汁停滯時，也會發生黃疸（膽汁淤滯性黃疸／膽結石或癌症等使得膽汁的通路（膽管）阻塞，膽汁積存，特別稱為閉塞性黃疸）。

偶爾也會出現因為體質或血液疾病引起黃疸（體質性黃疸、溶血性黃疸）。

根據黃疸的症狀，可以判斷肝障礙的有無與種類。出現發燒、倦怠感、食慾不振與黃疸現象，糞便變成淡褐色到灰白色時，則疑似急性肝炎等引起的肝細胞性黃疸。

如果黃疸伴隨皮膚發癢現象，糞便為灰白色時，可能是膽汁淤滯引起的黃疸。伴隨腹痛時，可能是膽結石或癌症等引起的閉塞性黃疸（有時不會出現腹痛）。

3 重要的肝臟檢查

三種形態的檢查

擔心肝臟狀態的人，除了注意是否出現症狀之外，也要接受肝臟檢查。

肝臟檢查大致分為：①工作場所進行的健康檢查或全身檢查等（篩檢）；②一般的肝病檢查；③精密檢查。

①是調查肝功能的檢查，藉此發現異常。②是肝功能檢查與血液檢查等，調查肝病的原因以建立肝臟障礙的標準。③則是用眼睛觀察肝臟，藉著畫像檢查對於病名或病情做最終的判斷。

肝功能檢查

是否罹患肝臟障礙、程度、急性或慢性等檢查，方式為抽血檢查。

調查血液中的酵素、蛋白質與其他成分。

●調查血液中的酵素

肝臟的功能由酵素支配。酵素是幫助體內物質變化（代謝）的蛋白，肝細胞中存在好幾百種酵素。

一旦肝臟發生障礙時，血液中的酵素量可能會增減，因此，調查血液中酵素的增減程度，就可以了解肝障礙的程度。

■GOT・GPT（AST・ALT）

幫助氨基酸合成的轉氨酶酵素分為兩種形態，當肝細胞出現毛病時，會大量釋放到血液中。

其量與障礙程度有密切的關係，可說是最能敏感表現出肝細胞損傷的指標（這個檢查原本稱為GOT・GPT，最近國際上慣用AST・ALT標記）。

GOT（AST）正常值為五～三十五單位（KU），GPT（ALT）

●肝病的檢查順序

①篩　檢

經由健康檢查或全身檢查的肝功能檢查發現異常

↓

②經由診察進行一般的肝臟檢

利用肝功能檢查與病毒檢查等訂定肝病的標準

↓

③肝病的精密檢查

利用畫像檢查或肝臟切片檢查等，正確調查肝病的種類與原因則為五～二十五單位。罹患急性肝炎時，兩者都為三百～一千單位。出現黃疸時，更上升為五百～二千單位。

罹患活動型慢性肝炎（一二九頁）或酒精性肝炎患時，為一百～五百單位，呈現中度上升；非活動型慢性肝炎則為五十～六十單位；肝硬化、肝癌或脂肪肝的上升程度較輕微，大約為一百單位以下。

●罹患急性肝炎時AST・ALT的變動形態

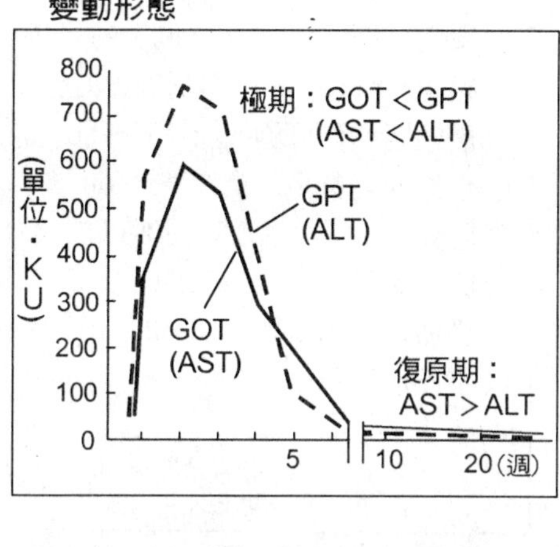

■γ－GPT

幫助蛋白分解的酵素，為酒精性肝障礙的指標。一般而言，血液中的γ－GPT為四十～六十單位以下。如果每天喝酒，即使GOT、GPT正常，γ－GPT值還是經常上升到一百～二百單位（將來可能成為嚴重的肝病）。

罹患酒精性肝障礙時，會上升為數百到數千單位；活動型慢性肝炎或肝硬化者，出現中度上升，變成一百～二百單位；急性肝

●GOT・GPT（AST・ALT）值的看法

◎急性肝炎	：300～2000
◎猛爆性肝炎	：1000以上
◎慢性活動型肝炎	：100～500
◎慢性非活動型肝炎	：50～60
◎肝硬化	：100以下
◎肝細胞癌	：100以下
◎輕微肝功能異常（脂肪肝與其他）	：40～100

※正常值為5～40
※數值為平均值

炎則會出現一百單位以下的輕度上升。

■ALP

因為膽結石或膽道癌等導致膽管受損時，ALP酵素會大量釋出於血液中。肝細胞出現毛病時也會稍微增加。

因此，出現黃疸時ALP值大幅度上升，原因可能是膽結石或膽道癌。小幅度上升則疑似肝細胞障礙。

■ChE（膽鹼酯酶）

分解鹼性成分（膽鹼）的酵素，由肝臟製造出來，釋放到血液中。因此，當肝功能減退時量會減少。血液中的量比平時減少時就算異常。

罹患肝硬化或肝癌等嚴重肝病時，量會減少。

■其他酵素

出現膽汁淤滯障礙時，血液中的LAP酵素會增加。罹患急性肝炎或肝癌時，LDH酵素會增加。配合狀況，可以進行這些酵素檢查。

●調查血液中酵素的主要檢查

檢查項目	正常值	特　徵
GOT・GPT (AST)・(ALT)	5～40 單位	最能敏感反映出肝細胞的損傷狀態
γ－GPT	40～60 單位以下	為酒精性肝障礙的最重要指標之一
ALP (鹼性磷酸酯酶)	21～85 單位(U/L)	因為膽汁淤滯而大幅度上升；因為肝細胞障礙而小幅度上升。
ＣｈＥ (膽鹼酯酶)	780～1500 單位	由肝臟製造出來，罹患嚴重肝病時，數值減少。
LAP (白氨酸氨酶)	23～80 單位	一旦出現膽汁淤滯障礙時，會出現高數值。
LDH (乳酸脫氫酵素)	50～400 單位	罹患肝炎、肝硬化時，會形成正常～輕微上升的數值，肝癌時出現高值。

●調查血液中的蛋白

血液中含有白蛋白和球蛋白兩種蛋白。白蛋白由肝臟製造，釋放到血液中，負責搬運物質，或是防止血液由血管漏出（佔血液中蛋白的六十～七十％）。球蛋白則負責運送營養素，成為破壞病毒或細菌的抗體成分。

這些蛋白量的增減，都是了解肝臟狀態的重要指標。

■血清總蛋白

血液中的蛋白總量（白蛋白加球蛋白）會因為肝病而變化，因此必須加以調查。

白蛋白因為肝病而減少，球

蛋白反而會增加。當白蛋白減少、球蛋白增加時，兩者的比例（A／G比）也會改變。這個數值也是肝病重症度的指標。

■ZTT・TTT（血清膠質反應）

使用ZTT或TTT試劑，當血液中的球蛋白較多時，會出現混濁性質，可利用這個方式調查球蛋白的增加情況。罹患肝病時，混濁度增強。

●調查其他成分

血液中的色素量變化，或是膽固醇、凝固血液的成分等，都是肝障礙的指標。

●罹患嚴重肝病時，白蛋白減少、球蛋白增加（血清蛋白分級）

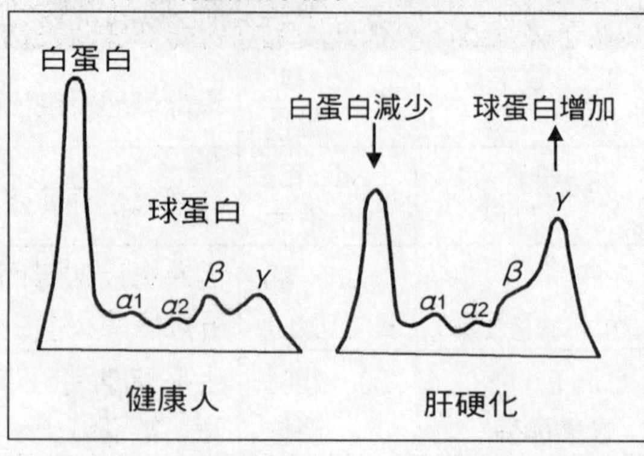

■血清膽紅素

肝臟出現障礙時，血液中的膽紅素這種黃色色素會增加（進行尿液檢查即可得知）。

膽紅素是在肝臟處理的直接型膽紅素，能溶於水，一旦增加時，疑似肝炎

●調查血液中蛋白的主要檢查

檢查項目	正常值	特　　徵
血清總蛋白（白蛋白＋球蛋白）	6.0～8.0g/dℓ	血液中的蛋白總量會因肝臟障礙而減少
血清蛋白分級	白蛋白　：55～75% α1球蛋白：1～4% α2球蛋白：3～11% β球蛋白　：5～12% γ球蛋白　：9～22%	調查血液中的白蛋白及四種球蛋白的變動／罹患肝病時，白蛋白減少，各種球蛋白增加
A/G比（白蛋白、球蛋白的比例）	1.0～1.9	罹患肝病時，白蛋白與球蛋白的比例會改變
ZTT・TTT（血清膠質反應）	ZTT　3～12 TTT　0～4	利用試劑（ZTT・TTT）調查球蛋白增加的情況

或膽汁淤滯、膽結石、膽道系統癌症等。

■ICG（靛氰綠）

經由靜脈注射ICG色素十五分鐘之後，調查血液中的殘留量。色素比平常殘留更多時，疑似肝障礙。

■血清總膽固醇

膽固醇由肝臟製造，因此，當肝臟出現障礙時，製造膽固醇的機能減退，血液中的膽固醇會減少。

■PT（凝血酶原時間）

凝固血液的凝血酶原蛋白也由肝臟製造，肝臟一旦出現障礙時，蛋白會減少，因此血液凝固必須花費更長的時間。凝血時間異常增加時，必須考慮罹患肝炎或肝硬化、閉塞性黃疸等。

●調查其他成分的肝功能檢查

檢查項目	正常值	特　徵
血清膽紅素	0.2～1.0 mg／dℓ	黃色的膽紅素色素增加時，會出現黃疸
ICG（靛氰綠色素）	10%以下	罹患嚴重肝病時，血液中殘留的ICG增加
血清總膽固醇	120～220 mg／dℓ	罹患嚴重肝病時，血清中的膽固醇會減少
PT（凝血酶原時間）	11～5秒	罹患嚴重肝病時，凝血的時間增加

找尋肝病原因的檢查

抽血檢查，調查肝炎病毒或癌症等。

●調查肝炎病毒

調查是否感染肝炎病毒、種類、感染經過、將來的預測等，都是重要的檢查，稱為**肝炎病毒‧標記檢查**。

調查肝炎病毒特有的蛋白（抗原），以及體內製造出來的免疫成分的抗體。

■A型肝炎病毒（HAV）檢查

感染這種病毒時，血液中會出現IgM和IgG兩種形態的抗體（首先出現IgM型抗體，接下來血液中會殘留IgG型抗體）。調查之後就可以判斷感染狀態（參考一三四頁）。

■B型肝炎病毒（HBV）檢查

找尋血液中的病毒芯以及外皮的蛋白（HBe抗原、HBs抗原等），以及免疫系統的成分（ＨＢｃ抗體、ＨＢｅ抗體、ＨＢｓ抗體），判斷感染狀態（參考一三六頁）。

■Ｃ型肝炎病毒（ＨＣＶ）檢查

一旦發現對付Ｃ型病毒的免疫系統成分（ＨＣＶ抗體）時，必須進行找尋病毒基因（ＨＣＶ／ＲＮＡ）等的檢查，判斷感染狀態（參考一四八頁）。

●調查癌症的訊息

一旦出現癌症時，調查出現在血液中的特殊成分，稱為**腫瘤標記檢查**。除了這個檢查之外，必須進行詳細的精密檢查。

■ＡＦＰ（甲胎蛋白）

罹患嚴重肝病時，甲胎蛋白這種特殊蛋白會增加。如果超出正常值十倍以上時，表示可能罹患肝癌。

■ＧＥＡ

罹患消化器官癌症時容易增加的蛋白。數值較高時，表示可能有其他癌症轉移到肝臟。

■ＰＩＶＫＡⅡ

肝臟異常時形成的一種凝血酶原（異構體），出現在半數肝癌患者體內。可以和AFP、CEA併用參考。

肝臟的精密檢查

利用超音波或X光CT以及其他機器進行畫像檢查，以確認是否罹患肝硬化或肝癌，是不可或缺的檢查。

■超音波檢查（腹部ECHO）

利用超音波觀察體內的臟器（應用聲納原理），方

●利用超音波檢查早期發現肝病

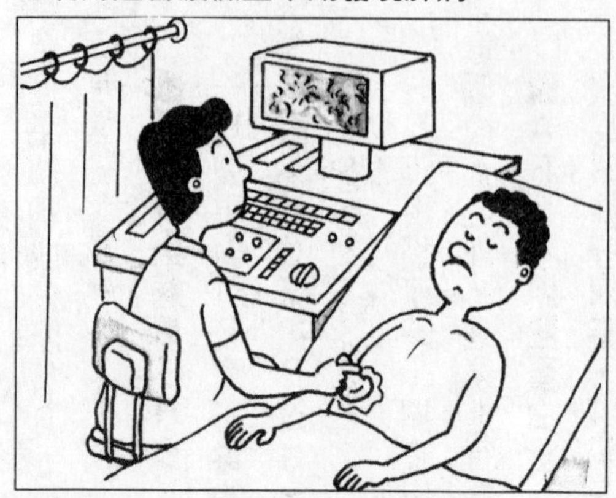

●利用CT檢查攝影肝臟的切面畫像

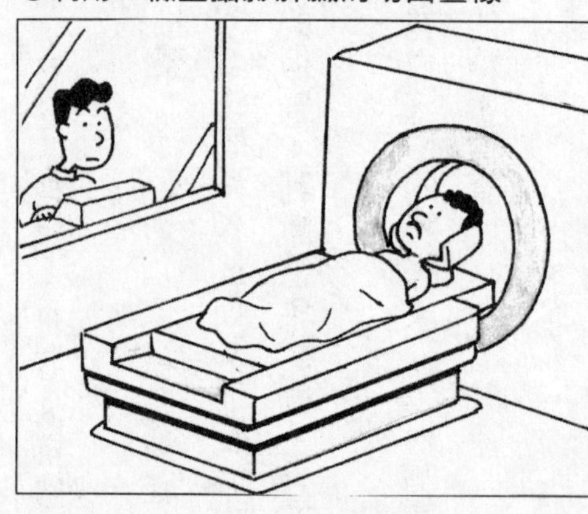

便且安全性高，應用於脂肪肝或肝炎、肝硬化等的檢查，並能早期發現肝癌等。

■X光CT檢查

利用X光和電腦，製作身體環切畫像，詳細調查肝臟或癌症的狀態。

■其他畫像檢查

利用磁器與電磁波，做出身體環切畫像MRI，可以發現利用CT也很難判斷的血管異常。

此外，將X光很難通過的造影劑注入肝臟血管的X光攝影，詳細調查肝硬化或肝癌等的血管造影，以及將金屬製內視鏡插入腹部直接觀察肝臟的腹腔鏡檢查等，都會配合必要時進行。

■肝臟切片檢查

經由皮膚，將特殊的針刺入肝臟採取肝臟組織，放在顯微鏡下調查。能夠詳細觀察肝臟的狀態，也能確認肝臟的發炎症狀程度、肝硬化引起的變化（病變）、癌細胞的有無等。

確認慢性肝病的進行狀態，或是疑似肝癌時，可以進行檢查（需住院一週左右）。

4 急性肝炎與慢性肝炎的重症度

每年有數十萬人罹患急性肝炎

回患者十人中有七～八人死亡

國人罹患的肝障礙中，比例最高的是肝炎，佔需要接受肝臟專門治療者的七十％左右。其中又以A、B、C型肝炎病毒引起的為主，佔肝炎的九五％以上。

肝炎包括突然發生，在半年內痊癒的急性肝炎、長期持續的慢性肝炎。將近一％的急性肝炎會突然惡化，變成猛爆性肝炎，十人中有七～八人死亡。

急性肝炎由病毒感染，造成發炎症狀，出現的範圍有限。相對的，慢性肝炎則是出現發炎症狀的細胞呈島狀分佈在各處（散落在正常細胞內）。猛爆性肝炎則擴散在整個肝臟。

回 以肝功能檢查的數值為標準

國內每年有數十萬人罹患急性肝炎，幾乎都是病毒引起的。典型的急性肝炎症狀包括，感染病毒後不久首先出現發燒、喉嚨痛、關節痛、全身倦怠感、食慾不振、噁心等類似感冒的症狀（→潛伏期、前驅期）。

接下來三～四天內出現黃疸，一～三週內到達顛峰期（→發黃期、極端期），一～二個月內消失。

●各種肝炎

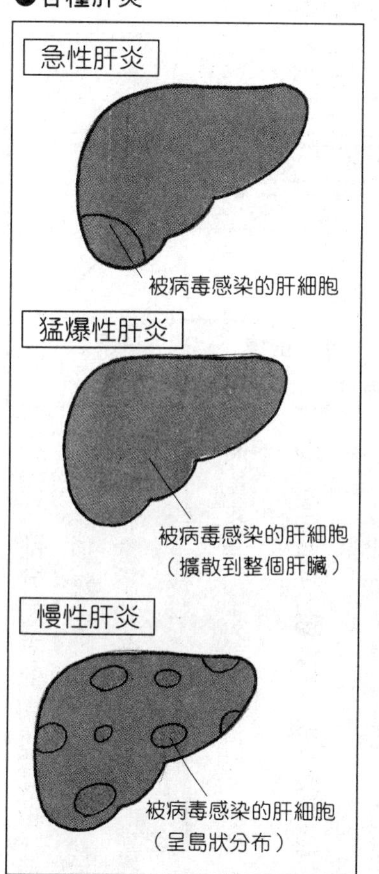

其他症狀也會慢慢減輕（→復原期），發症後二～三個月內病毒被排除，發炎症狀痊癒，肝臟功能恢復。

不過，部分患者的病毒殘留，變成慢性化。

黃疸是急性肝炎中最具代表性的症狀，大部分急性肝炎患者都會出現黃疸症狀。但是，也有些是幾乎沒有察覺的輕微黃疸或是根本沒有出現黃疸。猛爆性肝炎就不會出現黃疸。

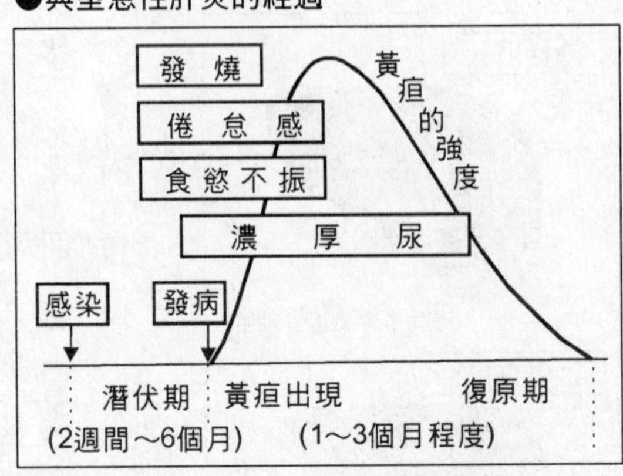

回 注意猛爆性肝炎的訊息

出現黃疸時，血液中的膽紅素（黃色色素）增加，GOT•GPT（AST•ALT）也出現高數值。GOT•GPT超過一千單位時屬於重症，有罹患猛爆性肝炎的危險性，必須絕對靜養。

罹患猛爆性肝炎時，GOT•GPT值有時候會超過一萬單位，血液中的白蛋白和凝血酶原（一二一頁）也會顯著減少。

進行性肝硬化等會出現妄想或昏睡等意識障礙（肝性昏睡Ⅱ度以上），在發症後八週內出現。

這時一定要在醫院絕對靜養，使用營養劑或幫助肝細胞再生的藥劑等點滴注射，同時，必須使用專用裝置淨化血液（交換血漿），進行各種治療。

專欄

肝臟的「發炎症狀反應」

發炎症狀是指，某種有害的刺激（細菌或病毒的感染、過敏反應與其他）加諸於人體時所產生的反應。為了保護身體免於有害刺激的傷害，身體會產生一種「防衛反應」。出現發炎症狀位置的血管擴張、充血，血液中的白血球和淋巴球等大量聚集。這些白血球和淋巴球會吃掉或破壞細菌與病毒等有害物質，避免有害刺激的影響擴及全身。

換言之，這是保護身體的「防衛戰現場」。當戰爭越大、越激烈時，就會造成人體的損傷。

所謂肝炎，就是身體為了對付侵入肝臟的病毒而出現的「發炎症狀反應」。

注意容易進行的慢性肝炎

●注意慢性肝炎的「活動性」

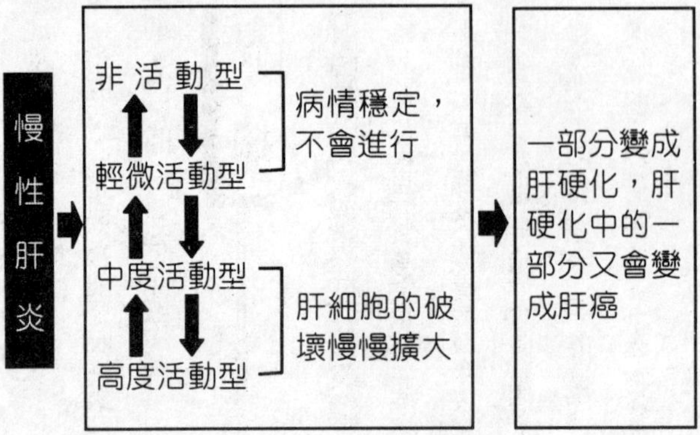

慢性肝炎	➡	非活動型 ⇅ 輕微活動型	病情穩定，不會進行	➡	一部分變成肝硬化，肝硬化中的一部分又會變成肝癌
		輕微活動型 ⇅ 中度活動型			
		中度活動型 ⇅ 高度活動型	肝細胞的破壞慢慢擴大		

回 慢性肝炎分為非活動型與活動型兩種

肝炎症狀持續未治癒，肝功能檢查值異常持續六個月以上時，就是慢性肝炎。

慢性肝炎大部分是由B型或C型肝炎病毒引起的。急性肝炎慢性化時，可能沒有出現明顯的症狀，逐漸變成慢性肝炎。

肝臟的發炎症狀較輕微時，遭到破壞的肝細胞立刻修復，病情穩定時不會惡化，這種狀態稱為**非活動型慢性肝炎**，或輕微活動型，是常見的慢性肝炎類型。

但是，發炎症狀強烈，肝細胞的破壞慢慢擴大時，為了填補傷口，形成特殊的纖維成分

（膠原蛋白），而且會逐漸增加，稱為活動型慢性肝炎（中度～高度）。

回 放任活動型慢性肝炎，會變成肝硬化

非活動型（輕微活動型）慢性肝炎不會出現症狀，活動型通常也不會出現強烈症狀（B型有時候會出現類似急性肝炎的症狀↓後述）。

活動型的狀態長期持續時，纖維成分慢慢增加，就會變成肝硬化，發生癌症的危險性也會提高。

一般而言，非活動型慢性肝炎會慢慢變成活動型，活動型也可能慢慢穩定，成為非活動型。疾病狀態會出現各種變化。

因此，非活動型肝炎患者也不能掉以輕心。相反的，不必因為罹患活動型肝炎而感到悲觀。

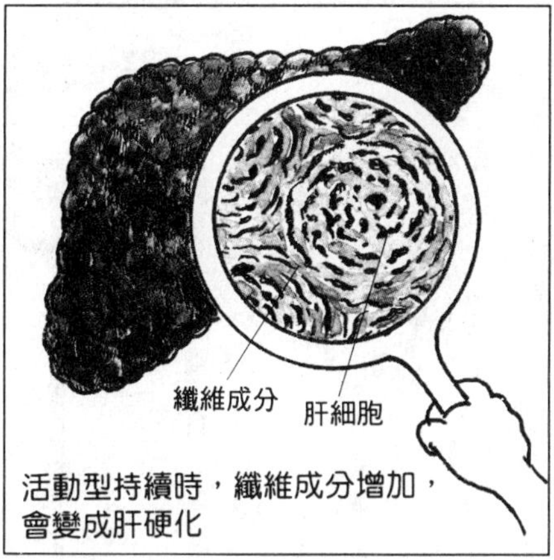

活動型持續時，纖維成分增加，會變成肝硬化

專欄

肝炎的「重症度」

慢性肝炎的進行狀態，可以利用GOT·GPT（AST·ALT）或血清膽紅素、血清總蛋白、PT及其他肝功能檢查而得知。但是，有時光靠這些檢查無法了解真實的情況。

這時，必須用內視鏡等採取肝臟的小組織，利用顯微鏡調查，這就是肝臟的組織檢查（肝臟切片檢查），能夠正確的掌握病情。

利用這個檢查，發現肝臟的血管（門脈）周邊形成纖維時，屬於「肝炎稍微進行的第一階段」。如果纖維增加，組織出現變化時，則屬於「進行到中度的第二階段」。出現肝細胞的集合體（肝小葉）變形，則是「肝硬化的前階段」。組織變化繼續進行時，就視為「肝硬化的狀態」（慢性肝炎重症度的判定）。

●慢性肝炎的進行度（重症度）

◎正常狀態 纖維成分還沒有增殖⇨F0
◎第1階段 門脈周邊有纖維成分增殖⇨F1
◎第2階段 纖維成分的增殖範圍擴大⇨F2
◎第3階段 出現肝小葉（100頁）變形⇨F3

※「F0～F3」是表示肝炎重症度的專門標記

5 病毒肝炎注意事項

發現許多新型肝炎病毒

急性肝炎或慢性肝炎的原因病毒，大致分為肝炎病毒與其他病毒。

肝炎病毒喜歡寄生於肝細胞，不會在其他場所增殖，因此，特徵是只有肝臟出現病變。具有這種性質的病毒，除了前述的A型、B型、C型之外，還有D型與E型。

至於其他病毒，主要造成皮膚或呼吸器官等的障礙。肝炎會成為其他病毒的症狀之一。這類型病毒包括單純的疱疹病毒、德國痲疹病毒以及其他。

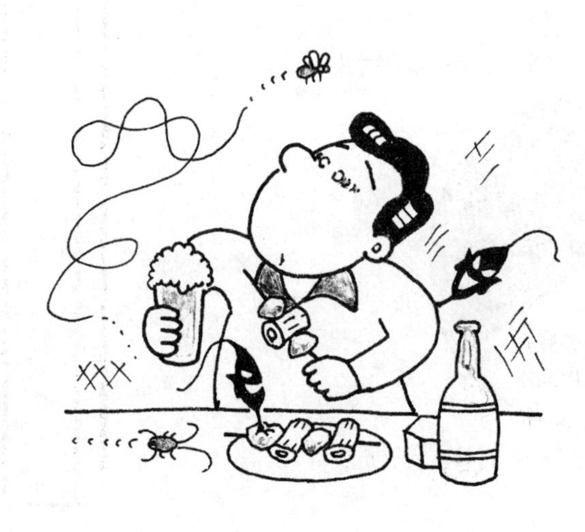

A型病毒肝炎

二～四月時發病的人增加

回出現三八℃以上的高燒

A型肝炎病毒和小兒痲痺病毒同類，會附著於飲水或食物中經口感染（體內的數量增加時，一部分會隨著糞便排泄出來）。衛生狀況不良的地區容易出現這類疾病，有時候會引起大流行。

國內大約每十年流行一次，最近有逐漸減少的傾向。

每年的二～四月時患者數會增加，佔急性肝炎的三十～四十％（A型以外的急性肝

●急性肝炎的形態比例

（散發性急性肝炎的形態比例）

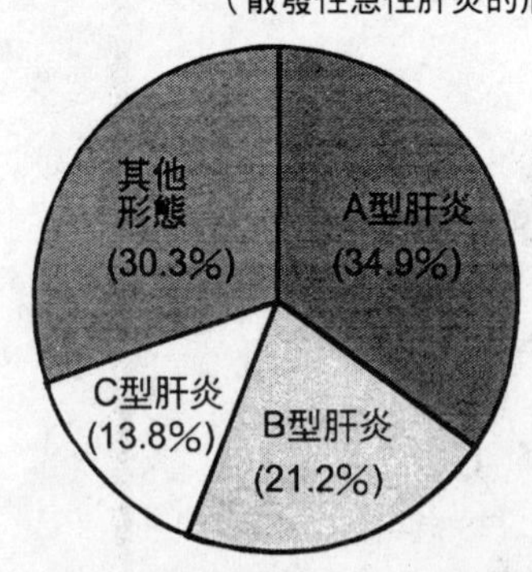

※根據日本國立醫院急性肝炎共同研究班資料／1995年

炎，B型佔二十%左右、C型十%左右，其他病毒引起的約佔二十%左右）。

感染A型病毒時，通常經過二～六週的潛伏期之後發病，出現發燒、全身倦怠、黃疸等急性肝炎的症狀（➜一二六頁）。發燒的情況比其他急性肝炎劇烈，通常超過三八℃。

但是，有時候即使感染也沒有症狀，經過一段期間後，不知不覺中痊癒的例子也不少（稱為「隱性感染」）。

回　只要減輕肝臟的負擔，就能迅速痊癒

一旦發病後，不要再造成肝臟的負擔，必須靜養，增加肝臟的血流量，攝取適當的飲食，以提高肝臟的再生能力。通常需住院半個月到一個月，當黃疸消失，GOT•GPT（AST•ALT）恢復為一百以下時，就可以出院。

只要進行上述治療，就能迅速痊癒，二～三個月就能完全治好。

不會慢性化或是復發，變成猛爆性肝炎的機率很低，只有〇•一～〇•五%。目前在亞洲及非洲的部分開發中國家，還有許多人罹患A型肝炎。前往疾病流行區域時，只要預先接種A型肝炎疫苗，就能預防感染（二～三個月的短

期旅行，可以接種提高免疫力的免疫球蛋白）。

中高年齡層的人對於A型肝炎具有抵抗力，因此，不必擔心感染（經過檢查，就可以知道是否具備A型肝炎免疫力）。

B型病毒肝炎

注意感染途徑

回 有些人會經由性行為感染

B型肝炎病毒只有流行性感冒病毒的一半大（一萬分之六～七㎜）。血液或體液沾到皮膚或是黏膜時，就會引起感染。

B型肝炎病毒與A型不同，不會附著於飲食中經口感染。

母體為B型肝炎病毒帶原者造成的「母子感染」約佔七十％。成人也會因為注射器具或性行為等而感染。過去有不少輸血造成的感染例，最近由於預防體制完善，幾乎不會因為輸血而造成感染。

回　感染時期對於將來造成很大的影響

因為「母子感染」的帶原者不會立刻發病，體內有B型病毒，在無症狀的情況下成長。

通常在青春期到三十歲之前會暫時出現輕微的肝障礙，不過，大部分的人會誤以為是感冒，並沒有察覺就自然痊癒。體內殘留病毒但是肝臟無異常，維持無症狀的情況。

但是，十％的人會出現急性肝炎症狀，發炎症狀無法痊癒，轉變為慢性肝炎。

一旦感染肝炎病毒，包括肝臟無異常的人在內，稱為「帶原者」。B型帶原者中，大部分的人（九十％）不會出現真正的肝炎（稱為「健康帶原者」）。

●B型肝炎病毒的感染途徑

來自皮膚或黏膜的感染（經皮感染）
◎母親的血液或體液 （母子感染→約佔B型感染的70％） ◎輸血、血液製劑 （現在幾乎已經完全消滅） ◎性行為 ◎注射針（醫療工作者因為針刺事故而感染的例子較多） ◎針灸治療、刺青等

●感染B型肝炎病毒的經過

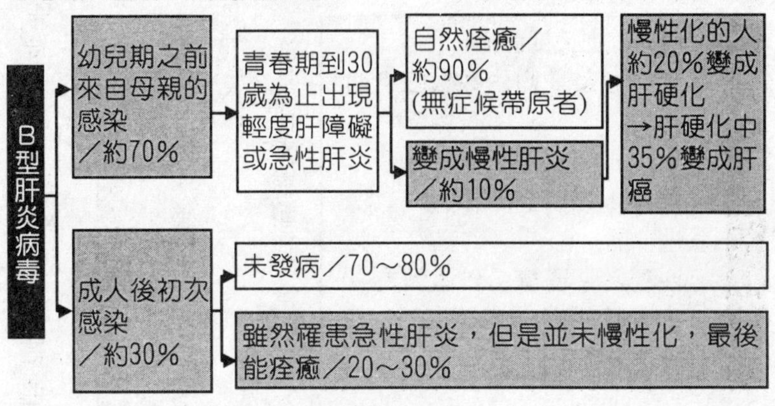

如果成人後感染，七十～八十%的人不會發病，會將病毒排出體外。剩下二十～三十%的人可能罹患急性肝炎，但是不會慢性化，能夠完全治癒。

接受人工透析或是使用特別藥物（抗癌劑、免疫抑制劑、麻藥等）的人，可能會變成慢性化。

回反覆急性惡化的人相當危險

罹患B型急性肝炎時，除了全身倦怠、食慾不振、發燒、黃疸等與A型同樣的症狀之外，GOT・GPT（AST・ALT）值上升為三百～五百左右。發燒的情形比A型低，有些人不會發燒。

由急性肝炎變成猛爆性肝炎的人數較少，

●B型急性肝炎的特徵

項目	主要特徵
感染之後到發病為止的潛伏期間	成人後感染大約為1～6個月（平均3個月左右／A型為全年齡2～6週左右）
出現強烈黃疸的期間	發病之後出現黃疸，1～3週內達到顛峰期
黃疸消失的復原期間	黃疸過了顛峰期之後，在1～3個月內慢慢消失，迎向復原期
症狀的特徵	60～80%的患者身上出現黃疸與倦怠感。也經常出現食慾不振和噁心現象，大都不會發燒
猛爆化	約１%的人會變成猛爆性肝炎
慢性化的有無	成人後的感染不會慢性化／來自母親的感染大約１０%會慢性化

小常識

B型病毒擁有者多達一二〇萬人

據估計，日本人體內擁有B型病毒的帶原者多達一二〇萬人（包括發病者在內）。相當於所有肝炎病毒帶原者的三十～三十五%。

每年增加十二萬名新的慢性肝炎患者。包括過去曾發病、沒有治好的人在內，B型慢性肝炎患者總計為五十～六十萬人。佔日本國內慢性肝炎的二十～二十五%。

包括從帶原者發病的人在內，大約一％，但是還是比A型多。會危及生命，因此不能掉以輕心。

變成慢性肝炎時，肝炎沒有進行就不會出現特別的症狀，不過有時候會暫時突然惡化。這種情況稱為「急性增惡」。出現這種症狀時，GOT・GPT值會由五十～一百上升為三百～四百（出現黃疸或浮腫時，可能會變成猛爆性肝炎，相當危險，必須住院）。

急性增惡反覆出現時，表示肝炎進行快速，有可能變成肝硬化。

根據檢查結果得知的事項

回出現明顯的證據

為了把握B型病毒的感染狀態，以及病情與經過，肝炎病毒標記檢查具有相當重要的作用。這個檢查，是調查血液中是否有B型肝炎病毒的蛋白成分或免疫系統成分，也要進行GOT・GPT（AST・ALT）等肝功能檢查，以謀求治療法與對策。

B型病毒由外側的外皮與裡面的芯兩層所構成。芯的部分包含基因（DNA）與製造DNA的成分（DNA聚合酶）。

外皮的蛋白稱為HBs抗原，芯的蛋白稱為HBc抗原。此外，還有病毒分泌的蛋白，稱為HBe抗原（「**抗原**」是指病毒或細菌以及其他異物的蛋白成分）。

●B型肝炎病毒的構造

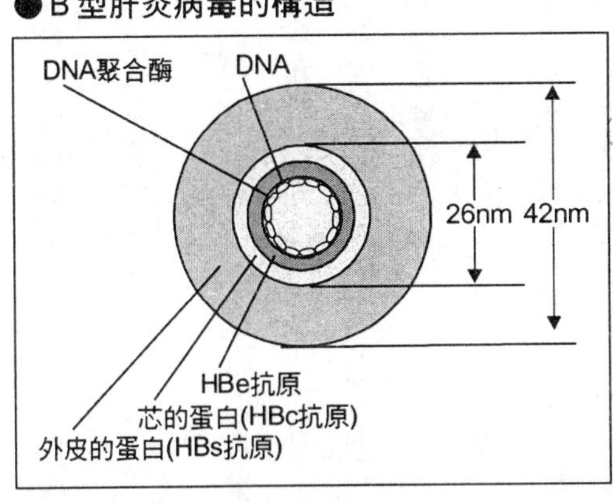

身體感染病毒時，保護身體的免疫機能發揮作用，會製造出與病毒的蛋白對抗的免疫成分，稱為「抗體」（「**抗體**」是具有排除侵入體內的「抗原」作用的特殊蛋白質）。

病毒的外皮（HBs抗原）由HBs抗體對付。對付芯HBc抗原的則是HBc抗體。對抗病毒分泌的蛋白（HBe抗原）的則是HBe抗體。

感染B型病毒時，血液中的各種抗原或

抗體會出現或消失。肝炎病毒標記檢查就是檢查這些變化。

回 必須注意的人

對於B型肝炎病毒帶原者進行這個檢查，其血液中可以存在病毒外皮HBs抗原。此外，B型病毒會在肝臟旺盛增殖，因此也會發現分泌蛋白的HBe抗原。

在血液中發現這些蛋白成分（HBe抗原為陽性）的人，肝臟內的病毒不斷增加，有感染其他人的危險性（容易傳染給家人）。

一般而言，還沒有發症的十～二十幾歲的帶原者，血液中會出現HBe抗原，通常會暫時出現輕微的肝障礙，然後消失，取而代之的是出現免疫系統成分HBe抗體。

HBe抗體為陽性的人，藉著免疫作用抑制

●HBs抗原或HBe抗原表示的事項

HBs抗原為陽性	表示目前正感染B型肝炎病毒
HBe抗原為陽性	表示B型病毒旺盛活動中，容易感染他人／慢性肝炎為陽性、長期持續時，肝炎容易進行
HBs抗體為陽性	表示過去曾經感染B型病毒
HBe抗體為陽性	表示保護身體的免疫作用能夠抑制B型病毒的狀態，病情穩定

Ｂ型肝炎病毒，因此，感染其他人的危險性很低。

Ｂ型病毒的帶原者最後大都形成這種狀態，感染的危險性很弱（不過，經年累月之後可能會成為肝癌，必須定期接受檢查）。

回　肝炎容易進行者的特徵

罹患急性肝炎時，血液中的ＨＢｓ抗原和ＨＢｅ抗原會急速增加。過了顛峰期之後，對抗ＨＢｃ抗原的抗體（ＩｇＭ型ＨＢｃ抗體）或ＨＢｅ抗體會增加。

變成慢性肝炎時，六十％的人ＨＢｅ抗原殘留在血液中。另外四十％的人ＨＢｅ抗原消失，取而代之的是出現ＨＢｅ抗體。

出現ＨＢｅ抗體的人，即使是慢性肝炎，發炎症狀較弱，屬於非活動型，因此不會進行

●Ｂ型急性肝炎發病後的典型形態

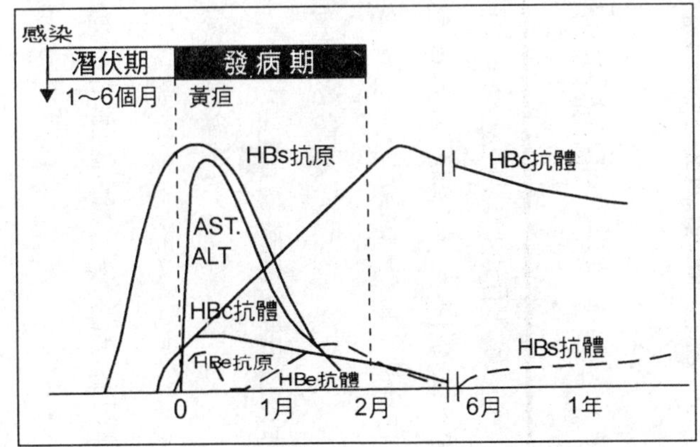

●B型慢性肝炎的經過

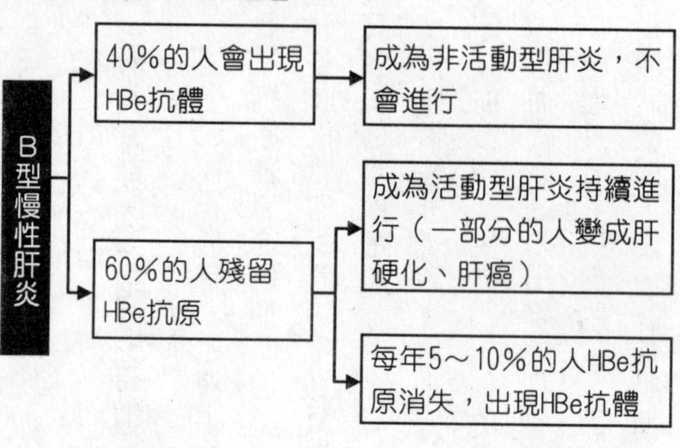

（偶爾會再出現HBe抗原）。

另一方面，HBe抗原沒有消失的人，會變成發炎症狀強烈的活動型慢性肝炎，五年後的短期間內可能會變成肝硬化。

變成肝硬化的人，約佔B型慢性肝炎患者的二十%，其中三十五%會變成肝癌。

但是，即使殘留HBe抗原，每年仍有五～十%的患者的HBe抗原會消失，出現HBe抗體，轉換為非活動型，因此不必過於擔心。

B型肝炎的最新治療藥

回 如果在家中療養，病情有時會拖太久

罹患B型急性肝炎時，沒有特別的治療藥。症狀強烈時，與A型同樣必須住院，採取靜養與食物療法。

配合患者的狀態，也可以進行葡萄糖點滴注射，或是使用消化劑、服用維他命劑等。通常只要進行這些治療，一～三個月就可以出院。

長大成人後才感染的人在出院後沒有慢性化的危險，在家中療養一～二週後，就可以回到工作崗位。由帶原者狀態發病的人則必須注意。必須持續看門診，慎重檢討症狀和檢查結果。

回 期待藥物療法的效果

罹患B型慢性肝炎時，必須觀察病情經過，肝炎症狀未穩定時，必須接受藥物治療（藥物療法）。利用藥物消滅活動旺盛的HBe抗原，目標是血液中出現HBe抗體，提高免疫功能。

藥物療法，包括抑制病毒活動的干擾素「抗病毒療法」，以及增強免疫功能的「免疫調整療法」。

●抗病毒療法

■干擾素

抑制病毒增殖的藥物（抗病毒藥），包括α和β型兩種。

必須配合患者的狀態選擇。經由檢查，發現HBe抗原與B型病毒基因成分的活動型慢性肝炎者，必須每天注射，持續四週。

接受治療後，大約三十%的人一年後HBe抗原會消失，其中六十～七十%的人會出現HBe抗體。

到達這個狀態時，表示已經抑制肝炎進行，變成非活動型。但是並未完全治癒，因為體內還殘留病毒。

B型病毒完全從體內排出時，HBe抗原與HBs抗原兩者都會消失。遺憾的是，目前利用干擾素治療還無法達成這個效果。對半數以上的人都無效，或是只出現暫時的效果。

這時必須延長注射期間，或是併用其他藥物。

使用干擾素會出現副作用，因此，必須考慮身體狀況與年齡等問題。

●干擾素對B型慢性肝炎的效果

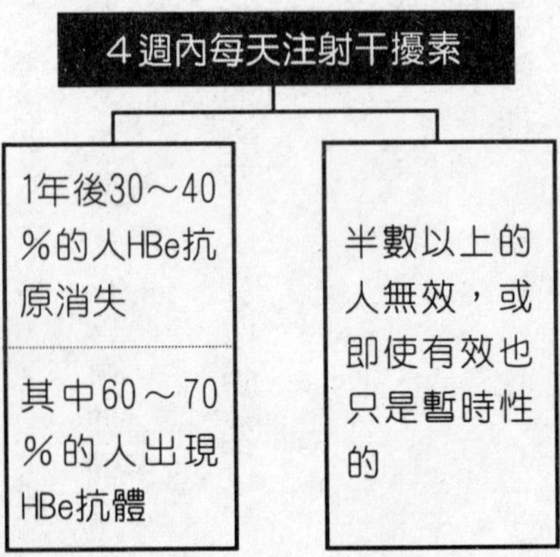
4週內每天注射干擾素
1年後30～40%的人HBe抗原消失
其中60～70%的人出現HBe抗體
半數以上的人無效，或即使有效也只是暫時性的

■LAMIBUDIN

新開發的愛滋病治療藥（口服藥），具有抑制病毒增殖的作用，對於B型肝炎的治療也有很好的效果。治療後可能會復發或出現副作用。今後可以併用干擾素，因此，使用例可能會增加。

●免疫調整療法

■類固醇劑

以人工方式合成在體內製造的類固醇荷爾蒙的藥物，具有強大抑制發炎症狀的作用，並且能夠調整免疫功能。

治療B型肝炎時，在三週內大量使用類固醇劑（潑尼松龍），接下來突然中止使用，藉著這個影響提高免疫力（類固醇脫離療法）。只要巧妙進行這個治療法，可以得到非常好的效果。但是，類固醇劑具有增加病毒的作用，效果太強時可能會造成不良影響（目前並沒有採用這個方法）。

■其他的藥物

新開發的藥物 Propagermanium 能夠提高免疫力，具有抑制病毒增殖的效果，屬於口服藥，使用方便，因此使用例增加。

此外，目前還有其他抑制病毒活動、提高免疫力的藥物正在研發中。

●其他的藥物療法

接受抗病毒療法或是免疫調整療法效果不足的人，可以配合使用保護肝細胞的藥（肝庇護劑）或漢方藥，以抑制肝炎進行（參考一六九頁）。

這些藥物療法很難完全治癒B型慢性肝炎，但是可以期待一定的效果。即使是活動型肝炎，只要接受專門醫生的指示，持續定期診療與家庭療法，就能延遲肝炎的症狀。

C型病毒肝炎

家人間的感染與性行為的危險性

回 很少來自母體的感染

C型肝炎病毒是一九八九年發現的病毒。感染方式與B型相同，是因為接觸感染C型病毒的人的血液或體液造成的感染。

感染力不像B型病毒那麼強，因此不會經由性行為感染，也不會感染給家

專欄

B型肝炎的疫苗效果

為了防止B型病毒的感染，對於沾到感染者血液、體液的物品或性行為等都必須注意。此外，為了預防母子感染，必須接種疫苗。

感染B型病毒的女性，生產時暫時補充免疫功能的藥物（抗HB球蛋白），立刻注射到新生兒體內。接下來在出生後二、三、五個月，必須接種三次疫苗（HB疫苗），這樣就可以真正免疫。

藉此可以防止B型病毒的母子感染，因此新的B型肝炎患者大幅度減少。

成人後感染時，在感染後的四十八小時內，能夠藉此方法加以預防。在醫療現場不小心被沾有病毒的針刺到時，可以採用這個方法。

此外，HBe抗原為陽性的帶原者的家人和配偶、大量使用血液製劑的血友病或透析的人、白血病等的患者，以及長期停留在國外的人等，感染B型病毒的危險性也很高，最好接種疫苗。只要接種疫苗，幾乎就沒有感染的危險性。

人或朋友等(在日常生活中感染的危險性為B型的一萬到十萬分之一以下)。

與B型同樣的,會經由懷孕或生產而感染,但是機率較低,只有二~三%。即使感染,危險性也不像B型那麼高。

此外,不會在嬰兒期經由母親的體液或母乳等感染,也不會因為病毒附著在飲食上而經口感染。

回 來自醫療現場的感染不斷擴大

從五十年前開始,國內感染C型病毒的人數迅速增加。主要是因為輸血和不衛生的注射針、手術刀以及其他醫療用具等造成的。

其中輸血造成的感染佔三十~三十五%,大半是在醫院或診所等,或在學校集體進行預防接種時造成感染。

當時並不知道是病毒引起的肝炎,因此不斷擴大。現在醫療衛生狀況大幅

●C型病毒的感染途徑

感染途徑	經由皮膚或黏膜感染(經皮感染)
感染力	日常生活中的感染較少(危險性為B型的十萬分之一以下)
主要感染源	注射針、手術刀及其他醫療用具、輸血、血液製劑、刺青等(來自母親的感染或性行為感染較少見)

度改善，因此與過去相比，來自注射針及其他醫療用具的感染已大幅度減少。

其中經由輸血造成的感染，從一九九二年開始，由於預防技術提升，幾乎沒有感染的危險性。因此，C型肝炎患者今後會持續減少。

感染後的經過與發病的危險性

回　六十%的人罹患急性肝炎

一旦感染C型肝炎病毒時，症狀及其後的經過有不同的形態。

感染者中，大約六十%的人經過一～二個月的潛伏期，會出現急性肝炎症狀。其餘四十%的人很少出現症狀。

出現急性肝炎症狀時，其中七十%的人能完全痊癒，從體內排出病毒。

●輸血引起肝炎的危險性減少

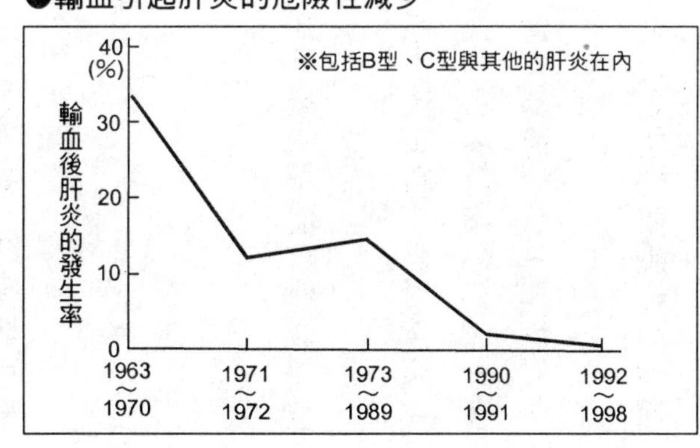

剩下三十%的人體內殘留病毒，變成「帶原者」（持續感染病毒的人）。其中約八十%的人會變成慢性肝炎。

剩下二十%的人，肝功能檢查的結果無異常（稱為「無症候性帶原者」）。B型未發病的帶原者不會罹患肝炎。C型者進行精密檢查（肝臟切片檢查），就會發現一般的肝功能檢查無法發現的輕微肝炎。

因此，將來可能會變成真正的慢性肝炎。

回C型病毒容易慢性化

因為感染後不容易出現症狀，所以許多人都在不知不覺中可能會變成慢性肝炎。

變成慢性肝炎的人達半數以上。很多人是在接受健康檢查時才發現疾病。包含各種狀況在內，感染C型肝炎病毒者時間較長的人（持續感染者）多達百萬人，其中三分之二會成為慢性肝炎，五分之一會成為無症狀（無症候帶原者（B型則相反，以無症狀的帶原者較多⇩一三六頁）。

成人後才感染B型肝炎時，通常不會變成慢性肝炎。C型則與感染的時期無關，即使成人後感染，成為慢性肝炎的比例也相當大。

C型病毒比B型病毒更容易慢性化。

C型肝炎發病後的經過

回 C型急性肝炎的症狀輕微

一旦罹患C型急性肝炎時，會出現發燒、全身倦怠、食慾不振、黃疸等一般急性肝炎的症狀。不過，與A、B型急性肝炎相比，症狀比較輕微。

發燒的人比B型更多（二十～四十％）。不會像A型一樣出現三八度C以上的高燒。

出現黃疸的人比A或B型少（半數以下），GOT・GPT（AST・ALT）值通常僅止於二百～三百（其他急性肝炎通常會超過一千）。

很少人會變成危險的猛爆性肝炎，比A型或B型更少（占患者的〇・一％以下）。

●感染C型肝炎病毒後的經過

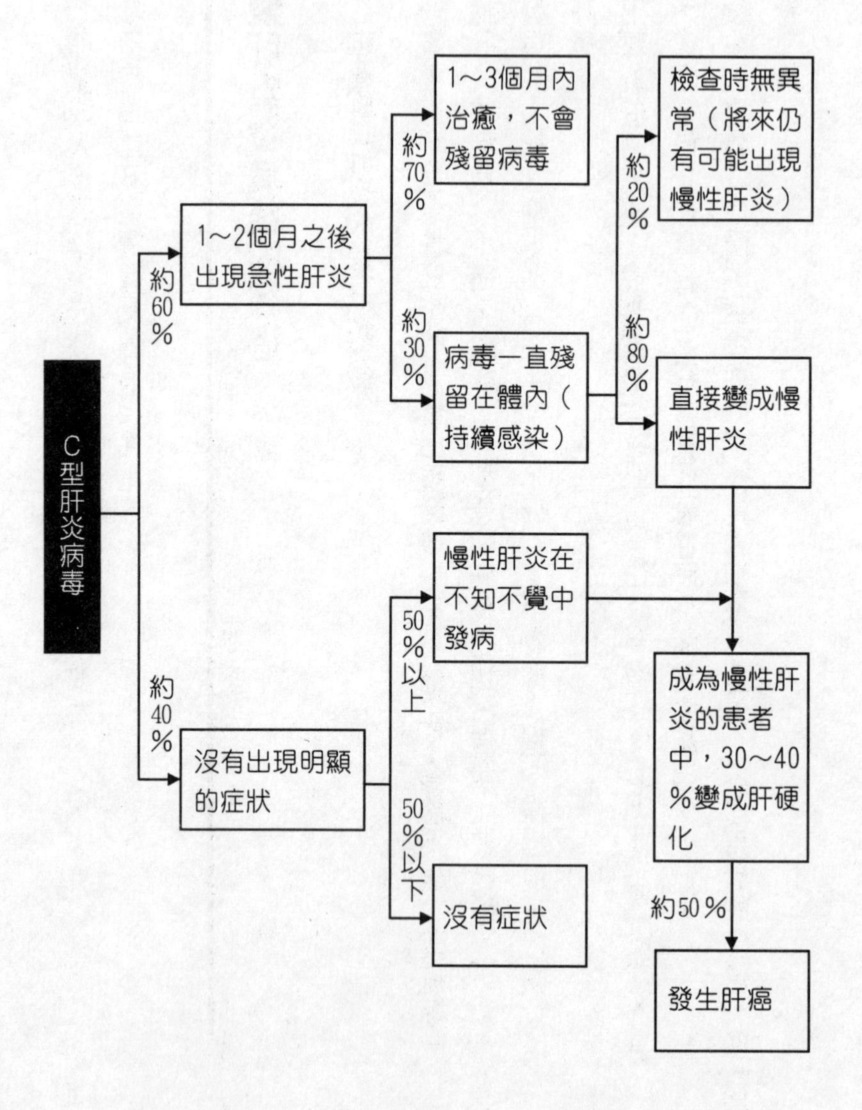

專欄

C型肝炎是「活化石」

現在大部分的生物，都具有將遺傳訊息傳給子孫的DNA（去氧核糖核酸）成分（稱為DNA生物）。而遠古時代則是遺傳訊息保存於RNA（核糖核酸）的RNA生物的全盛期。

因為DNA不容易遭到破壞，適合用來保存基因，因此DNA生物增加，RNA生物慢慢的滅亡。結果，只有部分病毒（稱為「RNA病毒」）殘存下來，成為『活化石』。

最近成為話題的愛滋病毒或流行性感冒病毒等，其中有許多就是RNA病毒。這些病毒容易引起突變，在人體內一部分成分會不斷的改變，使得保護身體的免疫機能不能夠發揮作用，無法製造出有效的疫苗。

C型肝炎病毒也是RNA病毒的同類，容易引起突變，使得免疫功能無法順暢發揮作用。因此，C型病毒的感染容易長期化，最後變成慢性肝炎，影響非常大。

急性肝炎的痊癒期間和A型或B型大致相同，通常為一～三個月。

C型慢性肝炎會出現輕微的倦怠感或食慾減退等現象。沒有進行到相當嚴重的地步時，不會出現特別的症狀。

回C型慢性肝炎進行緩慢

有關C型慢性肝炎的經過，首先穩定狀態會持續五～十年，然後肝功能慢慢惡化，平均發病後二十年會變成肝硬化，再過十年會罹患肝癌。不過還是有很大的個人差異，半數以上患者發病後二十年以上還是持續輕微的狀態。

一般而言，疾病進行到某種程度之後就會減慢速度。部分B型的情況也是如此，五～十年內很少變成肝硬化。但是肝炎依然持續進行，體內還是殘留病

●C型急性肝炎的特徵

項　目	主要特徵
從感染到發病為止的期間	1～2個月（許多人不會罹患急性肝炎）
症狀的特徵	20～40％的人出現發燒症狀，比Ａ型症狀輕微。出現黃疸的機率為50％以下。
重症度	比Ａ型或Ｂ型輕微。
猛爆化	0.1％以下變成猛爆性肝炎
慢性化	約佔急性肝炎發病者的30％

毒。

肝炎的進行度越高，變成肝硬化的危險性就越大，進行的速度也會加快。

因此，最初肝功能比B型穩定，如果沒有接受適當的治療，過了十～二十年之後，肝功能可能急速惡化。

罹患C型慢性肝炎的人之中，大約三十～四十％會變成肝硬化。罹患肝硬化之後，半數以上在十年內會變成肝癌。

●C型慢性肝炎進行的典型形態

發病後5～10年，肝功能持續比較穩定的狀態

發病後經過10～20年，肝功能突然急速惡化

發病後20年左右變成肝硬化，接下來的10年內變成肝癌

由C型檢查結果得知的事項

回　出現表示感染症狀的「證據」

為了把握C型病毒的感染狀態，與B型肝炎同樣的，必須調查「病毒感染

『標記』。也就是說，C型肝炎病毒標記檢查是不可或缺的。

一旦感染病毒時，病毒外皮和裡面的蛋白（抗原）會出現在血液中，保護身體的免疫功能也會產生反應，製造出與病毒對抗的免疫成分（抗體），也出現在血液中。

可以抽血進行病毒標記檢查。不過，C型病毒是最近才發現的病毒，因此不像B型檢查一樣，目前還沒有完全確立詳細找出病毒各種成分的技術。

目前可以發現的是，能夠對抗C型病毒（HCV）的免疫系統成分（HCV抗體），或是對付病毒中心蛋白的抗體（HCV中心抗體），以及C型病毒的基因成分（HCV－RNA）等。

通常感染C型病毒二～三週後，首先血液中會出現病毒的基因成分（HCV－RNA），再過二、三週至數個月內，就會出現免疫成分（HCV抗體、中心抗體）。

◎「HCV抗體為陽性」的人

進行一般的健康診斷或初診時，首先會檢查HCV抗體。發現HCV抗體

●經由C型肝炎病毒標記檢查可得知的事項

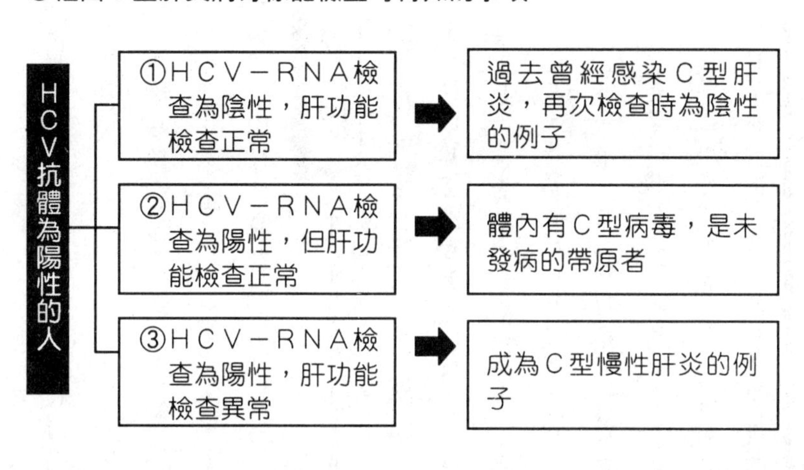

為「陽性」的人，表示①體內有C型病毒、②過去曾經感染C型病毒、③檢查結果不正確，必須再檢查，結果為非陽性（擬陽性），包含這三種情況。

為了調查詳細狀況，要進行基因成分的HCV－RNA檢查，以及GOT・GPT（AST・ALT）等肝功能檢查（一一五頁）。

如果沒有發現HCV－RNA（陰性），肝功能檢查也正常時，應該就是「②或③的例子」（不能過於安心，必須仔細判斷）。

發現HCV－RNA（陽性），肝功能檢查正常時，可以視為「雖然體內有C型病毒，但是為未發病的帶原者（無症候性帶原者）」。如果HCV－RNA為陽性，肝功能檢查出現異常時，就是「C型慢性肝炎」。

所謂肝功能檢查異常，是指①GOT、GPT同時上升，GPT比較高、②調查血液中蛋白的ZTT・TTT檢查（一二〇頁）出現異常值、③與飲酒無關，γ－GTP容易上升等變化，都是診斷C型慢性肝炎的標準。

專欄

第二代、第三代HCV抗體

HCV抗體檢查是C型病毒標記檢查的一種。是在C型病毒發現後不久開發出來的檢查法。最初的技術水準較低，檢查的精密度並不高。但是，後來加以改良，新型的HCV抗體檢查登場，最近又開發出更新的檢查法。

各稱為「第二代HCV抗體」、「第三代HCV抗體」。在日本使用兩者兼用（利用第二代HCV抗體，能夠得到相當正確的檢查資料）。

日本紅十字會捐血中心進行血液檢查時，也使用新型的HCV抗體。併用HCV抗體的「量」的檢查與肝功能檢查，能使檢查結果更為正確。

治療C型肝炎的重點

回　以藥物治療慢性肝炎

C型肝炎治療的最大重點，在於防止急性肝炎變成慢性肝炎。目前並沒有確實的方法，因此，與B型同樣的，只能靜養，進行食物療法（第四章），減輕肝臟的負擔，避免肝炎惡化。

C型的症狀大都較輕，不需要住院，可以在家中療養。沒有慢性化時，一～三個月內就能自然痊癒。變成慢性肝炎時，最初GOT・GPT（AST・ALT）值正常，大多數患者都僅止於八十以下的輕微上升狀態。

但是，即使GOT・GPT值不高，C型慢性肝炎也會慢慢進行。因此，超過正常值的人，必須考慮採取藥物治療（藥物療法）。

回　干擾素非常有效

一般而言，採用干擾素以及保護肝臟的藥物（肝庇護劑）。最初檢討是否使用干擾素，必要時要使用肝庇護劑。

目前使用的干擾素分為α和β型兩種（參考一六三頁）與B型同樣，必須配合患者的狀況，選擇其中一種。

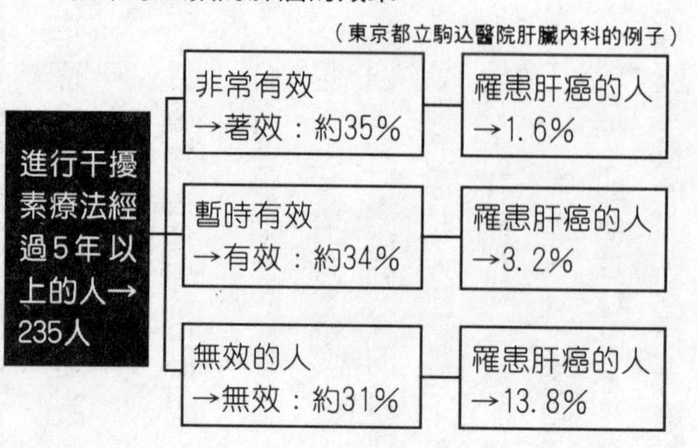

目前健康保險對於C型慢性肝炎患者給付使用干擾素六個月。**最初二週每天注射，接下來一週注射三次，持續六個月。**

治療效果因人而異，各有不同，如果非常有效，就能排出病毒，使得GOT・GPT（AST・ALT）值恢復正常（著效）。

這時，配合病毒量增減的HCV中心抗體會降低，而HCV－RNA與中心抗體兩者消失（陰性）持續六個月以上時，可以判斷為「有可能完全治癒C型慢性肝炎」。

接下來必須進行定期檢查，這種狀態持續二年以上時，就可以視為「體內沒有殘留病毒，

●C型慢性肝炎的藥物療法

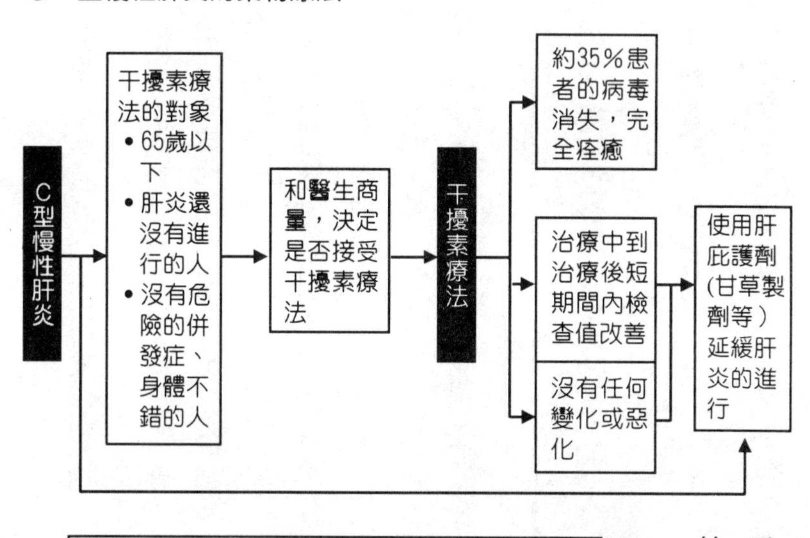
C型慢性肝炎
干擾素療法的對象
•65歲以下
•肝炎還沒有進行的人
•沒有危險的併發症、身體不錯的人
和醫生商量，決定是否接受干擾素療法
干擾素療法
約35％患者的病毒消失，完全痊癒
治療中到治療後短期間內檢查值改善
沒有任何變化或惡化
使用肝庇護劑（甘草製劑等）延緩肝炎的進行

已經完全治癒」（以後還是要接受定期檢查）。

小常識

干擾素對癌症有效

干擾素原本是「感染病毒的細胞為了保護自己而分泌的蛋白」，具有抑制病毒增殖的作用。

分泌干擾素的細胞，依總類的不同而分為（α、β與γ）三種形態。

體內分泌的干擾素數量非常少，光靠這些干擾素，無法獲得足夠的療效。

因此，藥廠以人工方式大量生產與α、β型同樣成分的干擾素。這種「干擾素藥物」可以用來治療慢性肝炎，同時也可以用來治療腎臟癌、皮膚癌與白血病等。

◎效果不彰時必須使用其他藥物

使用干擾素有效，但是效果不彰，GOT•GPT（AST•ALT）值只在治療時或治療後短期間內恢復正常，出現暫時性效果（有效、稍微有效）的例子也不少。

治療後檢查值反而惡化，或是沒有出現變化的人也不少（惡化、無效）。

除了非常有效者之外，包括暫時出現效果的人在內，表示獲得預防肝癌的效果，可以降低將來發生肝癌的機率。使用干擾素無效時（包括出現暫時效果的人在內），可以使用肝庇護劑以抑制肝炎進行。

使用干擾素容易產生效果的人

◎病毒量越少越有效

干擾素的治療效果因人而異，各有不同。事先了解治療效果非常重要。

●干擾素容易產生效果的人

最容易產生效果的人	最無法產生效果的人
①病毒量血液1ml中為10萬個（10^5copy）以下的人 ②C型病毒型為「2型」的人 ③體內C型病毒的變異持續進行（變異度較大的人） ④肝炎尚未進行到「肝硬化的前階段」（F3→132頁）的人	①病毒量血液1ml中為10萬個（10^6copy）以上的人 ②C型病毒型為「1b型」的人 ③病毒沒有發生變異，維持原先狀態（野生株）的人 ④肝炎進行到「肝硬化的前階段」以上（F3以上）的人

影響干擾素療效的，包括①體內的病毒數量、②病毒的形態、③病毒的變化程度、④肝炎進行的狀態等四大條件。

①藉由HCV－RNA檢查值就可以了解病毒量。血液中的病毒量為十萬個以下的人，干擾素較容易產生效果（對七十～八十％人非常有效）。

反之，病毒量多達一百萬個以上時，非常有效的比率為五％。

C型肝炎病毒因基因成分構造的微妙差距，分為六種形態，②就是指這種情況。目前發現一與二型兩種。

一型分為1a與1b，二型分為2a與2b。1b佔七十％，2a約佔二十％，2b約佔百分之幾，1a型很罕見。無法特定出形態的人將近五％。

使用干擾素產生的效果，依序為2a、2b、1b型，其中2a型「非常有效」（著效例）者為六十～六十五％。1b型比較少，為十五～二十％。

當2a型的病毒量很少時，有效率提高。1b的病毒量很多時，有效率會降低。

C型病毒（野生株）通常會在人體反覆突變，形成變化（變異株）。體內的C型肝炎病毒產生變化時，對於干擾素的效果會造成影響。依照前述③的條件，體內病毒發生變化的人，治療效果比較高。

④是慢性肝炎的進行度，進行到「肝硬化的前階段」時，干擾素幾乎無效。因此，必須在肝炎初期時使用干擾素。

干擾素的副作用與新的治療法

回 出現類似感冒症狀的副作用

干擾素引起的各種副作用中，最常見的是開始治療後一週內的初期副作用，包括惡寒、發燒、頭痛、關節痛、身體倦怠等類似感冒的症狀。大半患者都會出現這些副作用。

這時，部分患者的保護身體作用的白血球和凝固血液的血小板會減少（極端減少時，必須中止干擾素療法）。

治療後半個月到二個月的中期時，會出現情緒低落或情緒不穩定、不安感、失眠等精神症狀，以及食慾不振、噁心等消化器官症狀。

到了治療後期（治療兩個月後），會出現掉髮或眼睛異常（眼底出血）等病變、特殊的肺炎（間質性肺炎）、類似慢性關節風濕的免疫系統疾病（自體免疫疾病）等。但是，中期和後期時出現真正副作用的人並不多。

●干擾素的副作用

時　間	副作用的種類
初期的副作用(開始治療後2週內)	惡寒、發燒、頭痛、關節痛、肌肉痛、全身倦怠感、皮膚病變、白血球或血小板減少等
中期的副作用(開始治療後半個月到2個月)	抑鬱症狀（情緒低落）、情緒不穩定、不安感、失眠、食慾不振、噁心等
後期的副作用(2個月以後)	掉髮、間質性肺炎、眼底出血、自體免疫性疾病（慢性關節風濕等）

※大半患者的身上都會出現初期的副作用，中期～後期的副作用較少（1～2%以下）

回 觀察治療情況，請醫生說明

六十五歲以上的肝炎患者疾病容易進行，加上體力較差，因此干擾素的副作用較強，必須慎重使用。

罹患其他疾病或障礙、身體狀況不好的人等也必須注意。

除此之外，其他的人都可以採用干擾素療法。是否能利用干擾素治療，必須經由主治醫生充分說明副作用的危險性與治療效果，仔細評估之後由患者自行決定。有些患者使用干擾素很難產生效果，也就是病毒為1b型，病毒量特別多的人，同時有副作用的危險。

即使干擾素的效果不佳，但是可以延遲肝炎進行，因此，還是可以考慮接受治療。目前還沒有實際治療狀況的具體資料。

回 新的對策可以提高治療效果

今後可能會使用新型干擾素或調整使用期間、併用其他藥物等，以提高干擾素的治療效果。新型干擾素稱為「CONSENSUS干擾素」，即使病毒量較多的例子，效果也很高。

有關干擾素的使用期間，如果從六個月延長為一年以上，療效可能會更強。只要採用新藥並延長使用期間，相信能夠得到充分效果的人會增加。

另一種新藥LIBABILIN，能夠抑制病毒的增殖（抗病毒藥），併用干擾素能夠有效提高藥效。干擾素療法目前持續改良中，即使現在尚未產生明顯效果，也不要因此而悲觀。

「肝庇護劑」的治療效果

回 Glycyrrhizin（甘草製劑）可抑制發炎症狀

使用干擾素無效，GOT・GPT（AST・ALT）一直出現五十～八十以下數值的人，可以使用**肝庇護劑**。

肝庇護劑包括甘草製劑與膽汁酸劑及其他，大都用來治療B型慢性肝炎。

甘草製劑是由漢方的生藥甘草中取出的，主要成分是甘草。是最常使用的肝庇護劑。這個藥物不像干擾素能夠抑制病毒的增殖，也無法去除病毒，但是

●甘草製劑療法的進行方式

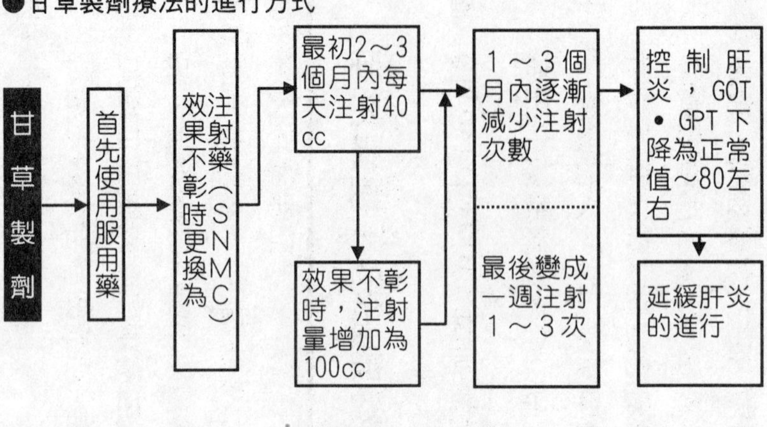
甘草製劑
首先使用服用藥
注射藥（SNMC）效果不彰時更換為
最初2～3個月內每天注射40cc
效果不彰時，注射量增加為100cc
1～3個月內逐漸減少注射次數
最後變成一週注射1～3次
控制肝炎，GOT・GPT下降為正常值～80左右
延緩肝炎的進行

卻能使肝臟發炎症狀鎮靜化。

包括服用藥（Glycyron）與注射藥（強力明發健C）兩種。通常先使用口服藥，效果不彰時再更換為注射藥。

使用注射藥強力明發健C（SNMC）時，最初二～三個月每天注射四十cc（效果不彰時，注射量增加為每天一百cc為止）。GOT‧GPT值下降到某種程度時，接下來一～三個月內必須慢慢減少注射次數，最後變成一週注射一～三次。

採取注射療法時，患者的負擔較重，每週必須前往醫院好幾次，但只要耐心持續，通常GOT‧GPT（AST‧ALT）就能下降到正常值～八十的範圍內。

不過，體內無法排出病毒，停止使用時肝炎

專欄

使用漢方藥時的注意事項

B型或C型慢性肝炎，也可以使用漢方藥加以治療。漢方藥具有抑制發炎，促進肝細胞再生的作用。只要高明使用，就可以抑制肝炎的進行。

最常使用的漢方藥，包括小柴胡湯，此外還有大柴胡湯和柴苓湯、桂枝茯苓丸、補中益氣湯、十全大補湯，以及其他各種漢方藥，這些都對慢性肝炎有效。

使用漢方藥時，必須根據患者的體質、身體與疾病狀況，選擇適合的漢方藥。如果使用與患者不合的漢方藥，則不僅無法出現效果，也可能會出現嚴重的副作用（和治療經驗豐富的中醫師或藥劑師商量）。

使用干擾素療法時，併用漢方藥可能會出現嚴重的肺炎等副作用，因此，在使用干擾素的期間內，必須中止服用漢方藥。

可能復發。

回 抑制肝炎變成肝硬化

B型或C型慢性肝炎患者，必須盡可能抑制GOT•GPT的數值上升。利用甘草製劑等將平均值控制為八十以下，就不容易變成肝硬化。

甘草製劑的效果不足時，必須進行干擾素療法，再使用甘草製劑。以這種方式治療，即使干擾素的效果不彰，但藉著甘草製劑就能夠發揮很好的效果。

此外，甘草製劑的副作用比干擾素少。但是大量使用時，可能會造成血壓上升、血液中的鉀減少，產生脫力感或食慾不振、心律不整等症狀。

另一種肝庇護劑是膽汁酸劑。這個藥物是由膽汁成分合成的。比較著名的藥物是熊去氧膽酸。

熊去氧膽酸原本是膽結石的溶解劑，具有降低GOT•GPT值的作用，最近用來治療部分的C型慢性肝炎。

其他病毒肝炎

原因不明的病毒肝炎很多

回 D型會對B型帶原者造成感染

引起肝炎的病毒，包括A、B、C型與D型、E型。

D型是一種特殊的病毒，沒有B型的幫助就無法增殖，會和B型一起感染，或對B型帶原者造成重複感染（體內不存在B型就不會發病）。

感染途徑與B型相同（➔一三六頁），一旦感染時，大都會成為重症肝炎。

B型帶原者重症化時，必須懷疑可能感染D型病毒。

主要出現在地中海沿岸與北歐、北美等地，國內比較罕見。

回 E型大流行的地區

E型是和A型類似的病毒，會因為經口攝取感染病毒的飲食而感染。

症狀和A型一樣，會出現食慾不振、噁心、黃疸等急性肝炎的症狀（不會慢性化）。

在印度、巴基斯坦、中國南部、東南亞等地經常大流行，在日本很少見。前往熱帶或亞熱帶地區旅行，或停留在當地時，一定要注意飲食衛生。

在國內引起的急性肝炎約佔二十%、猛爆性肝炎約三十%、慢性肝炎約五%，病毒原因不明，可能是A、B、C、D、E型以外的未知肝炎病毒存在於體內造成的。

先前敘述過，寄生在肝臟以外的肝炎病毒以外的一般病毒，亦即可能會引起皮膚或呼吸器官疾病的病毒（單純疱疹病毒、德國麻疹病毒、EB病毒、腺病毒等），也可能引起肝炎。

但是，這類型肝炎不會重症化，也不會慢性化。

●引起肝炎的病毒

形態	病毒名稱
肝炎病毒	A、B、C、D、E 型
其他的病毒	• 單純疱疹病毒 • 水痘病毒 • ＥＢ病毒（傳染性單核症） • 德國麻疹病毒 • 腺病毒（感冒、流行性角結膜炎等） • 人缺乏免疫病毒（愛滋病毒） • 愛波拉病毒（愛波拉出血熱） • 克沙奇病毒與其他

6 酒精性肝障礙患者持續增加

容易罹患酒精性肝障礙的人

回 國人的飲酒量持續增加

酒精是僅次於肝炎病毒的肝臟大敵，歐美人士的飲酒量較多，因此，肝障礙原因大都來自酒精。

國人罹患酒精性肝障礙的比例雖然不像歐美那麼高，還是佔所有肝障礙的十%左右。近年來酒的消耗量持續增加，因此，酒精性肝障礙也有逐漸增加的趨勢。

病毒性肝炎患者如果過度飲酒，也會造成肝功能惡化。

雖然有很大的個人差異，但是一般而言，如果用清酒換算，每天喝〇・五公升以上的人（女性〇・三五公升以上）持續五年，肝臟就會出現一些障礙。

回 酒精促使病毒肝炎惡化

上述狀況稱為「習慣飲酒者」。一旦肝臟出現毛病時，首先必須考慮是酒精造成的。只要戒酒，就能大幅度改善GOT‧GPT（AST‧ALT）值和γ—GPT（一一七頁）等檢查值，同時，如果沒有感染肝炎病毒，就可以視為「疑似酒精性肝障礙」。

接下來必須利用超音波或CT檢查等畫像檢查，以及其他專門檢查詳細診察。

感染肝炎病毒時，可以視為「與酒精性肝障礙和病毒性肝障礙都有關」。

有關酒精引起的肝障礙，過去認為是因為持續飲酒以及飲食內容偏差，導致營養狀態惡化，因此造成肝障礙。但是，近年來發現可能與酒本身，或是酒精在肝臟處理時產生的有毒物質（乙醛）的作用有關。

●日本人罹患酒精性肝障礙的比例

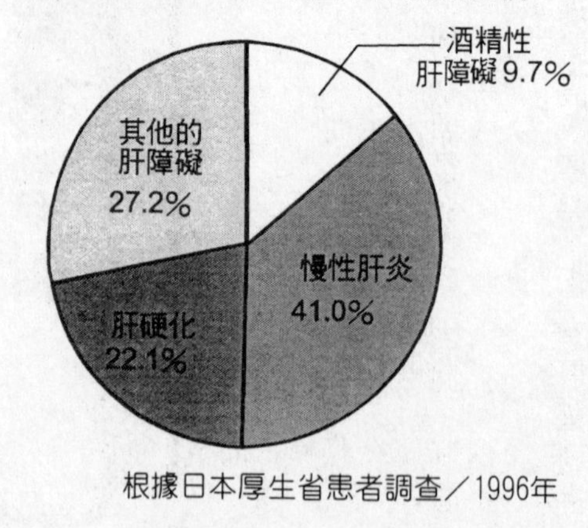

根據日本厚生省患者調查／1996年

這些成分會引起過剩的免疫反應。而這個影響會損傷肝細胞。

酒精性肝障礙的四種形態

回　罹患肝炎可能導致死亡

酒精性肝障礙，包括脂肪肝與肝纖維症、肝炎、肝硬化等。其中，酒精性脂肪肝是因為過度飲酒，肝臟積存脂肪引起的，近年來有增加的趨勢（參考「脂肪肝」項目）。

通常無症狀，但是，放任不管而持續大量飲酒時，會使得肝細胞逐漸被破壞，纖維成分增殖。這些變化出現在部分肝臟時，稱為肝纖維症，是比酒精性脂肪肝稍微惡化的狀態。

●酒精性肝障礙的標準

◎「習慣飲酒者」或「大量飲酒者」發生的肝障礙 ◎戒酒時，GOT・GPT（AST・ALT）與γ－GPT等檢查值大幅度改善 ◎並未感染肝炎病毒 ◎其他（各種檢查資料等）

※**習慣飲酒者**：以清酒換算，每天喝0.5公升以上（女性為0.35公升以上）的飲酒者，持續5年以上的人

※**大量飲酒者**：以清酒換算，每天喝1公升以上，持續10年以上的人

※因為上記條件而感染肝炎病毒的人，可能與酒精和病毒兩者都有關

當肝細胞的發炎或破壞為輕度症狀時，GOT・GPT（AST・ALT）值只會上升些許而已。

如果持續飲酒，肝臟繼續受損，最後就會引起酒精性肝炎。

長年持續大量飲酒或過度飲酒時，容易引發酒精性肝炎。容易出現突然發燒或全身倦怠、噁心、右側腹肝臟腫大、疼痛、黃疸等急性肝炎的症狀。通常GOT・GPT（AST・ALT）值也會急速上升。

肝臟嚴重受損，遭破壞的肝細胞範圍廣泛時，可能會出現意識障礙、吐血、急性的嚴重腎障礙等危險併發症，有時會導致死亡。

回 不是「大量飲酒者」也必須注意

飲酒量相當大的「大量飲酒者」（每天一公升以上，持續喝十年以上），可能會出現慢性持續的酒精性肝炎。其中有不少例子直接變成肝硬化。

比「大量飲酒者」飲酒量略少一些的「習慣飲酒者」也必須注意，可能會引起急性的酒精性肝炎，然後變成酒精性肝硬化。

肝硬化時肝臟變硬，表面凹凸不平。和病毒性肝炎演變而成的肝硬化有點不同，肝臟表面的粗糙比較均勻。

初期時，只要戒酒就能改善症狀到某種程度。和其他肝硬化同樣的，初期沒有什麼自覺症狀，但是也可能會出現「血管浮出、手掌發紅」等嚴重的肝病症狀。

一旦進行時，會出現食慾減退、下痢、腹水等現象。

酒精性肝障礙的治療法

回　輕症時，控制飲酒量就能產生很大的效果

戒酒是治療酒精性肝障礙最有效的方法。屬於脂肪肝或肝纖維症的階段時，戒酒就能恢復正常。

不過，人體對於酒的反應有很大的個人差異，有些人即使沒有喝很多酒，

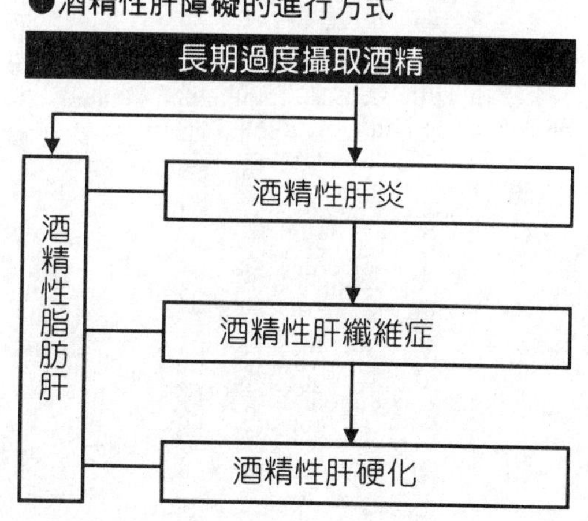

肝障礙卻進行得相當快速（女性較常見）。相反的，有些人的飲酒量相當大，病情卻沒有進行。

因此，當肝障礙屬於輕微狀態時，不必完全戒酒，可以配合個人的狀態控制酒量即可（參考第四章）。

伴隨肥胖或糖尿病時，最好一併進行熱量限制。

未罹患上述的併發症，不需要嚴格戒酒的人，可以參考本書介紹的「飲酒時對肝臟有效的食譜」，同時控制酒量，儘可能愛護肝臟。

回 前往專門機構戒酒

罹患酒精性肝炎或肝硬化時一定要戒酒。到達這個階段，大都已經變成酒精依賴症狀態，很難自行戒酒。這時，可以前往精神科或專門機構接受治療。

酒精依賴症患者一旦戒酒，將來因為肝障礙而死亡的人數可以抑制到百分之幾。控制飲酒時，死亡率超過十％。沒有控制飲酒時，死亡率將近四十％。

此外，高蛋白食等食物療法也很重要（參考第四章）。必要時可以使用保護肝臟的藥物（肝庇護劑➔一六九頁）或維他命劑等。

●經診斷為到「酒精依賴症」為止的期間（習慣飲酒期間）

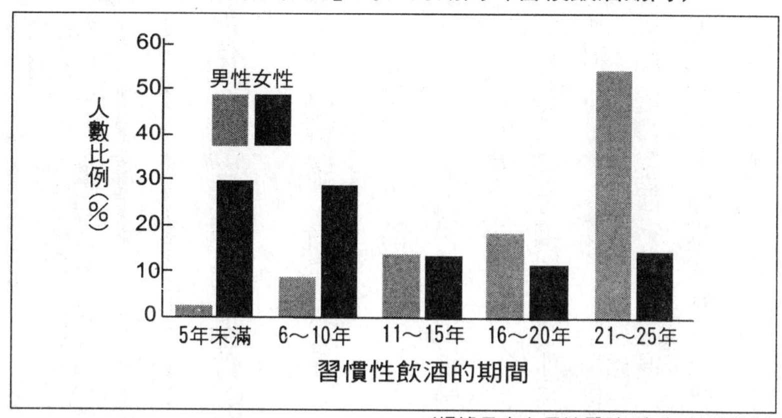

（根據日本久里濱醫院（高木敏）的資料

酒精性肝硬化進行時，容易出現腹水或食道靜脈瘤等併發症，必須接受與其他肝硬化同樣的治療（參考「肝硬化」項目）。

7 肝硬化的治療法很進步

肝硬化的原因和進行的方式

回 肝臟變硬、凹凸不平

肝臟中，充滿二千五百億到三千億個肝細胞，這些細胞的再生能力很強，稍微遭受破壞時能立刻修復、再生。

但是，若持續出現慢性肝炎的發炎症狀，肝細胞的破壞（壞死）與再生反覆幾次時，則肝細胞的再生能力就會減退，取而代之的是讓肝細胞相連的纖維成分（結締組織）增殖，形成『增殖的組織圍繞的多數肝細胞塊』。

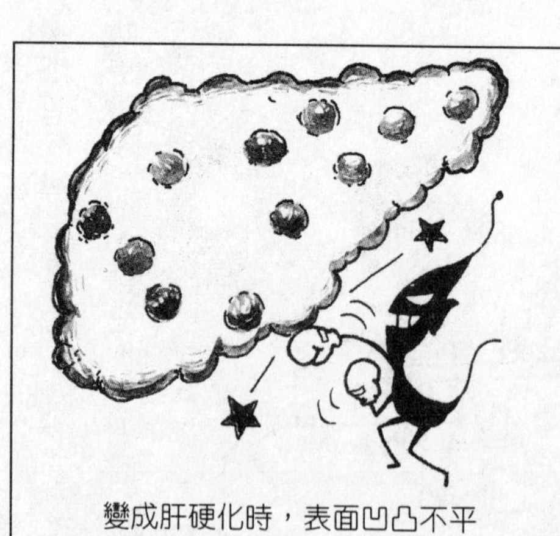

變成肝硬化時，表面凹凸不平

這種物質稱為「再生結節」。如果未妥善治療慢性肝炎，「再生結節」長期持續大量形成時，則會擴散到整個肝臟，使得肝臟逐漸變硬，表面粗糙、凹凸不平。

這就是初期肝硬化，肝臟的慢性發炎症狀慢慢消失，纖維成分增殖，使得肝臟內無數毛細血管的血流惡化，肝細胞的破壞與再生持續擴大，慢慢進行為肝硬化。

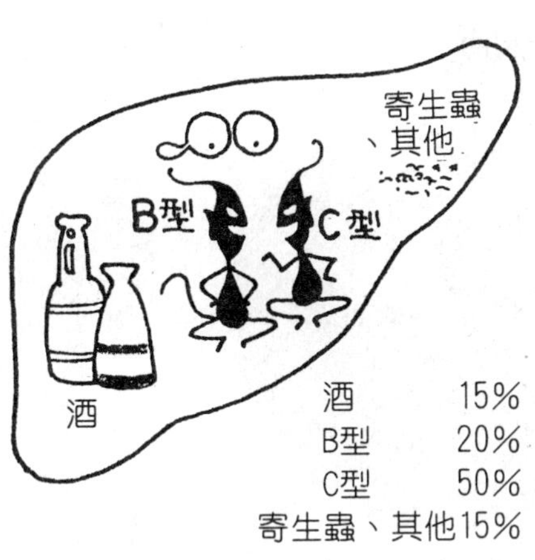

酒	15%
B型	20%
C型	50%
寄生蟲、其他	15%

回　從代償期轉移為非代償期

即使肝臟已經硬化，但是其主要機能依然會殘存一陣子。因此，對於日常生活不會造成很大的影響，也不會出現特別的症狀。

此時期稱為「**代償期**」（代償性肝硬化），如果這時趕緊抑制症狀，還是能夠長壽。

但是肝硬化持續進行，肝臟的功能不足，形成「**非代償期**」（非代償性肝硬化）的狀態時，

●肝硬化的原因

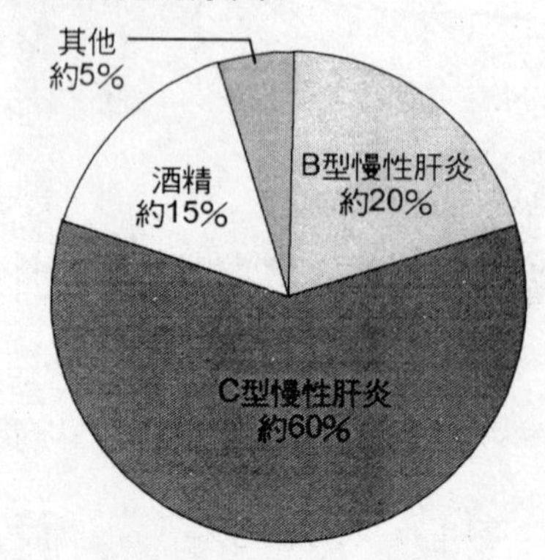

※其他原因包括「藥劑、自體免疫性肝炎、原發性膽汁性肝硬化、寄生蟲及其他」在內

就會對日常生活會造成阻礙，出現各種嚴重的症狀（後述）。

過去認為肝硬化的最大原因是「過度飲酒」，但是根據近年來的研究，國人的情形大都是因為病毒肝炎造成的，由B型慢性肝炎演變為肝硬化的例子，約佔所有肝硬化的二十％，由C型慢性肝炎進行的肝硬化約佔五十％。

由酒精引起的約為十五％，由特殊肝病（自體免疫性肝炎、原發性膽汁性肝硬化等）或寄生蟲（肝吸蟲等）與其他因素引起的約佔十五％。

特別需要注意的症狀

回 黃疸、腹水、意識障礙等症狀

用手指觸摸右側腹肋骨下方深處，發現肝臟變硬時，則表示罹患肝硬化。先前敘述過，在「代償期」的階段，大都沒有自覺症狀，不過有些人會出現疲勞感、倦怠、食慾減退、腹部不適等病症。

此外，也可能出現「臉色發黑、頸部和腹部、胸部、腹部等的血管浮出（蛛網狀血管瘤、美杜莎的頭）、胸部膨脹（女性化乳房）、手掌發紅（手掌紅斑）等嚴重肝病的症狀（詳細參考一〇六～一一三頁）。

進入「非代償期」時，肝功能顯著降低。除了上述的症狀之外，還會出現黃疸、腹水與意識障礙等症狀。

回 出現「青蛙肚」時必須注意

所謂腹水，是指腹部的胃或腸等內臟的縫隙中，出現過量的黃色透明液體

（淋巴液），正常量為二十～五十cc。

肝硬化進行時，體內積存鈉，使得血液中的水分增加。

此外，身體合成白蛋白的功能減退，水分容易由血管溢出。因此，腿與全身因為積水而浮腫，尤其腹部因為肝臟內的血流惡化，流入肝臟的粗大血管（門脈）的壓力升高，因此積存大量的水分（腹水）。

腹水量在一百cc以下時，屬於輕微情況，幾乎沒有自覺症狀。超過八百cc（中度以上）時，腹部會出現膨脹感，站立時腹水往下移動，下腹部會膨脹如青蛙肚一般。

意識障礙，則是因為分解有毒物質氨的功能減退、血液中的氨增加（高氨血症）。嚴重時，會出現昏睡狀態而威脅生命（稱為「肝性腦症」）。

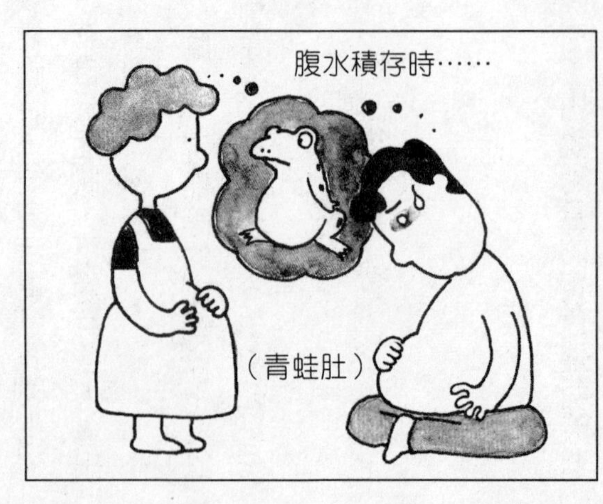

回 容易併發肝癌或糖尿病

肝硬化會引起各種併發症。其中最嚴重的是肝癌，約佔肝硬化的二五～三十％。此外，食道靜脈瘤也佔很大的比例，大約二五％的人會出現這種症狀。

一旦罹患肝硬化時，流向肝臟門脈的血流惡化、血壓上升，連接門脈的食道或胃的細的靜脈具有分流管的作用，當血流異常增加時，一部分會膨脹而形成「瘤」（↓靜脈瘤）。

此外，醣類的處理能力減退，血液中的葡萄糖異常增加，因此會成為糖尿病及其預備軍（耐糖力障礙）。

幾乎所有的人都會出現耐糖力障礙，最後成為真正糖尿病的人約達六十％。

出血時凝固血液的成分（凝血酶原及其他）的合成功能也會減退，因此容易流鼻血，或出

●肝硬化患者常見的併發症

◎肝癌→25～30%的人會發生
◎食道胃靜脈瘤→約25%的人會發生
◎糖尿病→約60%的人會併發糖尿病（包括糖尿病前階段的耐糖力障礙在內，幾乎全部的人都會併發糖尿病）
◎胃炎、胃、十二指腸潰瘍
◎腹水、胸水、浮腫
◎意識障礙（肝性腦症112頁）
◎肝功能不全（肝功能致命性的降低）

現皮下出血、痔瘡、胃腸出血（胃腸黏膜糜爛引起的出血）等症狀。

肝硬化及其併發症的治療效果

回 血液中的白蛋白減少

肝硬化的早期發現與早期管理相當重要，因此必須進行各種肝功能檢查。

調查血液中的蛋白（白蛋白、球蛋白）或膽鹼酯酶、出血時凝固血液的成分（凝血酶原及其他）的檢查數值是重要指標。

此外，肝炎檢查特別重視GOT•GPT（AST•ALT）值，因為發炎症狀而破壞的肝細胞全部消失之後，就能恢復正常值。但是GOT•GPT的平衡會改變，通常GOT

●肝硬化時需重視的檢查項目

◎GOT・GPT（AST・ALT）→GOT（AST）比GPT（ALT）低
◎膽鹼酯酶、白蛋白→減少
◎白蛋白與球蛋白比（A／G比）→1.0以下
◎TTT.ZTT→上升
◎膽紅素→上升
◎膽固醇→減少
◎IGC→15%以上
◎其他（腹部超音波檢查．CT檢查等，確認肝硬化的特有變化）

（AST）會稍微高一些。同時，也要進行各種畫像檢查，詳細把握肝硬化的有無或程度等，進行適當的治療。

回　只要進行適度的治療，依然能夠長壽

有關治療方面，目前並沒有劃時代的治療法，只能藉著藥物與食物療法，搭配日常生活注意事項，改善到某種程度。

●肝硬化的基本治療

藥物療法	•胃黏膜保護劑 •消化性潰瘍劑 •肝庇護劑（甘草製劑等） •高氨血症改善劑 •利尿劑等
其他的治療	•食物療法（代償期：高蛋白、高維他命／非代償期：蛋白量的調整等→參考第四章） •日常生活注意事項（→214頁） •治療併發症（190頁表）

肝硬化並沒有特效藥，只能配合患者的狀態，使用保護胃腸的藥物（胃黏膜保護劑、消化性潰瘍劑）等。到了「非代償期」時，可以使用減少血液中的氨的藥物（高氨血症改善劑），以及促進排尿順暢的藥劑（利尿劑）等控制病情。

先前敘述過，GOT•GPT（AST•ALT）會恢復正常值，但是到了「代償期」初期時，有些人的數值還是比較高，這時可以

使用保護肝臟的藥物（肝庇護劑➜一六九頁）。

回 因為食道靜脈瘤死亡的人大幅度減少

有關腹水或食道靜脈瘤、肝癌、糖尿病等併發症的治療，須配合必要進行。

出現腹水時，首先必須持續靜養並控制水分。

此外，經由食鹽攝取太多鈉時，體內的水分平衡會惡化，必須限制食鹽量。

腹水量太多時，可以使用補充血液中蛋白的藥物（白蛋白劑），或是增加尿量的藥物（利尿劑）。

有時必須利用特別裝置，將腹水再注入靜脈（腹水濃縮再注入法），或將特殊器具（腹水分路）埋入腹部。

●治療肝硬化的併發症

併發症	主要治療法
腹　水	•靜養、限制水分和鹽分 •服用白蛋白劑、利尿劑 •利用專用裝置或器具治療（腹水濃縮再注入法、腹水分路等）
食道靜脈瘤	•使用內視鏡的專門治療（內視鏡硬化療法、內視鏡食道靜脈瘤結紮術）
肝　癌	（參考192頁說明）
糖尿病	食物療法／限制熱量與其他

出現食道靜脈瘤時，可以利用內視鏡仔細檢查，有破裂的危險時，必須用橡皮筋綁住，再利用藥物加以凝固（內視鏡食道靜脈瘤結紮術、硬化療法）。

近年來這些治療法相當進步，因此，因為靜脈瘤破裂導致大出血的死亡率大幅度減少。

有關肝癌方面，只要妥善治療、管理肝硬化，就能預防到某種程度。即使已經形成癌症，只要早期發現、早期治療，就能獲得很好的效果。

併發糖尿病時，必須限制熱量，同時採用營養均衡的食物療法。

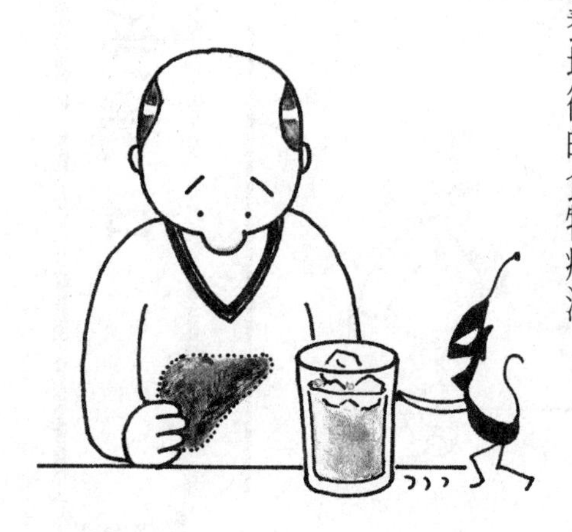

8 肝癌的新治療法備受矚目

肝癌中形態最多的一種

回肝癌急速增加

發生於肝臟的癌症，包括最初發生於肝臟的**原發性肝癌**，以及最初發生於其他臟器，然後轉移到肝臟的「肝癌」。一般所指的肝癌是原發性肝癌。

原發性肝癌，包括原來發生在肝細胞的（**肝細胞癌**），以及發生在負責收集肝細胞製造的膽汁（一〇一頁）並運送到肝臟內的膽管的（**膽管細胞癌**）。肝細胞癌佔原發性肝炎的九五％以上。

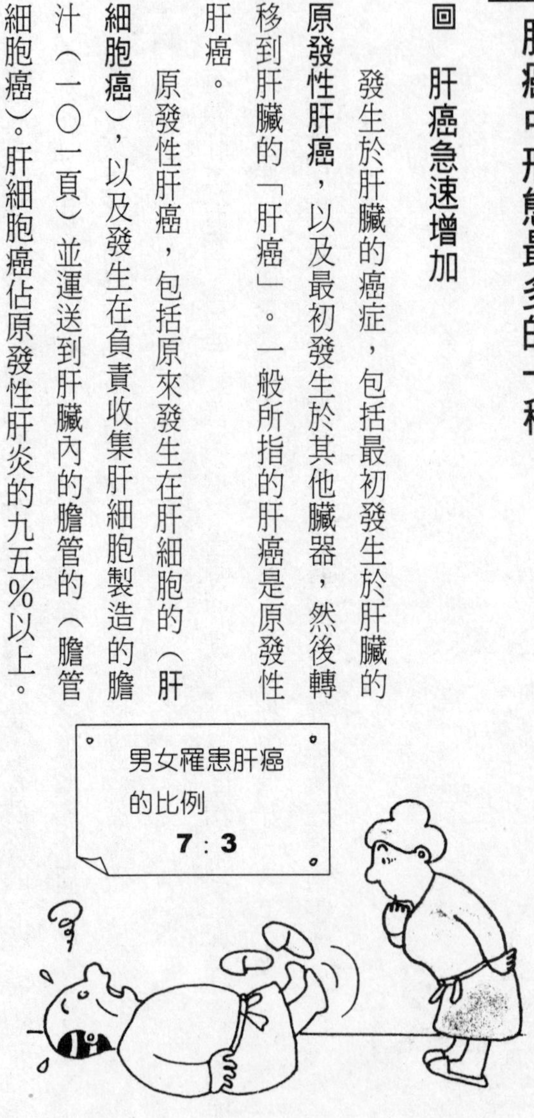

近年來這些肝癌顯著增加，每年有上萬人因為肝癌而死亡。其中七十％為男性，佔男性癌症死亡者數的十二％，為癌症死亡的第三位。

回　大都與病毒有關

雖然女性患者數比男性少，但是也佔女性癌症的九％左右，佔第四位。

肝癌大都是由肝硬化產生的，佔肝癌的七五～八十％。也有來自慢性肝炎的例子，約十五～二十％，幾乎沒有由正常肝臟發生的例子。

由原因來看，與肝炎病毒有關的較多，佔肝癌的九十％以上。

尤其與C型病毒關係密切，佔肝癌的七十％（與B型病毒有關的佔二十％）。

為了預防肝癌，初期就必須適當治療、管理由肝炎病毒引起的慢性肝炎或肝硬化。

●肝癌很容易由肝硬化發生

（肝癌的內容）

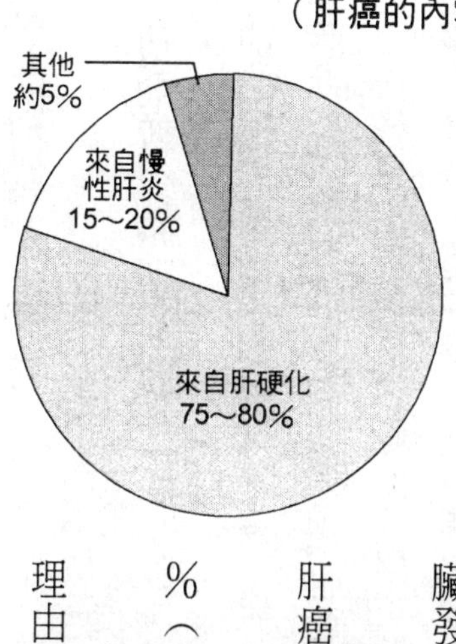

有效的肝癌治療法

回 初期較少特別症狀

即使罹患肝癌，初期幾乎沒有症狀。或是只出現食慾不振、噁心、腹部不適等症狀，因此很容易被忽略。一旦進行時，會覺得身體非常倦怠、體重減輕、貧血，最後會出現黃疸、腹水等嚴重肝硬化的症狀。疑似肝癌時，除了進行肝功能檢查之外，還要參考腫瘤標記檢查（一二三頁）。

此外，還要進行腹部超音波檢查或CT檢查、肝臟切片檢查（一二五頁）等，確認是否有癌細胞。發現癌細胞時，還要利用肝臟血管的X光檢查（血管造影）、MRI檢查、內視鏡（腹腔鏡）等檢查。

回 從各種治療法中選出最適當的

有關治療方面，各種新治療法陸續開發出來，因此效果比以前更好。

目前進行的治療法包括：①手術療法、②乙醇注入療法、③肝動脈塞栓療法、④電磁波凝固療法與⑤其他治療法等。配合肝功能的程度與癌症的狀況，採取最適當的治療法。

●肝癌治療法

對於肝臟的治療（局部療法）	• 手術療法（肝切除術） • 乙醇注入療法（PEIT） • 肝動脈栓塞療法（TAE） • 電磁波凝固療法（微波凝固療法／PMCT） • 其他（注入抗癌劑療法、放射線療法、溫熱療法及其他）
全身療法	• 化學療法／抗癌劑 • 免疫療法／提高免疫的藥物

■手術療法（肝臟切除術）

為了根本治療癌症，最有效的根本治療法，就是當癌的大小在三公分以下、三個以內，三公分以上只有一個時，可以採用手術療法（必須住院一～二個月）。

但是，如果產生肝硬化、肝功能減退，調查肝臟預備能力的檢查（ＩＣＧ、ＰＴ、血清膽紅素與其他➜參考一一五頁～一二四頁）數值不良時，由於肝臟無法忍耐手術的負擔，因此必須採取其他治療法。

■乙醇注入療法（ＰＥＩＴ）

一邊觀察超音波檢查畫像，同時從體外將針刺入癌細胞，接下來注入九十％以上濃度的

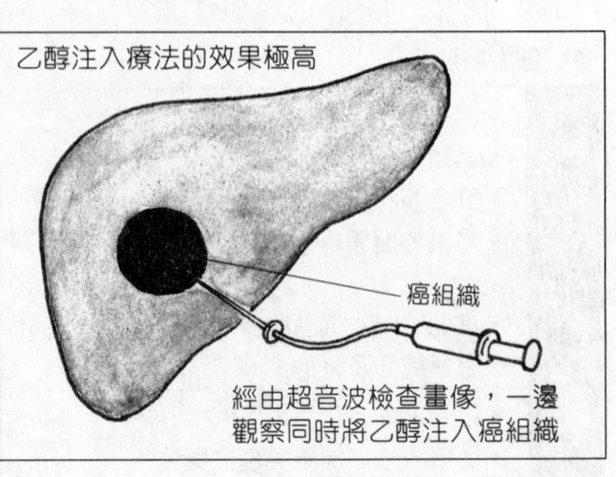

乙醇注入療法的效果極高
癌組織
經由超音波檢查畫像，一邊
觀察同時將乙醇注入癌組織

乙醇，使組織凝固、死亡的治療法。癌腫瘤的大小在三公分以下、三個以內的人可以進行這個療法，對於肝臟的負擔比手術療法更小，即使罹患肝硬化也可以進行。

但是，如果是進行性肝硬化，或是癌發生於肝臟內側，針頭無法到達時，或是體質無法接受酒精的人，都無法進行這個療法。

治療效果相當高，即使復發，只要立刻發現並再次注入乙醇，就能延命。

一次的治療費時十五分鐘。事前需進行詳細的檢查，因此要住院一週。注入需進行二～三次，因此必須住院二～三週。

■肝動脈塞栓療法（TAE）

將與癌腫瘤連接的肝臟動脈堵住，杜絕營養供給，使癌細胞死亡的治療法。

首先從大腿根部（腹股溝部）插入細長的管子（血管導管），利用X光透視將管子的前端誘導到將血液送達癌組織的肝動脈，然後再注入造影劑，以及一公分正方形的明膠海棉堵住動脈。

一個月內明膠海棉就會溶解，血流恢復。在這段期間內，癌組織會死亡（正常的肝細胞經由門脈血管得到血液，因此即使堵住動脈，也不會引起嚴重的障礙）。

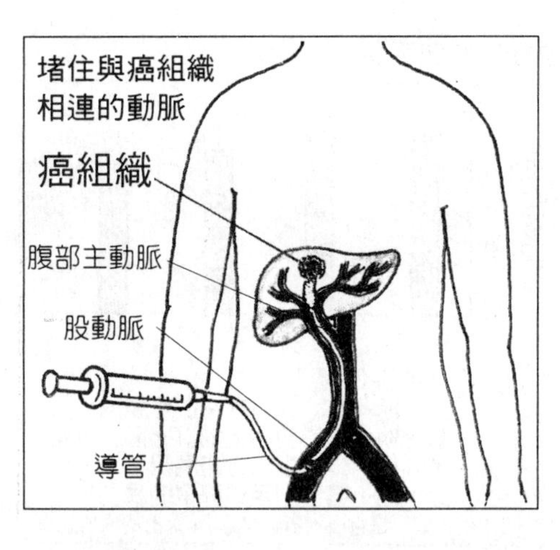

癌細胞的數目太多或是肝功能相當差時，不能進行這個方法。此外，進行肝動脈塞栓療法效果不彰時，可以混合抗癌劑，或是併用注入乙醇等其他療法。

■電磁波凝固療法（PMCT）

將微波爐使用的電磁波（微波）照射到癌細胞上，不耐熱的癌細胞會死亡，而正常的肝細胞不會受到嚴重的損傷。正式名稱為「經皮微波凝固療法」。

進行腹部麻醉後，刺入棒狀的電極，利用

腹部超音波檢查觀察，使尖端到達癌細胞，然後照射電磁波以凝固癌細胞。

與注入乙醇具有同等、甚至更好的效果，適用於處理小型癌症。進行這種療法的醫院今後會陸續增加。

■其他的治療法

使用細管（導管）從肝臟動脈注入抗癌劑，以及利用抗癌劑的補充治療（化學療法）、照射X光的放射線療法、提高免疫功能的藥物與損傷癌細胞的免疫療法等，都可以併用。

●罹患肝癌而獲救者增加

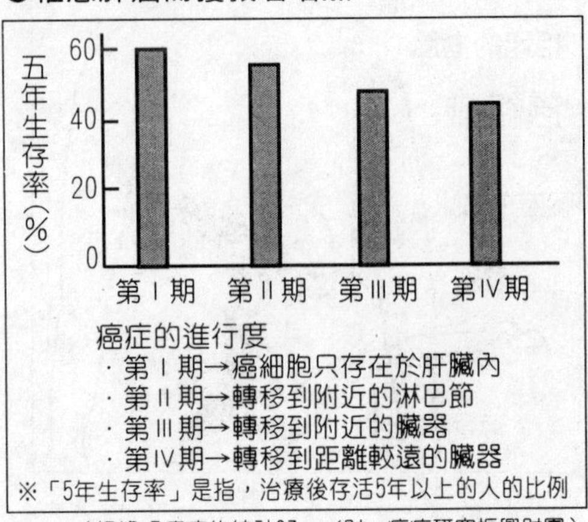
五年生存率（%）
60
40
20
0
第Ⅰ期
第Ⅱ期
第Ⅲ期
第Ⅳ期
癌症的進行度
・第Ⅰ期→癌細胞只存在於肝臟內
・第Ⅱ期→轉移到附近的淋巴節
・第Ⅲ期→轉移到附近的臟器
・第Ⅳ期→轉移到距離較遠的臟器
※「5年生存率」是指，治療後存活5年以上的人的比例
（根據「癌症的統計97」／財・癌症研究振興財團）

※　※

以前一旦發生肝癌時，很少有人能夠存活三年以上，但是，近年來由於各種治療法不斷的進步與普及，因此，在癌細胞還沒有朝周圍內臟擴散的階段，五十～六十%的人都可以獲救。

9 其他肝病的注意事項

容易引起肝障礙的藥物

回 藥物或免疫異常引起的肝障礙

肝障礙還有其他種類，一般人比較熟悉的，包括藥劑性肝障礙、自體免疫性肝炎與原發性膽汁性肝硬化等。

此外，最近激增的脂肪肝也備受注目。

藥劑性肝障礙

●大部分是過敏引起的

由副作用引起的，包括中毒性肝障礙與過敏性肝障礙等。

所謂中毒性肝障礙，是指對於肝臟產生障礙作用（肝毒性）的藥物引起的，包括解熱鎮痛劑、抗生素、抗癌劑、部分腦代謝機能改善劑等。

任何人過度服用上述的藥物時，都可能會出現毛病。不過，因為使用前能事先預測，所以只要慎重使用就能預防。

有關過敏性肝障礙，是對於藥物產生過敏反應而造成的，與體質或身體狀況等有關。有些人即使少量使用藥物，也會出現過敏現象。反之，有些人即使大量服用，也不會出現過敏性肝障礙。

由於無法事前預測，因此很難預防，佔藥物性肝障礙的大部分。

●立刻中止造成肝障礙的原因藥物

其中最常見的，就是解熱鎮痛劑或抗生素等造成的，佔藥物性肝障礙的半數。此外還有高血壓、心臟病藥物，以及鎮靜劑等引起的，佔二十～二十五％。

典型的例子是開始服用藥物的一～四週內出現發燒或皮膚症狀（發疹、發紅、發癢）與黃疸。

●容易引起肝障礙的藥物

①抗生素
②解熱鎮痛劑
③消炎劑
④鎮靜劑
⑤降壓劑
⑥抗心律不整劑
⑦其他（荷爾蒙劑、麻醉劑、降血糖劑、抗癌劑等）

偶爾與普通肝炎同樣會出現噁心、嘔吐、食慾不振、上腹部疼痛等消化器官症狀。但是幾乎沒有自覺症狀，通常都是檢查時才發現。

一般而言，只要中止原因藥物，就能使肝功能順暢復原。中止服用藥物之後，半數以上的人兩個月內會恢復正常，大部分的人三個月內就能痊癒。

●疑似藥物性肝障礙的例子

①服用藥物後1～4週內出現肝功能異常。
②最初出現（發燒、皮膚症狀、發癢、黃疸）其中任何2種以上症狀。
③血液中（末梢血）的白血球或嗜酸性白細胞（6%以上）增加。
④對於藥物的感受性（過敏反應）試驗出現反應（陽性）。
⑤偶然使用同樣的藥物，肝障礙復發。

自體免疫性肝炎

●四十～五十歲的女性較常見

原本保護身體的免疫機能發生異常時，使得肝細胞產生障礙的肝炎（一部分稱為「類狼瘡肝炎」）。

常見於中年女性身上，男性只佔女性的十分之一左右。可能與遺傳有關，人數較少。發病之後，會出現與急性病毒肝炎同樣的症狀（一二六頁），然後變成慢性活動型肝炎（一三〇頁）。因此，大約五～十年內可能會變成肝硬化。

治療時，可以使用抑制免疫機能的類固醇劑（潑尼松龍等）控制肝炎。

原發性膽汁性肝硬化（ＰＢＣ）

●肝臟內的膽管遭到破壞

也是由於免疫異常引起的。在免疫功能中具有重要作用的淋巴球（一種白血球），破壞肝臟製造出來的膽汁的通路（肝臟內的膽管）造成的。

遺傳因素很強，以中年女性較常見，男性為女性的九分之一左右。

發病時會出現皮膚發癢等症狀，也有出現黃疸或幾乎無症狀而直接發病的例子。

膽管受損，膽汁停滯在肝臟的狀態持續時，受膽汁的黃色色素所影響，黃疸症狀會一直持續，在短短的幾年內可能會變成肝硬化，容易重症化。

治療方面，可以使用由膽汁成分製造出來的熊去氧膽酸為主，以延遲進行的速度。這個藥物也可以用來治療慢性肝炎等。不過，原發性膽汁性肝硬化幾乎無症狀，因此可以得到很好的效果。

脂肪肝

●一旦進行時檢查值上升

脂肪肝是中性脂肪等積存在肝臟，導致肝臟細胞含有脂肪而腫脹、變重的疾病。嚴格而言，脂肪肝不會變成真正的肝障礙，但是如果放任不管，肝功能會減退，容易重症化。

健康肝臟中所含的脂肪，包括體液在內，為肝臟重量的三～五％，佔五％以上時為脂肪肝。

最近脂肪肝的患者數激增，國人成人中約有四～八％罹患脂肪肝。

脂肪肝患者初期幾乎沒有症狀，有些人會出現全身倦怠或食慾不振、右側腹鈍痛、腫脹感，以及頭暈、起立性眩暈等自律神經失調症狀。

進行到某種程度時，ＧＯＴ‧ＧＰＴ（ＡＳＴ‧ＡＬＴ）值輕度上升為五十～一五〇，ＧＯＴ（ＡＳＴ）的數值比ＧＰＴ（ＡＬＴ）略小一點。膽鹼酯酶（一一八頁）偶爾也會上升。

進行超音波檢查，特徵是肝臟看起來比平常更亮。

●肥胖、飲酒、糖尿病是三大原因

脂肪肝的原因，包括肥胖、過度飲酒、糖尿病、藥物副作用（類固醇劑、女性荷爾蒙劑、抗生素等）、荷爾蒙系統（內分泌系統）疾病與營養失調等。

其中最常見的是由肥胖、飲酒與糖尿病引起的，稱為「脂肪肝的三大原因」（肥胖度達三十％以上的人，半數以上都會出現脂肪肝）。

關於脂肪肝的經過，目前還有許多不明確之處，最糟的情況就是變成肝硬化。特別需要注意的是飲酒造成的脂肪肝，放任不管，則變成真正肝障礙的危險性相當高。罹患糖尿病或其他疾病的人，一定要持續治療疾病。

肥胖者一定要遵從醫生的指示，努力減肥以恢復標準體重（請參閱第四章）。

●脂肪肝的原因與治療基本事項

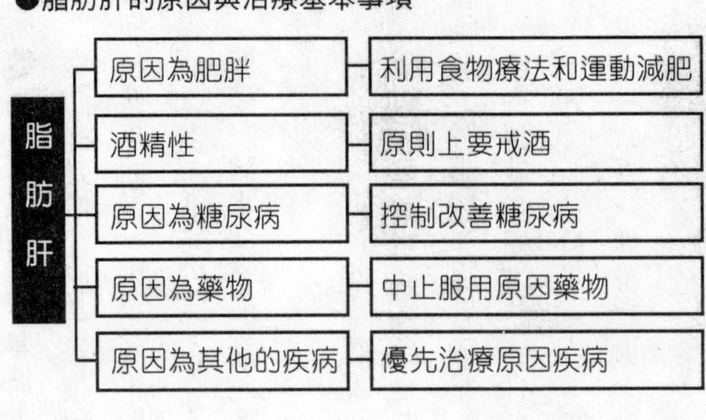

第4章

家庭中可以進行的肝病食物療法

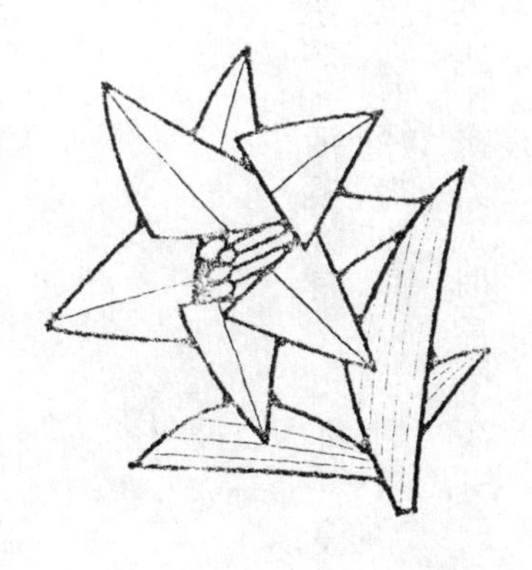

1 肝病的基本家庭療法

家庭療法影響肝病的經過

回 光靠藥物治癒肝病的例子比較少

肝障礙包括病毒引起的肝炎與肝硬化等，種類繁多。遺憾的是，目前並沒有決定性的治療法，即使接受專門的治療，也無法得到很好的效果。

肝障礙中，較常見的B型或C型慢性肝炎可以使用干擾素，但是，在第三章中已經說明過，只有部分患者能夠完全治癒。

大部分的患者光靠藥物治療無法完全治癒，因此，日常生活注意事項以及飲食等家庭療法（一般療法）是不可或缺的。

肝臟是餘力頗大的臟器，健康人只使用肝臟總能力的十％而已，其餘九十％都處於休息狀態。此外，肝臟的再生能力非常強，即使動手術切除七十％，三個月後也能重新再生而恢復原狀。

回 輔助藥物治療

妥善進行家庭療法，能夠減輕肝臟的負擔，即使發生障礙也能發揮作用，不會妨礙日常生活，並且能促進受損的肝細胞再生，防止或延遲肝障礙進行。

利用干擾素或肝庇護劑（一六九頁）等藥物進行專門治療的人，只要實行家庭療法，就能提高治療效果，減輕藥物的副作用。

肝硬化等嚴重的肝病患者，更需要實行家庭療法，藉助專門治療與家庭療法，就能抑制肝病的進行。出現肝障礙時，除了接受專門的治療之外，還必須採取適當的家庭療法，這對於日後經過的改善具有相當重要的作用。

根據檢查值調整家庭療法的內容

回 以GOT•GPT值為目標

肝病的家庭療法中，最基本的條件是，儘可能減輕肝臟的負擔與疲勞，並適當供給幫助肝功能與再生的營養成分。實際方法則依肝障礙的種類與程度的不同而異。

罹患急性或慢性肝炎時，以肝功能檢查值GOT•GPT（AST•ALT➜一一六頁）為衡量的標準。

肝臟健康的人GOT•GPT值為五～四十左右。罹患肝炎的人數值會上升，可以當成判斷的標準，調整家庭療法的內容。

急性肝炎的家庭療法基本事項

回 出院後三個月內必須注意

急性肝炎發病時，短期內GOT•GPT值可能會急速上升為三百～二千左右，經常出現黃疸症狀，一～三個月內就會減輕。GOT•GPT值達一百以上，或是黃疸和浮腫殘留時，原則上必須住院。

出院後一～二週在家療養後，必須前往醫院接受檢查，沒有特別問題時，就可以回到工作崗位。

基本上，必須進行家中療養和靜養。出院時，GOT・GPT值已經下降許多，因此不必過於擔心，每天可以輕鬆的散步三十分鐘。在不會造成身心負擔的情況下，可以看電視或閱讀。

但是，不可以打高爾夫球、網球或棒球等。一天睡眠八小時，以避免疲勞殘留。可以泡澡，但是，不要使用太燙的水或長時間泡澡，以免增加身體的負擔。

飲食方面，出院後必須攝取富含良質蛋白質的營養均衡的飲食（詳細參閱二六一～二六四頁）。務必要避免酒或咖啡等嗜好品或刺激物，並且減少抽煙。

●急性肝炎出院後的家庭療法

◎出院後1～2週在家中療養，經主治醫生的許可後就可以回到工作崗位。
◎進行30分鐘的輕鬆散步與閱讀或看電視等，但是不能運動。
◎睡眠8小時以上。可以泡澡，但是必須避免使用太熱的水或長時間泡澡。
◎攝取含有良質蛋白質、營養均衡的飲食（避免酒與咖啡等嗜好品和刺激物）。
◎回到工作崗位之後，出院後3個月內不能太勉強（避免加班或過度勞動的工作／取得足夠的睡眠與規律正常的生活／避免飲酒與使用市售藥）。

回　完全復原之前不可以使用市售藥

急性肝炎患者在出院後，大約需要花三個月讓肝臟完全復原。回到工作崗位後，出院後三個月內都必須注意。

必須避免加班或從事重勞動工作，取得足夠的睡眠和休養，避免疲勞殘留。

適當的調整心情，避免壓力殘留也是重點。每天持續進行三十分鐘輕鬆的散步，或慢跑、騎自行車等。劇烈的運動僅限於一～二小時以內。

可以攝取普通的飲食，但必須避免攝取過多的熱量，營養均衡非常重要。一天三餐規律正常的攝取，飯後休息三十分鐘至一小時。

藥物會增加肝臟的負擔，因此，出院後三個月內不可以使用市售藥。出現任何不適或身體狀況不良時，必須看醫生，遵從醫生的指示，給肝臟負擔較小的藥物。

慢性肝炎的家庭療法基本事項

回 沒有泡澡或性行為等限制

慢性肝炎患者的GOT•GPT（AST•ALT）值通常在一百以下，因此沒有特別的限制。但是，（過度疲勞、喝酒、不適當的飲食生活等），會對肝臟造成不良影響，必須充分考慮。

工作方面，必須避免肉體的勞動，以輕鬆的作業為主。還是感覺勉強時，每工作三小時休息一小時，以取得足夠的休息。避免加班，每天睡眠七～八小時。

不需要限制泡澡或性行為，但是要避免過度疲勞。

運動方面，為了消除壓力，每天可以進行三十分鐘到一小時的輕鬆慢跑等。

打高爾夫球或網球等競技運動，僅限於二～三小時。休假日時也要適度控制，避免疲勞殘留到隔天。

回　長期服用藥物時必須注意

酒是肝病的大敵。慢性肝炎患者持續飲酒而

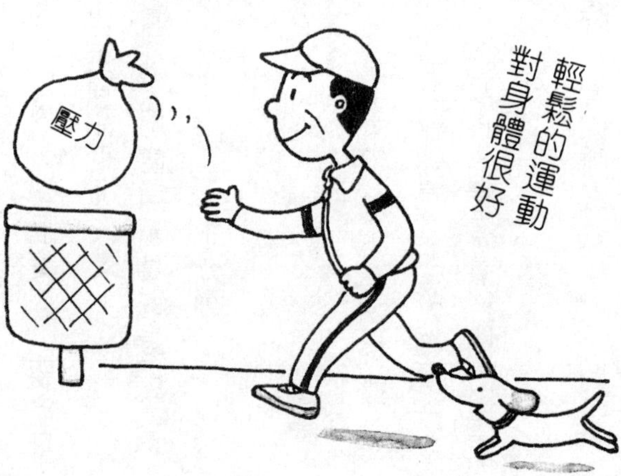

變成肝硬化的例子並不少，因此一定要戒酒。

煙會使得胃腸功能減退、身體狀況紊亂，因此最好能夠戒煙或減少抽煙量。

藥物也會造成肝臟的負擔，尤其抗生素或消炎鎮痛劑、安眠藥等，要盡量避免長期使用。必須使用這些藥物時，一定要和主治醫生商量。

飲食方面沒有特別的限制，請活用本書介紹的食譜，適當補充良質蛋白質、維他命與礦物質等以保護肝臟。飯後必須坐下來休息二十～三十分鐘。

回 數值上升時必須多注意

GOT•GPT值為一百～二百時，只要注意上述事項，就不必過於擔心。

運動量僅止於額頭冒汗，大約進行三十分鐘。運動後休息三十分鐘至一小時。GOT•GPT值有上升傾向時必須注意。工作方面，選擇事務性工作或輕鬆的作業，要避免加班。

運動方面每天散步十分鐘，運動後休息一小時，每天睡眠八～十小時。

儘可能減少泡澡，一週只能短時間泡澡二～三次。

不需要改變飲食內容。食慾減退時，必須活用七十五頁介紹的提高食慾的食譜。飯後躺下休息一～二小時，或是坐在椅子上休息。

GOT‧GPT值到達二百以上時，必須注意同樣的事項，同時停止運動，時間許可時儘可能休息。

GOT‧GPT值高達三百以上時，必須住院接受精密檢查與專門的治療。

上述生活對策是大致的標準，因患者的狀態不同，有時必須併用其他對策，因此一定要定期接受檢查，發現任何問題時，都要和醫生商量因應對策。

肝硬化的家庭療法基本事項

回 初期肝硬化與慢性肝炎的對應方式相同

肝硬化是因為肝細胞遭受破壞，GOT‧GPT值降低，其他的檢查值也必須列入考慮，以正確把握肝臟的狀態，採取適當的家庭療法。

一般而言，肝硬化還沒有進行到嚴重的代償期，處於輕症且沒有併發症時，採取與慢性肝炎同樣的家庭療法，不會影響日常生活。

●慢性肝病的家庭療法基本事項

GOT・GPT		家庭療法的內容
100以下		◎避免肉體勞動、少加班。 ◎每天睡眠7～8小時。 ◎不必限制泡澡或性行為等，但是要避免過度疲勞。 ◎每天持續30～60分鐘的輕鬆慢跑（運動比賽僅止於2～3小時以內）。 ◎戒酒、避免長期服用藥物。 ◎飲食方面必須充分補充良質蛋白質與維他命、礦物質。 ◎飯後休息20～30分鐘。
100～200	數值穩定	◎與100以下時的基本方法相同。 ◎運動維持30分鐘以內，運動後休息30～60分鐘。
	數值稍微上升	◎從事事務性或輕鬆的工作，不可以加班。 ◎運動僅止於散步10分鐘，運動後休息1小時。 ◎每天睡眠8～10小時。 ◎盡量避免泡澡，1週進行2～3次的短時間泡澡。 ◎飯後休息１～２小時。
200以上		◎與100～200輕微上升時的情況相同。 ◎停止運動，儘可能休息。
300以上		住院接受檢查與治療。

※GOT・GPT（AST・ALT）只是大致的標準，配合情況，有時需要其他應對方式

但是，一旦檢查數值惡化，或是產生強烈的疲勞感時，就必須考慮工作內容與休息的時間，儘可能讓肝臟休息。

有關食物療法，代償期與慢性肝炎採取相同的食譜（參閱二六四頁）。

只要持續這些家庭療法，就能抑制肝硬化的進行，維持代償期的狀態。

回　一旦進行時必須嚴密管理

非代償期的肝硬化，必須進行嚴密的管理。在非代償期時，可能會出現黃疸、腹水、食道靜脈瘤或意識障礙（肝性腦症）等各種併發症（↓一八三頁），必須住院接受專門的治療。

沒有黃疸或腹水、食道靜脈瘤、意識障礙等症狀，但是，出現輕度的糖尿病或胃、十二指腸潰瘍等其他併發症時，可以

●肝硬化的家庭療法基本事項

代償期	◎肝功能與併發症的情況都不錯時，與慢性肝炎的家庭療法相同。 ◎配合必要時，調整工作內容與休息時間，讓肝臟休息。 ◎1個月進行1次定期檢查，遵從醫生的指示。
非代償期	◎出現黃疸、腹水、食道靜脈瘤等併發症時，必須住院接受治療。 ◎併發症屬於輕度時，可以工作（配合狀態增減工作內容）。 ◎半個月接受主治醫生檢查1～2次，遵從醫生的指示。

回到工作崗位。但有關工作的內容或時間等，必須配合實際狀態，採取某種程度的限制。

因此，必須定期檢查，接受醫生的指示，持續進行家庭療法，以避免併發症惡化。接受主治醫生檢查的標準為，代償期的人一個月一次，非代償期的人半個月一～二次。

其他肝病的家庭療法

■肝癌

肝癌大都是由肝硬化進行而來的，因此基本上與肝硬化的家庭療法相同。如果受手術等治療法的影響，肝臟的狀況暫時產生變化或是食慾減退時，則必須配合個別的情況，由主治醫生做出特別的對策與指示。

未罹患肝硬化時，基本上應採取與慢性肝炎相同的家庭療法。但還是因人而異，配合肝臟狀態的不同而採取必要的對策。

■酒精性肝障礙

罹患酒精性脂肪肝或肝纖維症等輕度肝障礙時，必須戒酒或減少飲酒（↓

二五七頁），同時改善飲食生活（→二一九頁），持續進行家庭療法，就會產生效果。

引起急性肝障礙時，必須戒酒，必要時要住院。出院後，進行與急性肝炎同樣的家庭療法。

有關慢性化的肝障礙，必須配合狀態，進行與慢性肝炎或肝硬化同樣的家庭療法。

■藥物性肝障礙

只要中止原因藥物，通常短期間內就能復原。引起強烈肝障礙時，必須住院。出院後，進行與急性肝炎同樣的家庭療法。

■脂肪肝

酒精性脂肪肝必須戒酒或控制飲酒，同時進行食物療法（二七一頁）。此外，肥胖引起的脂肪肝，必須限制熱量，並進行適度運動以減輕體重。

罹患糖尿病時，必須藉著食物療法與運動療法等控制糖尿病。

屬於藥物或荷爾蒙系統的疾病（內分泌疾病）時，必須更換原因藥物或優先治療疾病。必要時，可以配合各個例子，追加生活注意事項與飲食對策。

●其他肝病的家庭療法基本事項

病名	家庭療法的基本事項	
肝癌	◎出現肝硬化時，與肝硬化的家庭療法基本事項相同。 ◎沒有出現肝硬化時，與慢性肝炎的家庭療法基本事項相同。	配合癌症的狀態與治療內容，必要時追加特別的對策。
酒精性肝障礙	◎初期必須戒酒（或控制飲酒），攝取營養均衡的飲食，改善飲食生活相當有效。 ◎急性肝障礙時必須住院（一定要戒酒）。 ◎慢性肝障礙一定要戒酒，進行與慢性肝炎、肝硬化等同樣的家庭療法。	
脂肪肝	◎原因為肥胖時，必須限制熱量，同時藉著運動減肥。 ◎原因為糖尿病時，必須藉著食物療法與運動療法控制糖尿病。 ◎原因為藥物和內分泌的疾病時，必須更換藥物，或是優先治療原因疾病。	

■其他肝障礙

罹患自體免疫性肝炎時，基本上與慢性肝炎的家庭療法相同。每半個月前往醫院一次，接受主治醫生的檢查與家庭療法的指示。

原發性膽汁性肝硬化時，與肝硬化的家庭療法相同。並且定期看門診，與醫生商量家庭療法的內容。

2 「三大營養素」的攝取方式

肝病與體內的營養狀態有密切的關係

肝病的家庭療法中，食物療法具有重要的作用。使用干擾素後，許多人獲得顯著的效果。食物療法能夠抑制肝病惡化或進行，提高藥物的效果，減輕藥物的副作用。

肝臟能夠處理食物的營養素，成為體內可以應用的營養，並加以貯藏。罹患慢性肝病時，肝臟的作用減退，因此，體內的營養狀況容易惡化，進而使肝臟的受損擴大，形成惡性循環。

罹患肝病時，因為經常缺乏食慾，因此食量減少，營養攝取量也會不足。當慢性肝病進行、肝功能減退時，體內的熱量消耗異常亢進，因此營養狀態更為惡化。

肝病不只是肝炎病毒或酒、藥物等引起的疾病，也可以說是「與體內的營養狀態有密切關係的疾病」。

因此，進行肝病的食物對策時，首先必須了解醣類、蛋白質、脂肪、維他命、礦物質等各種營養素的特徵，以及各營養素與肝臟的關係，更有效的攝取各種營養素，以減輕肝臟的負擔，抑制肝臟損傷。

各營養素互助合作

回 營養素的特徵

我們從每天的飲食中攝取的營養素，包括①成為身體的熱量源、②成為身體成分的原料、③幫助人體的各種功能（生理作用）或是加以調整的作用。

其中，成為身體熱量源的營養素特別重要，

●人體的成分

身體的成分	男	女
水　　分	61%	51%
蛋 白 質	17	14
脂　　質	16	30
醣　　類	0.5	0.5
礦 物 質	5.5	4.5

●營養素的主要作用

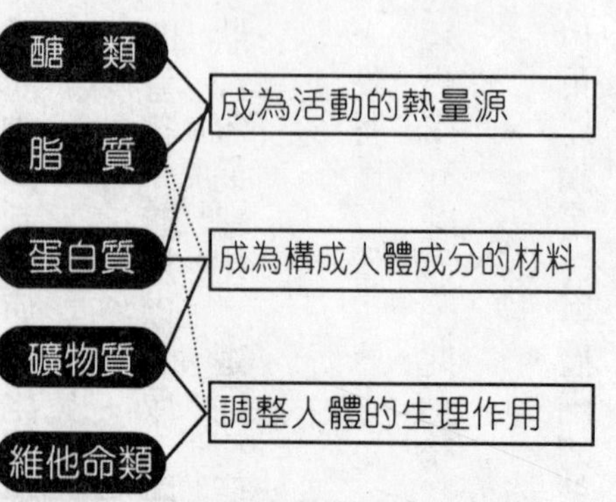

包括醣類、蛋白質與脂質三種，因此稱為「三大營養素」。

成為身體成分的是蛋白質、脂質與礦物質類，調整身體作用的則是維他命、礦物質等營養素。

食物纖維「雖然不是營養素，卻是保持身體健康不可或缺的成分」，因此還是要每天攝取。

回　各營養素互助合作發揮作用

營養素並不是個別發揮作用，而是互助合作，以發揮各種作用。

例如，體內處理醣類時，需要維他命B群與C的幫助，維他命A的吸收則需要脂質。

此外，「三大營養素」中，醣類缺乏時就會使用蛋白質或脂質的一部分代替，當成熱量源利用，具有互補的作用。

體內各種營養素互助合作、發揮作用，藉著這個「綜合力」支撐生命的活動。因此，從每天的飲食中均衡巧妙的攝取各種營養素非常重要。

攝取醣類時的注意事項

回 醣類有各種不同的形態

肝病患者應該如何攝取各種營養素呢?首先是醣類。這個營養素包括葡萄糖、果糖、澱粉與其他,種類各有不同。

無論哪一型醣類,在化學構造上都是由碳(C)和水(H_2O)結合而成的,因此也稱為「碳水化合物」(碳與氫的化合物)。

碳水化合物在體內分解為碳與水時,一g會產生四大卡的熱量,因此容易成為人體的熱量源。大部分的人每天所需熱量的一半以上都是由醣類得到的。

碳水化合物的化學構造,最簡單的就是水果中含量較多的果糖或葡萄糖等糖類(單糖類)。

此外,還有兩個糖類結合而成的砂糖(蔗糖)或乳糖等(雙糖類),或是幾百個糖類結合而成的澱粉等沒有甘味的形態(多糖類)。

將碳水化合物當成熱量源時,無論哪一型都要變成葡萄糖的形態才可以使用。人類的血液中會維持穩定量的葡萄糖。

人體細胞吸收葡萄糖，成為生命活動的熱量源。

回 處理醣類的功能紊亂

人體由飲食中攝取各種醣類，首先在小腸分解為葡萄糖或果糖等單糖類，然後運送到肝臟。

肝臟將其中的葡萄糖當成熱量源利用，剩下的則轉化為糖原。糖原是體內貯藏用的醣類。通常貯藏在肝臟內，配合必要時取出來使用。肝臟可以將其變成葡萄糖送到血液中。

攝取過多的醣類時，部分會在肝臟會形成脂肪，成為皮下脂肪等蓄積下來。

肝臟藉著這些作用，保持血液中葡萄糖的穩定量。當肝病進行時，這個量紊亂，影響幫助葡萄糖利用的荷爾蒙（胰島素）的功能，因此，血液中的葡萄量比正常時更多。也就是會變成糖尿病或糖尿病預備軍（耐糖能障礙）的狀態。如前所述，甚至會變成肝硬化。

回 甜的糖分容易變成脂肪

當肝病進行、處理醣類的能力減退時，醣類的利用效率減退，容易引起熱量不足。結果，蛋白質也會被大量用來當成熱量源，導致蛋白質缺乏，營養狀況惡化。

因此，肝病患者必須配合身體的狀態，花點工夫攝取醣類或蛋白質。

出現脂肪肝，或是其他輕微的肝功能異常、穩定的慢性肝炎等而沒有出現特別的症狀時，每天所需熱量的五五～六十％由醣類攝取。

每天攝取二千大卡熱量的人，可以從醣類中攝取一千一百～一千二百大卡（二七五～三百g）熱量。

不過，砂糖或果糖等糖分較多的甜點或清涼飲料等，在體內容易

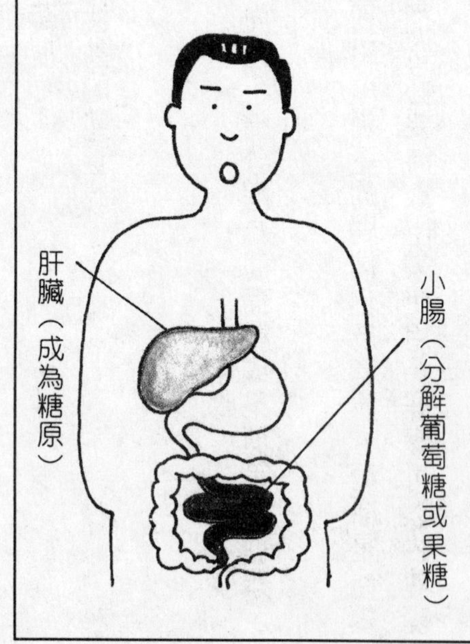

變成脂肪，而且會造成營養偏差，必須減少攝取量。

相反的，澱粉量較多的穀類或芋類、豆類等，也含有其他豐富的營養成分與食物纖維（二四七頁），因此，每天所需要的醣類，應該要由這些食品中攝取。

蛋白質的有效攝取方式

回 蛋白質支持肝臟

蛋白質是人體的主要成分，身體固體成分的五十％以上都是由蛋白質構成的。擊退病毒或細菌的抗體，以及各種酵素或荷爾蒙類的重要物質，也是由蛋白質構成的。人體藉著這些作用維持生命。

肝臟含有許多蛋白質。肝臟組織的六十％都是由蛋白質構成的。其中一半是支撐肝臟功能的酵素成分。肝臟中存在幾百種這類酵素（肝臟內的酵素可以用來進行肝功能檢查）。

當醣類缺乏時，蛋白質可以用來代替熱量源。一g的蛋白質會產生四大卡的熱量（熱量的效率大致與醣類相同）。

回 肝臟製造出重要的蛋白質

蛋白質是以一百個以上的氨基酸這個基本成分結合而成的。氨基酸有二十種，結合成各種形態，形成各種人體組織與體內的重要物質。

從飲食中攝取到體內的蛋白質，在小腸分解為各種氨基酸，然後運送到肝臟。人體成分的一部分也會分解為氨基酸，運送到肝臟（人體蛋白質的二%每天被分解、處理、再合成）。

運送到肝臟的氨基酸，一部分被分解為熱量，也會再合成流入血液中的各種蛋白質等或貯藏下來。

在肝臟再合成的血液中的蛋白質（白蛋白與其他），能夠防止血液從血管溢出，同時也能和維他命A、鐵、脂質等結合搬運等，具有重要的作用。

回 肝病患者容易缺乏蛋白質

蛋白質具有①保持肝細胞良好的狀態，並促進其功能、②促進膽汁（一〇二頁）分泌、③促進遭到破壞的肝細胞再生等各種作用。

但是，受到病毒、細菌感染、發炎、外傷、過度疲勞、睡眠不足等其他身心壓力的影響時，體內的蛋白質代謝（分解、處理、再合成等）亢進，因此蛋白質的消耗量增加。

罹患慢性肝炎時，蛋白質異常消耗（分解代謝）增加，肌肉的蛋白減少。肝硬化時情況更為明顯。

此外，當肝病進行時，胃腸的功能不良，蛋白質的吸收率容易降低，肝臟再合成蛋白質的功能慢慢減退，也會引起蛋白質缺乏。

●蛋白質的作用

◎成為人體組織的主要成分。
◎成為體內重要物質（抗體、酵素、荷爾蒙等）的主要成分。
◎成為熱量源（１ｇ產生４大卡熱量）。
◎成為基因的成分，與基因的作用有關。
◎與營養成分等結合，搬運到必要的場所。
◎保持肝細胞與其他細胞的良好狀態，促進其作用
◎促進肝細胞與其他細胞的修護、再生、新生。
◎其他（促進膽汁分泌等）。

進行到肝硬化時，對於分解蛋白質時產生的有毒成分(氨)的解毒作用也會降低。因此，任意攝取蛋白質時，氨可能蓄積在體內，演變為會危及生命的意識障礙(肝性腦症)。

因此，必須配合肝臟的狀態，酌量增減、調節蛋白質的攝取量。

回 良質蛋白質的攝取方式

有關蛋白質的攝取量，出現輕微的肝功能異常，或是穩定慢性肝炎而沒有特別的症狀時，一天所需熱量的十五～二十%由蛋白質攝取。一天攝取二千大卡熱量的人，必須攝取三百～四百大卡蛋白質(七五～一百g)。

罹患急性肝炎或進入慢性肝炎的惡化期、肝硬化等，目標攝取量必須改變。

也必須注意蛋白質的基本成分氨基酸的攝取方式。氨基酸還包括體內無法合成的八種必須氨基酸，一定要每天攝取。

氨基酸含量均衡的「良質蛋白質」，以肉類、魚貝類、蛋、乳製品等動物性食品中的含量較多。

●含有許多必須氨基酸的食品

※必須氨基酸包括纈氨酸、白氨酸、異白氨酸、蘇氨酸、蛋氨酸、苯丙氨酸、色氨酸、賴氨酸等8種。

<table>
<tr><th>種　類</th><th>主要的作用</th><th>含量較多的食品</th></tr>
<tr><td>纈氨酸</td><td>幫助身體成長、調整血液中的氮</td><td rowspan="8">•小麥胚芽
•觀世麩
•紅豆餡
•大豆
•凍豆腐
•豆腐皮
•綠豆
•魩仔魚
•鮪魚
•鰤魚
•鯔魚
•鹹鮭魚子
•鱈魚子
•蝦
•牛肉
•牛肝
•豬肝
•豬肉
•雞肉
•蛋黃
•脫脂奶粉
•天然乳酪
•奇達乾酪
•加工乾酪等</td></tr>
<tr><td>白氨酸</td><td>增強肝功能</td></tr>
<tr><td>異白氨酸</td><td>促進成長、提高神經或肝臟的功能</td></tr>
<tr><td>蘇氨酸</td><td>促進成長、預防脂肪肝</td></tr>
<tr><td>蛋氨酸</td><td>降低血液中的組織胺濃度</td></tr>
<tr><td>苯丙氨酸</td><td>幫助神經的作用</td></tr>
<tr><td>色氨酸</td><td>成為調整神經功能物質的原料</td></tr>
<tr><td>賴氨酸</td><td>修復細胞、使細胞再生、幫助細胞成長</td></tr>
</table>

※如果能夠均衡攝取上述8種必需氨基酸，就能發揮各種作用

此外，大豆或豆腐、納豆等大豆食品中，也含有動物性食品中所沒有的氨基酸。

因此，一定要均衡攝取動物性蛋白質與植物性蛋白質，巧妙搭配組合。一般而言，一天所需蛋白質的四十～五十％由動物食品攝取，剩下的則由植物食品中攝取。

一旦肝病進行時，必須調整其平衡。因此，必須和醫生或營養師商量。

高明攝取脂質的祕訣

回 脂質具有各種不同的作用

脂質大致分為中性脂肪、膽固醇、磷脂質、游離脂肪酸等四大類，在體內各自具有重要的作用。

中性脂肪會貯藏在體內，蓄積在肝臟或皮膚下（皮下脂肪），佔體內脂質的九十％以上。

中性脂肪是由脂質的基本成分脂肪酸每三個結合而成的，一旦燃燒時，會產生醣類二倍以上的熱量（一g為九大卡熱量）。人體配合必要時，會分解取出脂肪酸，當成效率較高的熱量源利用。

膽固醇是膽汁（消化脂肪的消化液）或荷爾蒙的原料，也是細胞膜的材料。磷脂質是細胞膜的原料，也具有在血液中搬運中性脂肪或膽固醇的作用。游離脂肪酸是從中性脂肪抽出的脂肪酸，流入血液中成為熱量源使用。

回　肝病進行時會排出脂肪便

飲食中所含的脂質大半為中性脂肪，攝取到體內時，在小腸分解為脂肪酸和甘油成分，運送到肝臟。

在肝臟再將其合成為中性脂肪、膽固醇、磷脂質，送入血液中供給體內。剩下的則成為中性脂肪貯存在肝臟，配合必要時當成熱量源使用。

先前敘述過，多餘的醣類會在肝臟轉換為中性脂肪，成為體內的脂肪組織蓄積下來。罹患肝病時，處理脂質的作用不會減退，但是受肝病的影響，胃腸功能減退，脂質的消化、吸收不良，食慾減退。無法接受脂肪時，那就另當別論了。

當膽汁停滯在肝臟內或肝硬化時，消化脂肪的膽汁分泌降低。因此，食品中的脂肪幾乎無法被消化，會直接成為糞便排泄出來（脂肪便）。

脂質的吸收量減少，體內的脂質不足時，脂溶性維他命的吸收率不佳，也會對肝臟造成不良的影響。

回 低脂肪肝病飲食

肝病的食物療法中，確保脂質的必要量是很重要的。但是，通常攝取足量的蛋白質和醣類時，如果不抑制脂質的攝取量，就會攝取過多熱量。

出現輕度的肝功能異常，或是穩定的

●營養均衡的基本

榮養素	適當攝取量計算法
醣類	■佔1天總熱量的55～66% →g數為〔總熱量×0.55～0.60〕÷4大卡計算
蛋白質	■佔1天總熱量的15～20% →g數為〔總熱量×0.15～0.20〕÷4大卡計算
脂質	■佔1天總熱量的20～25% →g數為〔總熱量×0.20～0.25〕÷9大卡計算

※各營養素『1天應該攝取量（g數)』的計算法，例如1天攝取1900大卡熱量的人，醣類攝取量為〔1900×0.55～0.60〕÷4，求出1天應該攝取261～285g。

●各種脂肪酸

●飽和脂肪酸含量較多的食品
牛油、豬油、奶油、鮮奶油、巧克力、豬肥肉、牛肥肉、雞肥肉、乳酪、雞蛋、椰子油

●不飽和脂肪酸含量較多的食品
大豆油、菜籽油、芝麻油、綿籽油、香茅油、橄欖油、玉米油、沙拉油、魚脂肪

慢性肝炎等沒有特別的症狀時，一天所需熱量的二十～二五%從脂質中攝取。一天攝取二千大卡熱量的人，其中四百～五百大卡（四四～五六g）由脂質攝取。

罹患急性肝炎或是慢性肝炎惡化、肝硬化等，必須調整蛋白質的量，同時要配合調整脂質量（參閱二六一～二七四頁）。

動物性脂質與植物性脂質的平衡也很重要。動物性食品中含有較多的飽和脂肪酸，植物食品和魚貝類中則含有較多的不飽和脂肪酸。

回　高明使用植物性油脂

飽和脂肪酸能夠有效的成為熱量源，但是，攝取過多時會增加中性脂肪或膽固醇，造成血流惡化。

相反的，不飽和脂肪酸會減少多餘的中性脂肪或膽固醇，使血流順暢。因

此必須要充分攝取植物性脂質。

但是，肝病的食物療法大都需要攝取大量動物性食品的良質蛋白質，結果動物性脂質的攝取量也會增加。

因此，肉類必須選擇瘦肉、去皮雞胸肉、腿肉，魚肉則要選擇白肉魚等脂肪較少的魚。料理方面，必須高明使用大豆油或乳瑪琳等植物性油脂。

此外，不飽和脂肪酸包括體內無法合成的多元不飽和脂肪酸（稱為「必須氨基酸」），罹患肝硬化等嚴重肝病時，多元不飽和脂肪酸會明顯的減少。

植物性食品和魚貝類中含有較多的多元不飽和脂肪酸，一定要高明使用。

●脂肪酸的主要形態

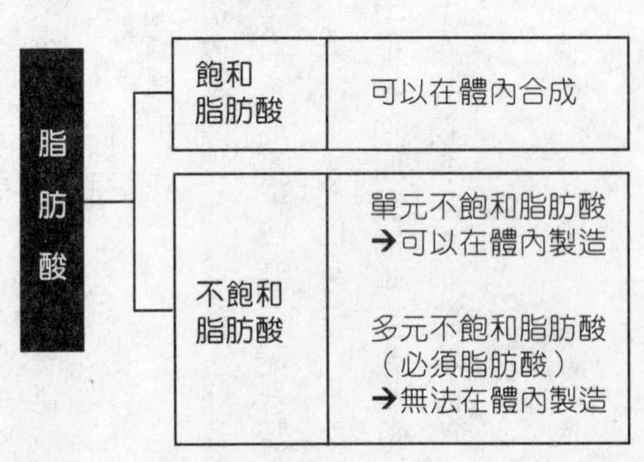

3 其他營養素的攝取方法

罹患肝病時，補充維他命很重要

回 維他命是高性能的「潤滑油」

肝病的食物療法中，必須花各種工夫攝取維他命和礦物質。

維他命和礦物質是讓蛋白質、醣類、脂質這「三大營養素」在體內順暢發揮作用的「輔助營養素」，具有重要的作用。

此外，能夠強化肝功能、皮膚或黏膜，提高免疫力，預防感冒以及其他感染症。

維他命A、D、E、K等是脂溶性維他命，B群、C群等則是水溶性維他命。體內無法製造的維他命很多，一定要每天攝取。

維他命A具有保護黏膜和神經、防止氧化的作用，也能預防肝癌。

●維他命的作用

維他命的種類			主要的作用	缺乏症狀
脂溶性維他命	維他命A		鞏固皮膚和黏膜、保護眼睛神經、抗氧化等	皮膚乾燥、夜盲、脫力感、抵抗力減退
脂溶性維他命	維他命D		促進鈣質吸收、骨的生成等	牙齒或骨骼發育不良、骨軟化症等
脂溶性維他命	維他命E		抗氧化、維持肌肉機能、強化細胞膜等	血液循環惡化、產生過氧化脂質、不孕症等
脂溶性維他命	維他命K		與血液凝固有關、促進鈣質吸收等	延遲血液凝固、出血傾向
水溶性維他命	維他命B群	維他命B_1	促進醣類的處理與利用（代謝）、促進成長	脫力感、心臟機能減退或肥大、腳氣等
水溶性維他命	維他命B群	維他命B_2	鞏固皮膚或黏膜、保護眼睛健康	皮膚炎、口角炎、角膜炎、疲勞感、貧血
水溶性維他命	維他命B群	維他命B_6	使神經機能正常化、提升免疫力、合成核酸	皮膚炎、失眠、痙攣、肝功能減退等
水溶性維他命	維他命B群	維他命B_{12}	治療貧血、改善肝功能	惡性貧血、神經炎、肌肉痛等
水溶性維他命	維他命B群	菸鹼酸	使胃腸功能保持正常、使皮膚健康	皮膚障礙、舌炎、胃腸病、神經炎等
水溶性維他命	維他命B群	泛酸	幫助醣類或脂質的處理或利用（代謝）	皮膚炎、發育障礙等
水溶性維他命	維他命B群	生物素	幫助蛋白質或脂質、醣類的利用	皮膚炎、疲勞感、無力感、食慾不振
水溶性維他命	維他命B群	葉酸	改善貧血、促進蛋白質的利用、促進發育	貧血、口內炎、下痢等
水溶性維他命	維他命C		防止氧化、促進膠原蛋白合成與鐵的吸收等	牙齦出血、貧血、斑點、成長停滯等

●維他命含量較多的食品

各種維他命	含量較多的食品
維他命A（胡蘿蔔素）	胡蘿蔔、黃綠色蔬菜、肝臟、乳瑪琳、奶油、蛋黃、鰻魚等
維他命D	肝臟、鮪魚、鰹魚、鯖魚、鰤魚、沙丁魚等
維他命E	植物油、胚芽、黃綠色蔬菜、豆類、鰻魚等
維他命K	植物油、胚芽、黃綠色蔬菜、豆類、納豆等
維他命B_1	糙米、大豆、豬肉、肝臟、魚類、火腿等
維他命B_2	乳製品、肝臟、豬肉、魚類、蛋等
維他命B_6	肉類、魚類、肝臟、牛奶、蛋、豆腐等
維他命B_{12}	魚貝類、肝臟、乳酪、肉類、蛋、豆腐等
菸鹼酸	肉類、魚類、肝臟、牛奶、菇類、豆類等
泛　酸	胚芽、黃綠色蔬菜、肉類、魚類、牛奶等
葉　酸	蔬菜（葉）、胚芽、肉類、肝臟、蛋黃、豆類等
維他命C	柑橘類、柿子、草莓、黃綠色蔬菜、芋類等

維他命D能夠促進鈣質的吸收，具有形成骨骼的作用。維他命E能夠防止氧化，維持肌肉的機能，強化細胞膜。維他命K能夠幫助血液凝固或鈣質的吸收等。

回 罹患慢性肝炎時維他命A會減少

水溶性維他命B群包括B_1、B_2、B_6、B_{12}、菸鹼酸以及其他。能夠幫助肝臟酵素的功能，促進三大營養素的處理與利用。

維他命C能夠防止氧化，促進膠原蛋白合成與鐵的吸收，強化抵抗力。

這些維他命中，A、D、K、B_{12}、葉酸等可以經由飲食攝取，貯藏在肝臟內。維他命D在肝臟活化，在體內可以利用。

當肝臟的功能不良時，利用維他命的機能衰退，無法被有效活用的維他命會排泄到尿中。活動型慢性肝炎或肝硬化、肝癌等，容易缺乏維他命A，同時，肝臟的B_{12}也會減少。

回 比平常多攝取維他命

當肝病進行時，膽汁的分泌量減少，脂質的消化、吸收率減退，脂溶性維他命的吸收不良，不僅維他命A，維他命D與K等也容易缺乏。

一旦罹患肝病時，維他命B群或C等水溶性維他命的吸收力減退，在肝臟

●主要維他命的1日所需量

維他命名稱	6～8歲		12～14歲		18歲以上		孕婦		授乳期
	男	女	男	女	男	女	前期	後期	
維他命A(IU)	1,200	1,200	2,000	2,000	2,000	1,800	—	+200	+1,000
維他命D(IU)	100	100	100	100	100	100	+200	+200	+200
維他命E	6	6	10	8	10	8	+2	+2	+3
維他命B_1	0.8	0.7	1.1	1.0	1.1	0.8	+0.1	+0.1	+0.3
維他命B_2	1.0	0.8	1.2	1.1	1.2	1.0	+0.2	+0.2	+0.3
菸鹼酸	12	10	16	14	16~17	13	+2	+2	+4
維他命C	60	60	80	80	100	100	+10	+10	+40

※目標攝取量　※維他命E、B_1、B_2、菸鹼酸、維他命C:mg

的消耗量增加，因此容易缺乏。

出現酒精性肝障礙時，維他命D、B_2、B_6、葉酸、菸鹼酸等B群容易缺乏。

進行肝病食物療法時，包括維他命A與B群在內，各種維他命都要比平常多攝取一些。可以將二三七頁介紹的含有大量維他命的食品納入食譜中。

過量攝取含脂肪較多的肉類和魚類，會增加膽固醇，因此要仔細考慮量與調理法。可以考慮煮、蒸、烤等調理法，以減少脂肪。

蔬菜類方面，每餐必須吃一百g（大人雙手手掌捧起一堆的量），一天吃三百g蔬菜。最好採用加熱調理的方式。

蔬菜加熱時，部分維他命會被破壞，但是可以吃下很多，容易消化、吸收，因此可以巧妙搭配生菜類。

肝病患者容易缺乏礦物質

回 支撐肝臟酵素的礦物質

礦物質是食物燒成灰時殘留的成分（礦物質＝無機質），包括鈣、磷，鈉、鉀、鎂、鐵、鋅、銅、硒等各種種類。

其中含量較多的包括鈣與磷。鈣是骨骼的材料，也具有調整心臟和肌肉、神經等機能的作用。

磷是形成骨的成分，也具有調整細胞機能，幫助維他命或醣類利用的作用。

鈉和鉀能調整細胞的活動，是維持體液平衡的物質。

鎂能夠成為骨骼的成分，同時具有幫助肌肉細胞等各種酵素的作用。

鐵是血液的色素成分。鋅、銅、硒則是酵素成分。

●主要礦物質成分的特徵

種　類	主要的作用	缺乏症狀
鈣	骨骼和牙齒的生成、對於心臟與肌肉的作用	骨質疏鬆症、佝僂病、神經過敏等
鐵	形成紅血球的色素成分等	貧血、疲勞感、頭痛等
鉀	調節細胞的活動、促進物質的代謝等	噁心、心律不整、神經過敏等
氯	促進消化、調整血液的滲透壓等	食慾不振、消化不良、疲勞感
銅	與紅血球色素成分的生成有關	缺鐵性貧血、毛髮或皮膚色素脫落
鎂	使300種酵素作用活性化	肌肉痙攣、疲勞感等
錳	對於三大營養素的代謝具有重要作用	成長期的發育不全
鈉	調整細胞的活動、保持水分等	噁心、血壓降低、肌肉收縮等
磷	生成骨骼、酵素、核酸、蛋白質的成分	缺乏維他命D會造成骨骼或牙齒的生成障礙
鋅	與醣類或蛋白質的處理有關、酵素的成分	成長障礙、食慾不振、味覺異常等
硒	與發育和生殖有關、增強免疫力	成長障礙、肌肉減少、免疫減退

回 容易缺乏鐵或鋅

肝臟與上述礦物質成分有密切的關係。

維他命D能使肝臟活化。一旦缺乏時，鈣質無法發揮作用。搬運鈣、磷、鉀、鐵的各種蛋白質也在肝臟合成。鐵貯藏在肝臟，配合必要時釋放出來。

鋅或銅中含有支撐肝臟功能的酵素成分。

因此，當肝臟出現毛病時，對於礦物質類也會產生不良的影響。

肝病進行時，容易缺乏鋅或鐵。罹患慢性肝炎或肝硬化時經常缺少硒。

酒精性肝障礙者的磷和鎂會減少。

因此，肝病患者一定要攝取鈣、鐵、

●鈣質含量較多的食品

乳製品	牛奶、低脂肪乳、脫脂優格、脫脂奶粉、加工乾酪等
大豆製品	傳統豆腐、嫩豆腐、油豆腐塊、凍豆腐等
魚貝類	乾沙丁魚、小魚乾、魩仔魚、柳葉魚、香魚、蝦米、若鷺、蜆等
蔬菜類	蕪菁葉、白蘿蔔葉、小油菜、水菜、青江菜等
海藻類	乾羊栖菜、乾海帶芽

鋅等各種礦物質。積極活用礦物質含量較多的菇類和海藻、種子類、蔬菜與水果類等。

●**鐵質含量較多的食品**

大豆食品	凍豆腐等
貝　類	佃煮蛤仔、牡蠣、蜆、蛤蜊、佃煮文蛤等
獸肉、雞肉內臟	牛肝、豬肝、雞肝、肝臟、香腸等
有色蔬菜	蕪菁葉、小油菜、茼蒿、白蘿蔔葉、大芥菜、辣椒葉、花椰菜、菠菜等
海　藻	乾羊栖菜等

●**鋅含量較多的食品**

魚貝類	牡蠣、干貝、蒲燒鰻、鱈魚、柳葉魚、水煮沙丁魚、秋刀魚、小魚乾、章魚、蠑螺、斑節蝦、螢魷等
肉　類	沙朗牛肉、豬肝、豬腿肉、牛肝、雞肝、雞胸肉等
種籽類	松子、檟如果、杏仁、巴西果等
大豆食品	凍豆腐、納豆等

高明攝取食物纖維的祕訣

回 食物纖維具有重要的作用

肝病的食物療法中，如二四五頁表所示，補充食物纖維也是重點。

食物纖維是「體內無法消化的纖維成分」。雖然不是營養素，卻具有「吸附有害成分加以排除，提高腸的功能、防止便秘」等各種作用。

肝臟發生障礙時，肝臟的解毒機能減退。為了避免身體吸收有害成分、防止便秘，並迅速排除體內的老廢物質，就需要食物纖維的作用。

肝病患者，血液中的脂質異常增多，容易罹患高血脂症，也可能併發糖尿病、高血壓等生活習慣病。

食物纖維具有「使增加膽固醇或血壓的鈉排泄掉，延遲醣類的吸收」等作用。因此，有助於預防與改善生活習慣病。

食物纖維包括能溶於水與不溶於水兩種形態。植物性食品中的含量較多，一部分也存在於動物食品中。依種類不同，作用也不同，因此必須攝取各種不同種類的食物纖維。

回　肝病患者必須多攝取食物纖維

一般而言，食物纖維的目標攝取量，所有種類合計，一天為二十～二十五g。肝病患者的攝取目標稍微多一些，約為二十五～三十g。

一般人日常主要攝取蔬菜、菇類、海藻等副菜中的食物纖維。如二四六、七頁表所示，目標攝取量比較大，實際上很難滿足目標量。

●各種食物纖維

食物纖維的種類			含量較多的食品	主要的特性
非水溶性	植物性	纖維素 半纖維素	穀類、蔬菜、豆類、芋類、水果等	為植物細胞壁的構成成分，具有強力吸水力
		木　素	豆類、穀類、根菜類等	構成植物的細胞壁，為可可的褐色成分
	動物性	甲殼質	蝦米、蝗蟲等	硬殼的主要成分
		膠原蛋白	肌腱、軟骨、骨骼、肉凍、魚翅等	負責接著細胞。為明膠的材料
水溶性	植物性	果　膠	水果、蔬菜、芋類、豆類等	果醬是果膠和砂糖以加熱方式凝成膠狀的物質
		葡甘露聚糖	蒟蒻、芋頭等	吸水時產生黏性
		藻　酸	海帶、海帶芽、其他海藻等	海帶泡在水中時產生的黏性成分
	動物性	軟骨素	肌腱、軟骨、骨骼等	――

●攝取20ｇ食物纖維所需的食品（參考例）

食品名稱	食物纖維的含有量／g
白蘿蔔--------100g	1.2g
胡蘿蔔---------50g	1.2g
納豆-----------50g	3.4g
香菇-----------30g	1.2g
牛蒡-----------50g	4.3g
甘藷-----------80g	1.4g
小油菜---------70g	1.8g
花椰菜---------50g	2.4g
蘿蔔乾-----------5g	1.0g
羊栖菜-----------5g	2.1g
合計	20.0g

根據「對癌症有效的飲食與菜單」／池田書店

可以從食量較多的主食中大量攝取，選擇食物纖維較多的主食（例如胚芽米、糙米、胚芽麵包、全麥麵包等）。

納豆或豆腐渣、煮豆等大豆食品，四季豆、小紅豆等豆類，以及甘藷、芋頭等芋類中也有很多食物纖維，都可以巧妙納入食譜中。

如前所述，生菜沙拉與加熱調理的燙青菜、煮菜等巧妙組合，也可以增加攝取量。

本書也介紹含食物纖維較多的副菜，收錄在「防止便秘的副菜」中，共九道菜，可以活用於每天的食譜中。

●各食品的食物纖維含量（100g中）

食品	纖維量	食品	纖維量	食品	纖維量
燕麥	7.45g	香菇（生）	4.55g	蘿蔔	1.55g
全麥麵包	5.21g	蕨菜	3.95g	洋蔥	1.50g
糙米	2.92g	醃黃蘿蔔	3.80g	高麗菜	1.43g
玉米片	2.89g	蒟蒻粉絲	3.62g	款冬	1.40g
吐司麵包	2.55g	牛蒡	3.58g	茼蒿	1.38g
麵包捲	1.83g	荷蘭芹	3.00g	馬鈴薯	1.35g
日本蕎麥麵	1.63g	南瓜	2.99g	白蘿蔔	1.34g
烏龍麵	1.45g	金菇	2.88g	豆芽菜	1.20g
精白米	0.72g	花椰菜	2.67g	萵苣	0.98g
木耳	74.00g	胡蘿蔔	2.56g	番茄	0.79g
羊栖菜	54.90g	菠菜	2.50g	豆腐	0.62g
乾香菇	43.50g	甘藷	2.32g	乾柿	10.80g
葫蘆乾	25.80g	竹筍	2.27g	奇異果	2.64g
菜豆乾	19.55g	芋頭	2.20g	橘子	2.00g
黃豆粉	17.15g	餃子	2.10g	洋梨	1.74g
小紅豆乾	15.95g	玉米	2.01g	蘋果	1.63g
大豆乾	15.05g	青椒	1.98g	柿子	1.60g
海帶	14.60g	西洋芹	1.93g	草莓	1.52g
海帶芽	9.90g	韮菜	1.93g	香蕉	1.48g
拔絲納豆	9.60g	滑子蕈	1.80g	桃子	1.47g
豆腐渣	9.43g	花菜	1.70g	哈蜜瓜	0.96g
青豆	7.75g	蒟蒻	1.67g	鳳梨	0.92g
凍豆腐	7.35g	茄子	1.66g	葡萄柚	0.73g

4 提高食物療法效果的祕訣

搭配組合主食、主菜與副菜

回 攝取過多高蛋白食也很危險

了解營養素的作用之後，接下來介紹食物療法基本注意事項。

肝病的食物療法中，除了嚴重的肝障礙之外，如果沒有出現特別的症狀，情況穩定時，則不需要嚴格限制飲食，只要①攝取營養均衡的飲食、②規律正確的吃、③花點工夫增進食慾就夠了。

過去認為肝病患者應該以「高熱量、高蛋白食」為主，不過，最近發現普通的飲食就含有相當高的營養，再加上治療方面也使用營養劑，高蛋白、高熱量，結果反而造成營養過剩，增加肝臟的負擔，使得肝臟惡化。

因此，除了特別的情況外，病情穩定時，基本上只要攝取普通的「營養均衡的飲食」就可以了。

回攝取各種類的食品

所謂「攝取營養均衡的飲食」，就是不要攝取特定的食品，早、午、晚三餐都要搭配**主食、主菜、副菜**，儘可能攝取多種類食品。

主食食品，是醣類較多的熱量源的穀類或芋類；主菜，則是蛋白質或礦物較多的血或肉，形成骨骼或牙齒的肉類、魚貝類、蛋、大豆食品、牛奶、小魚等；副菜食品，包括豐富的維他命和礦物質類，調整身體狀況的蔬菜、水果等（參照二五〇頁表）。

每餐都要巧妙搭配組合這些食品。

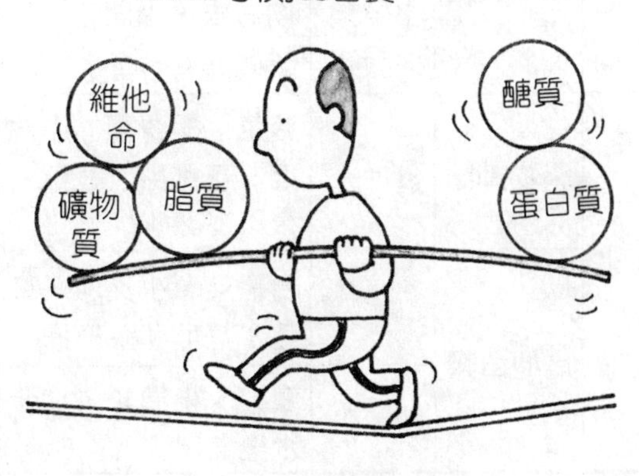

●搭配組合主食・主菜與副菜

	作用	營養素	食品群	主要的食品	分配例		
					早餐	午餐	晚餐
主食	成為身體的熱和活力（熱量源）	醣類	穀類 芋類	飯、麵包、麵類、甘藷、馬鈴薯等	麵包	麵	飯 ○
			砂糖	砂糖、甜點與飲料			
		脂質	油脂類	植物油、乳瑪琳、奶油等	○	○	
主菜	生成身體（血、肉、臟器、骨骼、牙齒等的材料）	蛋白質	肉類	去皮雞胸肉、雞腿肉、瘦肉等		○	
			魚貝類	白肉魚（鱈魚、比目魚、鰈魚等）			○
			蛋	雞蛋	○		
			大豆食品	大豆、豆腐、納豆等			○
副菜		礦物質類	牛乳	牛奶、牛奶優格、乳酪等	○		
			小魚類	魩仔魚、小魚乾等			○
			海草類	羊栖菜、海帶芽等		○	
	調整身體的狀況	礦物質類	黃綠色蔬菜	菠菜、胡蘿蔔、小油菜、花椰菜、韮菜、青椒等	○	○	○
		維他命類	其他的蔬菜	高麗菜、小黃瓜、萵苣、花菜、番茄等	○	○	○
			水果	蘋果、柑橘類、當令水果	○		○

做菜時的注意事項

回 每餐攝取良質蛋白質

做菜時，必須注意①每餐都要攝取良質蛋白質、②充分攝取維他命和礦物質含量較多的蔬菜類、③油脂類必須使用新鮮的植物油。

有關①，先前敘述過，不需要特別攝取高蛋白質。蛋白質能夠修補遭破壞的肝細胞，使得減退的肝功能恢復。可以藉著肉類、魚貝類、蛋、乳製品、大豆食品等攝取良質蛋白質。

蔬菜類的食物纖維含量豐富，有助於預防便秘，是肝病飲食不可或缺的食品，每餐都要多吃一些。

油脂類主要使用不飽和脂肪酸含量較多的植物油。植物油老舊之後會形成有害的過氧化脂質，因此，必須使用新鮮的植物油。

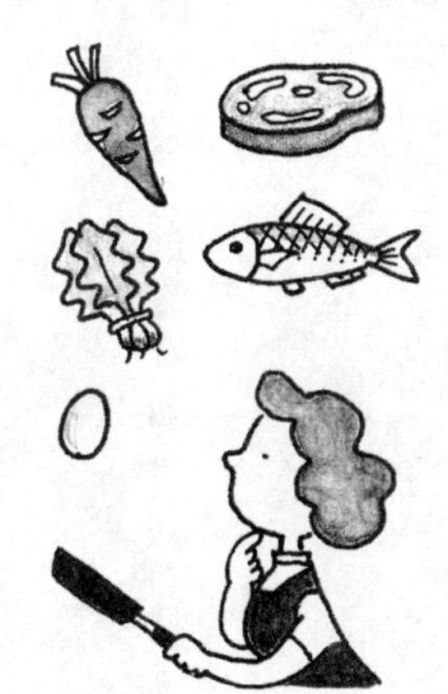

回 過重的人必須減肥

依照上述注意事項，決定三餐的主食、主菜與副菜。食材量由一天的熱量決定。

一般而言，一天所需熱量是以〔標準體重×（二五～三五大卡）〕來計算。「標準體重」，是指對於個人的身高而言最理想的體重，以〔身高（m）×身高（m）×22〕求出標準體重。例如，身高一七〇cm者以〔一・七×一・七×22〕來計算，則標準體重為六三・六公斤。

體重超越標準體重很多，或是並未從事重勞動工作的人，一天可以攝取的熱量標準為，體重乘以二五～三十大卡。攝取適當的熱量，同時持續適度的運動，就能穩定的減肥。

消瘦型或從事重勞動工作的人，應該以標準體重乘以三十～三五大卡的方式來計算出一

●「標準體重」的計算方法

「標準體重」是指對於個人的身高而言最理想的體重

「標準體重」＝
（身高m×身高m）×22

●簡單計算法

身高150～180cm的人＝
〔（身高－100）×0.9〕

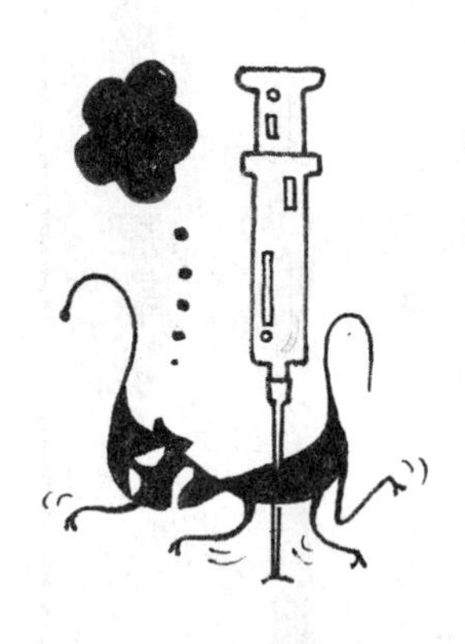

●1天消耗的熱量

生活內容	1天消耗的熱量（每1kg體重）
(1)因為生病而臥病在床的人、高度肥胖者	20～25大卡
(2)輕度勞動工作者、主婦、無職、高齡者	25～30大卡
(3)中度勞動工作者	30～35大卡
(4)重勞動工作者	40～45大卡

（消耗熱量的換算指數）

天的熱量。

配合肝臟的狀態，調整熱量攝取。應該和醫生或營養師商量。

決定熱量之後，根據熱量分配營養素。

通常一天熱量的五五～六十％為醣類、二十～二五％為脂質，十五～二十％為蛋白質。

例如，一天攝取一九〇〇大卡熱量的人，醣類攝取量為二六一～二八五g、脂質為四二～五三g、蛋白質為七一～九一g。

什麼樣的食材，含有何種營養素，以及含量多少，只要調查「食品成分表」即可知道。

飲食注意事項

回 高明的吃可以減輕肝臟的負擔

肝臟必須處理很多營養素，因此，一次吃太多會增加肝臟的負擔。每天三餐「規律正常的吃」最重要。早餐是上午活動的熱量源，如果沒有吃早餐，則貯藏在肝臟的糖原（參閱二二二頁）會被當成熱量消耗掉，對肝臟並不好。

早餐前一小時起床，稍微活動身體，提高胃腸的功能之後再吃早餐，能夠幫助營養素的消化與吸收。

上班或上學者最理想的午餐是便當。外食容易導致熱量攝取過多與營養偏差。尤其黃綠色蔬菜容易缺乏、鹽分攝取過多等，都會增加肝臟的負擔。

●外食時必須補充的食品

食品名稱	另外補充的食品
雞肉雞蛋飯	燙青菜或生菜沙拉
握壽司	醋漬菜或燙青菜、優格
蕎麥麵	蛋1個、蔬菜、優格
清湯烏龍麵	蛋1個、蔬菜
三明治	鮪魚、萵苣、番茄、火腿
熱　狗	乳酪1個、沙拉、牛奶

●主要外食菜單的熱量

類別	料理名	熱量
麵類	竹屜麵	310
	什錦蕎麥麵	312
	月見烏龍麵	400
	清燙烏龍麵	390
	鍋燒烏龍麵	504
	油炸食品蕎麥麵	620
	咖哩南蠻蕎麥麵	580
	中式涼麵	632
	叉燒麵	700
	拉麵	530
	湯麵	580
	什錦蕎麥麵	700
	什錦炒麵	880
	義大利肉醬麵	968
	鱈魚子義大利麵	600
	焗通心粉	650
	海鮮通心粉	700
飯類	握壽司（普通）	536
	握壽司（特極）	560
	什錦壽司飯	600
	雞肉雞蛋燴飯	620
	豬排飯	832
	牛肉飯	592
	炸蝦飯	784
	金槍魚大碗飯	616
	鰻魚飯	856
	咖哩牛肉飯	800
飯類	雞排飯	740
	焗海鮮飯	880
	炒飯	650
	中式蓋飯	740
單品料理	炸蝦	264
	漢堡	512
	炸豬排	512
	蟹肉丸子	600
	燉牛肉	400
	沙朗牛排	673
	青椒牛肉絲	388
	燒賣	272
	餃子	408
	韭菜炒肝臟	320
	八寶菜	464
	麻婆豆腐	456
	咕老肉	680
	照燒鰤魚	245
	薑燒豬肉	416
	油炸食品	512
速食	烤牛肉三明治	350
	炸雞	661
	乳酪漢堡	307
	麥香堡	563
	炸薯條	412

根據「治療糖尿病的飲食與菜單」／池田書店

不得不外食的時候，就營養均衡這一點來看，選擇客飯比較好。吃雞肉雞蛋飯等單品料理時一定要添加一道蔬菜。生菜沙拉或乳酪、優格、水果等輔助食品可以自己攜帶（參照二五四頁表）。

速食或中式料理的熱量比較高，鹽分也較多，必須注意。儘可能選擇知道素材與營養價值的菜單。

回就寢前二～三小時內吃完晚餐

晚餐和早餐、午餐不同，飯後消耗的熱量比較少，再加上精神上較輕鬆，因此容易飲食過度。

均衡搭配低脂肪或容易消化的良質蛋白質、維他命與礦物質含量豐富的蔬菜類等，並且活用容易吸收的調理法。進食時充分咀嚼食物。

就寢前才吃晚餐，是導致肥胖的原因，同時無法安眠，隔天早餐時的食慾減退。為了使早餐吃起來美味，就寢前二～三小時內一定要吃完晚餐。

宵夜或點心會增加肝臟的負擔，一定要避免。

此外，食品添加物較多的食品（加工度較高的食品其添加物也較多），或是速食品（特別注意泡麵與保存期限）、生食、鹹的食品、刺激性食品（辣椒、咖啡等），對肝臟都不好。一旦肝臟的解毒作用減弱，就會造成不良的影響。

口味較重的食品，也會導致營養偏差，同時也會成為高血壓等併發症的原因，必須注意。

回 飲酒會產生有害成分

前章敘述過，戒酒也是肝病的重要對策。

酒精進入體內之後，九十%由肝臟處理。這時會產生有害成分**乙醛**。乙醛是造成惡醉的原因，通常會分解為醋酸等排泄掉。

但是，肝臟出現毛病的人，或是每天大量飲酒的人，乙醛的處理能力減退。

體內的乙醛長時間殘留時，會對肝臟造成不良的影響。

每天喝酒的人，營養容易偏差，也會損傷

> 小常識
>
> **酒對血壓也會造成不良影響**
>
> 酒對血壓的影響相當大，一旦罹患酒精依賴症時，半數以上的患者會出現高血壓現象。
>
> 為了防止酒精影響健康，清酒一天最多只能喝五分之一公升左右，啤酒只能喝一大瓶。

肝臟。因此，罹患肝硬化或肝癌等嚴重肝病，或B型、C型慢性肝炎時，即使病情穩定，也必須戒酒。

高明提高食慾的方法

回 調味時減少刺激

肝臟一旦出現障礙時，會導致食慾減退，食量減少。肝硬化等通常會導致味覺異常，因此，會覺得食物不好吃。

必須花點工夫讓食物好吃以增進食慾。

缺乏食慾時，消化液的分泌量減少，必須選擇容易消化的食品，採用容易消化的調理法。基本上要選擇刺激性較少的調味方式。

例如，白飯（充分咀嚼）搭配一個小梅乾、煮白肉魚、白蘿蔔泥、煮蔬菜、燙菠菜等日式「清爽型」的菜單，是不錯的選擇。

花點工夫刺激食慾也很重要。包括①利用薑、紫蘇、蘘荷或香橙等香味蔬菜，增添素材的風味、②加上一道喜歡的料理，即使少量，但搭配營養價值較

●提高食慾的工夫

考慮事項	實際功夫
運用食品的風味／活用當季素材	◎巧妙使用薑、紫蘇、蘘荷、香橙、檸檬等香味蔬菜
菜單富於變化	◎利用材料、調理法等，做出具有季節感的料理，單品料理也可以納入菜單中 ◎即使少量，但是營養價較高的食品也要加入菜單中
注意味道、色彩與盛盤的工夫	◎味道方面，必須「濃淡適宜」 ◎色彩方面，組合增添食慾的新鮮色彩 ◎盛盤方面，注意各種搭配以增進食慾 ◎餐具富於變化
確保適當的溫度	◎確保料理和季節的最適當溫度

高的食品，就能使菜單產生變化、③下點工夫調味，強調增加食慾的新鮮色彩、④採用感覺食物相當豐盛的盛盤法、⑤確保料理的適當溫度。

食慾很差時，可以參考75～83頁的「食慾減退時的套餐」（三日份），食慾欠佳的時候，可以活用93頁的「食慾減退時的副菜」。

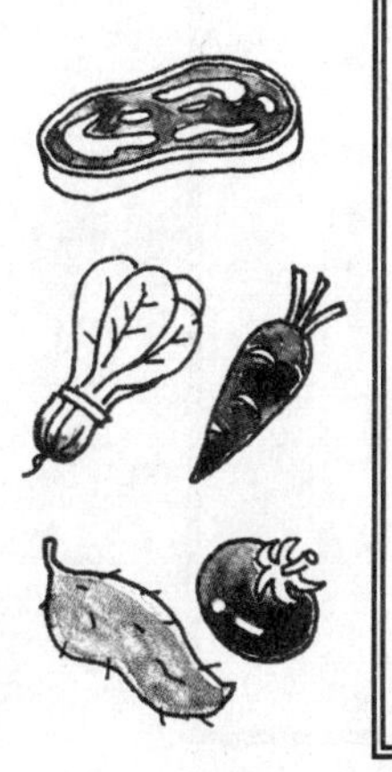

專欄

體貼肝臟的便當的作法

為了治療肝病，自己製作減少對肝臟造成負擔的便當是最好的方法。

所謂體貼肝臟的便當，就是①營養分配、②減油與減鹽、③注意衛生問題。其中①是醣類、蛋白質、脂質均衡，並且補充足夠的維他命和礦物質。②則是減少油炸菜的油量，巧妙使用高湯等，儘可能減少鹽分，口味較淡些。

③是因為肝臟的解毒功能減退，容易引起中毒，因此必須注意衛生面的問題。避免生食，選擇細菌不容易繁殖的衛生食品。

許多人認為早上製作便當是一大負擔。可以在前一天晚上做好冷凍，例如生菜沙拉或燙青菜等，裝在密閉容器中放入冰箱保存。此外，金平牛蒡或煮菜等常備蔬菜可以多做一些。巧妙使用冷凍食品也不錯。

5 各類型肝病的食物療法

配合病情調整飲食內容

回 好好對應慢性肝炎

因疾病狀態的不同，肝病的食物療法的內容也有很大的差距。

先前談及，慢性肝炎的穩定期或初期肝硬化等，與急性肝炎或慢性肝炎的惡化期，以及肝硬化的非代償期等，食物療法的重點都不同。

進行食物療法時，一定要先充分了解其內容。

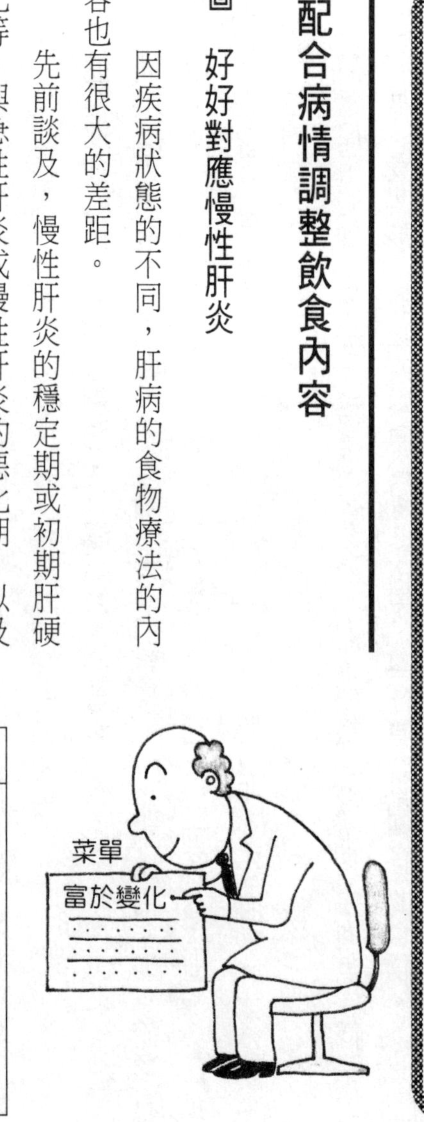

急性肝炎的食物療法重點

■症狀強烈的時期(發病期)

出現發燒、倦怠、食慾減退、噁心等強烈症狀,因此很難接受食物。

症狀強烈時必須住院,一旦醣類的熱量缺乏時,蛋白質被分解,會對肝臟造成不良的影響。因此,必須住院,利用點滴補充葡萄糖。

能夠進食之後,**攝取低脂肪、以醣類為主的飲食**。

通常一天攝取一六〇〇~一七〇〇大卡的熱量。一般的比例分配為醣類六五~七十%(二六〇~三〇〇g左右);蛋白質十五~二十%(六十~八五g左右),或是「標準體重」×(一~一・二g);脂質十~十五%(十八~二八g左右)。

醫院採用的食物療法,包括粥、葛湯、煮烏龍麵、燉菜、白肉魚、低脂優格、豆腐、煮蔬菜、酸味或刺激較少的水果、果汁等容易消化的食物。

由於胃腸功能減退,因此,必須盡量避免脂質較多的肉類或油炸食品、炒菜、中式料理、速食品等。

●急性肝炎營養均衡飲食

時間	醣類	蛋白質	脂質
發病期 (1600～1700卡)	65～70% (260～300g)	15～20% (60～85g)	10～15% (18～28g)
恢復期 (2000～2200卡)	60～65% (300～360g)	15～20% (80～90g)	20%前後 (44～53g)

※本表的熱量和營養素的量只是大致的標準。

■復原期的食物

進入復原期時，身體已經退燒且黃疸減輕，產生食慾。

為了使遭破壞的肝細胞迅速修復、再生，必須攝取**高蛋白、高熱量、高維他命飲食**。基本上，採取高營養、營養均衡，容易消化與吸收的菜單。

不過，攝取過多高熱量的食品，容易導致肥胖，必須注意。

一天所需的熱量因人而異，通常為二〇〇〇～二二〇〇大卡。醣類佔其中的六十～六五%（三〇〇～三六〇g）；蛋白質十五～二十%（選擇良質蛋白質八十～九十g）；脂質二十%左右（約四四～五三g）。

脂肪由發病期的低脂肪食品恢復為普通食品，避免比較油膩的肉或魚，選擇瘦肉或去皮雞胸肉、白肉魚等。此外，也要大量攝取維他命。因此，必須攝取普通一倍以上的蔬菜量，每餐吃一五〇～二〇〇g。

以煮菜或燙青菜等溫熱蔬菜為主。也可以巧妙搭配番茄或萵苣等新鮮蔬菜。使用良質植物油等炒黃綠色蔬菜，吃少量炒蔬菜，就可以有效的吸收維他命A。澀液較強的蔬菜必須先燙過，去除澀液後再使用。

■出院後的家庭療養期

出院後一～二週是家庭療養時期。這時肝功能已經復原得相當好，因此，不再需要高蛋白、高熱量的飲食，而應該要重視營養均衡（病情穩定期的飲食參閱二一九～二六〇頁）。

在醫生許可下，可以回到工作崗位。出院三個月內，持續進行同樣的食物療法。

慢性肝炎的食物療法重點

■病情穩定時

GOT・GPT（AST・ALT）值大都在一二〇～一三〇以下。通常沒有特別的症狀，並且有食慾。在這種狀態下，不需要特別攝取高蛋白、高熱量食品，但是，一定要充分攝取良質蛋白質。

攝取前述普通的均衡營養就足夠了。採用規律正常的飲食生活，沒有特別的限制。

為了避免引起併發症，必須強化黏膜、防止感染，因此要充分攝取**維他命類和礦物質含量較多的黃綠色蔬菜**，並攝取足量的食物纖維，以預防便秘。

熱量攝取過剩時，會導致肥胖和脂肪肝，要注意。

■肝功能減退時

GOT‧GPT值上升為二百以上，肝炎進行、肝功能減退時，基本上要採取穩定期的營養均衡飲食。

維他命的代謝不足會導致維他命缺乏。因此，**蔬菜攝取量必須比平常多，每餐吃一五〇～二〇〇g**。

蔬菜可以生吃，但如果加熱調理，就可以吃下更多的量。

避免動物性油脂、脂肪較多的肉類等，選擇瘦肉、腿肉、雞胸肉等。

肝臟的解毒功能較弱，必須避免生魚片等生食或醃鹹魚、烤魚、炸魚等，也要避免刺激性食品。

■沒有食慾時

罹患慢性肝炎時，食慾減退，必須花點工夫提高食慾。

食慾相當差的時候，可以利用本書介紹的「食慾減退時的套餐(三日份)」。食慾稍微減退時，可以活用「食慾減退時的副菜」。

持續好幾天食慾不振時，一定要看醫生或和營養師商量。

■急性增惡時

B型慢性肝炎患者會出現像急性肝炎般病情突然惡化的情況。必須住院治療。醫院進行的食物療法與急性肝炎期大致相同。**產生食慾後，必須以高熱量、高蛋白食為主**(參閱急性肝炎恢復期)。

■接受藥物療法時

接受干擾素治療時，食慾會減退。可以活用先前介紹的「缺乏食慾時」的食譜。

食慾普通時，可以攝取和病情穩定時同樣的飲食。

服用抑制肝臟發炎的甘草製劑(參閱一六五頁)時，會出現血壓上升、血液中的鉀減少等副作用。

血壓上升時，必須限制鹽分。鉀減少時，必須攝取鉀含量較多的食品（乾柿、香蕉、蘿蔔乾、芋類、海藻類、新鮮蔬菜、水果、大豆等）。和醫生或營養師商量對策。

肝硬化的食物療法重點

■代償期沒有特別的症狀時

基本上，以高蛋白、高維他命食為主。**採取與慢性肝炎穩定期相同的營養均衡的飲食**（參閱二一九～二四七頁）。

但是，此時肝臟對於營養素的處理能力減退，血液中的葡萄糖增加，因此不可以攝取太多的熱量（併發糖尿病時，配合必要應限制熱量）。

容易缺乏維他命，每餐都要攝取一五〇～二〇〇g蔬菜補充維他命。也容易缺乏鋅或鐵等礦物質（參閱二四三頁），應積極補充。

此外，容易缺乏體內無法製造的多元不飽和脂肪酸（必須脂肪酸），故必須巧妙活用富含多元不飽和脂肪酸的魚貝類或植物油等。

脂肪的消化力和解毒機能減退，必須減少動物性脂肪的攝取量。選用瘦肉、去皮雞胸肉、腿肉等，避免生食或烤魚、炸魚、刺激性食品等。

■代償期缺乏食慾時

與慢性肝炎「沒有食慾時」相同，必須花點工夫提高食慾（二五八頁）。請活用本書介紹的「食慾減退時的套餐」與「食慾減退時的副菜」。

■非代償期狀態良好的人

嚴重時，肝臟的解毒功能很低，分解蛋白質時會產生有害物質氨。血液中的氨增加時，容易引起意識障礙（肝性腦症→一一二頁）。

如果血液中的氨並未大量增加，沒有出現其他併發症，食慾沒有減退時，則可以和代償期採取相同的飲食。

動物性蛋白質被分解時會產生大量的氨，因此，蛋白質源最好以白肉魚或植物性蛋白的大豆製品為主。

便秘也會使氨增加，因此，必須攝取大量食物纖維以防止便秘。每餐大約吃二〇〇g的蔬菜，充分補充食物纖維與維他命。

食道和消化器官的血液循環紊亂，血管異常（靜脈瘤）時，可能會形成潰瘍，必須選擇刺激較少的軟食。

每餐飯後休息一～二小時（最好躺下來休息，至少要坐下休息）。

出現浮腫或腹水時，應限制鹽分（一天的鹽分攝取量為三～七g以內）。

■使用氨基酸製劑的人

血液中的氨增加或蛋白質平衡不良時，必須使用**氨基酸製劑**（代償期患者無法從每天的飲食中充分攝取蛋白質時，也必須使用氨基酸製劑）。

●氨基酸製劑的營養量

1日使用量	熱量	蛋白質
1包(50g)	200大卡	13.5g
2包(100g)	400大卡	27.0g
3包(150g)	600大卡	40.5g

經口服用氨基酸製劑，可以補充蛋白質。此外，也含有脂質、醣類、維他命與礦物質等。

這種藥物，含有均衡的蛋白質基本成分氨基酸，由良質蛋白質構成，即使在體內分解，也不會產生有害的氨。

因此，飲食中的蛋白質減少、攝取低蛋白食的時候，缺乏的部分可以藉著

●使用氨基酸製劑時的飲食基本事項

食用種類	熱量(g)	蛋白質(g)	脂質(g)	醣類(g)	鹽分(g)	氨基酸製劑		
						1日使用量(g)	熱量(卡)	蛋白質(g)
氨基酸調整食30	1200	30	20	220	7	3包(150g)	600	40.5
氨基酸調整食40	1400	40	35	250	7	3包(150g)	400	27.0
氨基酸調整食50	1600	55	40	280	7	3包(150g)	200	13.5

（都立駒込醫院的例子）

氨基酸製劑補充，以抑制氨的產生，防止意識障礙，改善體內的營養狀態。

一包五十g的氨基酸製劑，含有二百大卡的熱量，蛋白質為十三．五g。使用氨基酸製劑時，必須配合使用量調整飲食內容。

如果每天服用一包，則一天原本需要一八〇〇大卡熱量的人，從普通飲食中攝取的熱量應減少為一六〇〇大卡。蛋白質攝取量五五g、脂質四十g、醣類二八〇g、鹽分七g以下。

一天服用二或三包時，如上表所示，必須適度調整飲食內容。

調整的內容因人而異，應該和醫生或營養師商量。

脂肪肝的食物療法重點

■原因為肥胖時

減肥為首要重點。工作量普通的人，每天的食量（熱量）應該調整為「標準體重」×三十大卡；工作量較輕時，一天的總熱量為「標準體重」×二五大卡；從事重勞動工作者，以「標準體重」×三五大卡來計算。

除了調整食量之外，還要持續進行適度的運動，則一個月就可以減輕一～二公斤體重。

為了高明減少攝取的熱量，必須避免甜點或甜分較高的水果、飲料等，也要避免點心或宵夜，並減少脂質攝取量。此外，攝取熱量還是過多時，就必須調節主食量。

攝取營養均衡的普通健康飲食，並充分補充維他命和礦物質（參閱二三五～二四七頁）。三餐規律、正常的吃，充分咀嚼也是重點。控制鹽分，口味清淡，運用素材的味道。

■原因為酒精時

基本上必須戒酒（戒酒較容易治癒疾病）。

因為工作關係而無法戒酒時，則在除了酒精性脂肪肝之外而沒有罹患其他肝障礙的情況下，只要控制酒量（清酒一天〇・一八公升、啤酒一天一大瓶），同時攝取含豐富蛋白質的下酒菜。

飲食方面必須注意營養均衡（參閱二一九～二四七頁），避免攝取過多的熱量，三餐都要好好的攝取。

■原因為糖尿病時

半數以上的糖尿病患者都罹患脂肪肝。其中大部分都是因為無法有效控制糖尿病造成的。

為了控制糖尿病，必須限制熱量，規律攝取營養均衡的食物，並持續進行適度的運動。和醫生或營養師商量，進行正確的糖尿病飲食療法。

其他肝病的食物療法

■肝癌

伴隨肝硬化時，與肝硬化的食物療法相同；未出現肝硬化時，基本上採用穩定期的慢性肝炎食物療法（參閱二六四頁）。

根據癌症進行的狀態與療法等調整飲食內容，必須和醫生或營養師商量。

■其他的肝障礙

屬於藥劑性肝障礙時，首先必須要中止原因藥劑。飲食對策方面，只要遵守前述的一般均衡飲食就可以了。

罹患自體免疫性肝炎或原發性膽汁性肝硬化等特殊肝障礙時，應配合肝臟的狀態，改變食物療法的內容。必須和醫生或營養師商量。

出現併發症者的食物療法

■糖尿病

容易併發脂肪肝或肝硬化。出現脂肪肝時，必須持續進行以限制熱量為主的食物療法，控制血糖值。

出現肝硬化，糖尿病屬於輕症或前階段狀態（耐糖力障礙）時，則優先治療肝硬化。配合必要時再限制熱量（和醫生或營養師商量）。

■高血壓或心臟病

高血壓者必須限制鹽分。心臟病者則要限制鹽分與水分。

有肥胖傾向時，配合必要時要限制熱量。

■胃、十二指腸潰瘍

以容易消化、刺激較少的食物為主。在調理法上多下工夫（基本上是加熱、減油、減鹽）。

配合必要，可以一天吃四～五餐。靜養很重要。

■腎臟病

依腎臟病的肝病狀態及其比率的不同而有不同。基本上必須限制鹽分和水分，有時必須限制蛋白質。

上述肝病的食物療法，依肝障礙的程度與併發症狀態的不同，內容有很大的差距。

肝臟是支撐生命活動的「基礎」，唯有好好把握肝臟的狀態，持續進行對症的食物療法，才能根本治療肝病。

●作者介紹

田中　武

1979年畢業於日本三重大學醫學部，進入該大學第三內科。致力於病毒性肝炎病態解析的研究工作，同時進行肝病診療。1989年任職於東京都立駒込醫院肝臟內科。1992年擔任該科主任醫生。現在在該科持續診療肝病，同時與進行臨床研究的小原博士一起研究C型肝炎。

為日本肝臟學會認定醫生、指導醫生。日本消化器官學會認定醫生、指導醫生。美國肝病學會（AASLD）會員。國際干擾素與細胞分裂素學會（ISICR）會員等。

在專門雜誌與學會雜誌等刊載「C 型肝炎病毒精密測定法的開發及其臨床意義」、「B 型肝炎病毒量精密測定法的開發及其臨床意義」，此外還著有許多論文。

吉田美津子

畢業於日本佐伯營養學校、昭和女子大學短期大學部，擔任東京都保健所營養所，持續進行地區性維持健康活動工作。任職都立小兒醫院與綜合醫院等，擔任醫院營養師。也曾任職都立駒込醫院營業科主任。2000年時就任都立松澤醫院營養科主任直到現在。為管理營養師。

具備豐富的肝病臨床經驗，除了一般的業務，還兼任都立醫院營養師會會長，努力指導後進。

3.	科學命相	淺野八郎著	220 元
4.	已知的他界科學	陳蒼杰譯	220 元
5.	開拓未來的他界科學	陳蒼杰譯	220 元
6.	世紀末變態心理犯罪檔案	沈永嘉譯	240 元
7.	366 天開運年鑑	林廷宇編著	230 元
8.	色彩學與你	野村順一著	230 元
9.	科學手相	淺野八郎著	230 元
10.	你也能成為戀愛高手	柯富陽編著	220 元
11.	血型與十二星座	許淑瑛編著	230 元
12.	動物測驗—人性現形	淺野八郎著	200 元
13.	愛情、幸福完全自測	淺野八郎著	200 元
14.	輕鬆攻佔女性	趙奕世編著	230 元
15.	解讀命運密碼	郭宗德著	200 元
16.	由客家了解亞洲	高木桂藏著	220 元

・女醫師系列・品冠編號 62

1.	子宮內膜症	國府田清子著	200 元
2.	子宮肌瘤	黑島淳子著	200 元
3.	上班女性的壓力症候群	池下育子著	200 元
4.	漏尿、尿失禁	中田真木著	200 元
5.	高齡生產	大鷹美子著	200 元
6.	子宮癌	上坊敏子著	200 元
7.	避孕	早乙女智子著	200 元
8.	不孕症	中村春根著	200 元
9.	生理痛與生理不順	堀口雅子著	200 元
10.	更年期	野末悅子著	200 元

・傳統民俗療法・品冠編號 63

1.	神奇刀療法	潘文雄著	200 元
2.	神奇拍打療法	安在峰著	200 元
3.	神奇拔罐療法	安在峰著	200 元
4.	神奇艾灸療法	安在峰著	200 元
5.	神奇貼敷療法	安在峰著	200 元
6.	神奇薰洗療法	安在峰著	200 元
7.	神奇耳穴療法	安在峰著	200 元
8.	神奇指針療法	安在峰著	200 元
9.	神奇藥酒療法	安在峰著	200 元
10.	神奇藥茶療法	安在峰著	200 元
11.	神奇推拿療法	張貴荷著	200 元
12.	神奇止痛療法	漆浩　著	200 元

・彩色圖解保健・品冠編號 64

1.	瘦身	主婦之友社	300 元
2.	腰痛	主婦之友社	300 元
3.	肩膀痠痛	主婦之友社	300 元
4.	腰、膝、腳的疼痛	主婦之友社	300 元
5.	壓力、精神疲勞	主婦之友社	300 元
6.	眼睛疲勞、視力減退	主婦之友社	300 元

・心 想 事 成・品冠編號 65

1.	魔法愛情點心	結城莫拉著	120 元
2.	可愛手工飾品	結城莫拉著	120 元
3.	可愛打扮 & 髮型	結城莫拉著	120 元
4.	撲克牌算命	結城莫拉著	120 元

・熱 門 新 知・品冠編號 67

1.	圖解基因與 DNA （精）	中原英臣 主編	230 元

法律專欄連載・大展編號 58

台大法學院　法律學系／策劃
法律服務社／編著

1.	別讓您的權利睡著了(1)	200 元
2.	別讓您的權利睡著了(2)	200 元

・名師出高徒・大展編號 111

1.	武術基本功與基本動作	劉玉萍編著	200 元
2.	長拳入門與精進	吳彬　等著	220 元
3.	劍術刀術入門與精進	楊柏龍等著	220 元
4.	棍術、槍術入門與精進	邱丕相編著	220 元
5.	南拳入門與精進	朱瑞琪編著	220 元
6.	散手入門與精進	張　山等著	220 元
7.	太極拳入門與精進	李德印編著	280 元
8.	太極推手入門與精進	田金龍編著	220 元

・實用武術技擊・大展編號 112

1.	實用自衛拳法	溫佐惠著	250 元
2.	搏擊術精選	陳清山等著	220 元

3. 秘傳防身絕技　程崑彬著　230 元
4. 振藩截拳道入門　陳琦平著　220 元

・中國武術規定套路・大展編號 113

1. 螳螂拳　中國武術系列　300 元
2. 劈掛拳　規定套路編寫組　300 元
3. 八極拳

・中華傳統武術・大展編號 114

1. 中華古今兵械圖考　裴錫榮主編　280 元
2. 武當劍　陳湘陵編著　200 元

・武術特輯・大展編號 10

1. 陳式太極拳入門　馮志強編著　180 元
2. 武式太極拳　郝少如編著　200 元
3. 練功十八法入門　蕭京凌編著　120 元
4. 教門長拳　蕭京凌編著　150 元
5. 跆拳道　蕭京凌編譯　180 元
6. 正傳合氣道　程曉鈴譯　200 元
7. 圖解雙節棍　陳銘遠著　150 元
8. 格鬥空手道　鄭旭旭編著　200 元
9. 實用跆拳道　陳國榮編著　200 元
10. 武術初學指南　李文英、解守德編著　250 元
11. 泰國拳　陳國榮著　180 元
12. 中國式摔跤　黃　斌編著　180 元
13. 太極劍入門　李德印編著　180 元
14. 太極拳運動　運動司編　250 元
15. 太極拳譜　清・王宗岳等著　280 元
16. 散手初學　冷　峰編著　200 元
17. 南拳　朱瑞琪編著　180 元
18. 吳式太極劍　王培生著　200 元
19. 太極拳健身與技擊　王培生著　250 元
20. 秘傳武當八卦掌　狄兆龍著　250 元
21. 太極拳論譚　沈　壽著　250 元
22. 陳式太極拳技擊法　馬　虹著　250 元
23. 二十四式/三十二式 太極拳/劍　闞桂香著　180 元
24. 楊式秘傳 129 式太極長拳　張楚全著　280 元
25. 楊式太極拳架詳解　林炳堯著　280 元
26. 華佗五禽劍　劉時榮著　180 元
27. 太極拳基礎講座：基本功與簡化 24 式　李德印著　250 元

28.	武式太極拳精華	薛乃印著	200 元
29.	陳式太極拳拳理闡微	馬　虹著	350 元
30.	陳式太極拳體用全書	馬　虹著	400 元
31.	張三豐太極拳	陳占奎著	200 元
32.	中國太極推手	張　山主編	300 元
33.	48 式太極拳入門	門惠豐編著	220 元
34.	太極拳奇人奇功	嚴翰秀編著	250 元
35.	心意門秘籍	李新民編著	220 元
36.	三才門乾坤戊己功	王培生編著	220 元
37.	武式太極劍精華 +VCD	薛乃印編著	350 元
38.	楊式太極拳	傅鐘文演述	200 元
39.	陳式太極拳、劍 36 式	闞桂香編著	250 元
40.	正宗武式太極拳	薛乃印著	220 元
41.	杜元化＜太極拳正宗＞考析	王海洲等著	300 元
42.	＜珍貴版＞陳式太極拳	沈家楨著	280 元
43.	24 式太極拳＋VCD	中國國家體育總局著	350 元
44.	太極推手絕技	安在峰編著	250 元
45.	孫祿堂武學錄	孫祿堂著	300 元
46.	＜珍貴本＞陳式太極拳精選	馮志強著	280 元
47.	武當趙保太極拳小架	鄭悟清傳授	250 元

・原地太極拳系列・大展編號 11

1.	原地綜合太極拳 24 式	胡啟賢創編	220 元
2.	原地活步太極拳 42 式	胡啟賢創編	200 元
3.	原地簡化太極拳 24 式	胡啟賢創編	200 元
4.	原地太極拳 12 式	胡啟賢創編	200 元

・道學文化・大展編號 12

1.	道在養生：道教長壽術	郝　勤等著	250 元
2.	龍虎丹道：道教內丹術	郝　勤著	300 元
3.	天上人間：道教神仙譜系	黃德海著	250 元
4.	步罡踏斗：道教祭禮儀典	張澤洪著	250 元
5.	道醫窺秘：道教醫學康復術	王慶餘等著	250 元
6.	勸善成仙：道教生命倫理	李　剛著	250 元
7.	洞天福地：道教宮觀勝境	沙銘壽著	250 元
8.	青詞碧簫：道教文學藝術	楊光文等著	250 元
9.	沈博絕麗：道教格言精粹	朱耕發等著	250 元

・易學智慧・大展編號 122

1.	易學與管理	余敦康主編	250 元

2. 易學與養生 劉長林等著 300元
3. 易學與美學 劉綱紀等著 300元
4. 易學與科技 董光壁著 280元
5. 易學與建築 韓增祿著 280元
6. 易學源流 鄭萬耕著 280元
7. 易學的思維 傅雲龍等著 250元
8. 周易與易圖 李 申著 250元

・神算大師・大展編號 123

1. 劉伯溫神算兵法 應 涵編著 280元
2. 姜太公神算兵法 應 涵編著 280元
3. 鬼谷子神算兵法 應 涵編著 280元
4. 諸葛亮神算兵法 應 涵編著 280元

・秘傳占卜系列・大展編號 14

1. 手相術 淺野八郎著 180元
2. 人相術 淺野八郎著 180元
3. 西洋占星術 淺野八郎著 180元
4. 中國神奇占卜 淺野八郎著 150元
5. 夢判斷 淺野八郎著 150元
6. 前世、來世占卜 淺野八郎著 150元
7. 法國式血型學 淺野八郎著 150元
8. 靈感、符咒學 淺野八郎著 150元
9. 紙牌占卜術 淺野八郎著 150元
10. ESP 超能力占卜 淺野八郎著 150元
11. 猶太數的秘術 淺野八郎著 150元
12. 新心理測驗 淺野八郎著 160元
13. 塔羅牌預言秘法 淺野八郎著 200元

・趣味心理講座・大展編號 15

1. 性格測驗 探索男與女 淺野八郎著 140元
2. 性格測驗 透視人心奧秘 淺野八郎著 140元
3. 性格測驗 發現陌生的自己 淺野八郎著 140元
4. 性格測驗 發現你的真面目 淺野八郎著 140元
5. 性格測驗 讓你們吃驚 淺野八郎著 140元
6. 性格測驗 洞穿心理盲點 淺野八郎著 140元
7. 性格測驗 探索對方心理 淺野八郎著 140元
8. 性格測驗 由吃認識自己 淺野八郎著 160元
9. 性格測驗 戀愛知多少 淺野八郎著 160元
10. 性格測驗 由裝扮瞭解人心 淺野八郎著 160元

11.	性格測驗　敲開內心玄機	淺野八郎著	140 元
12.	性格測驗　透視你的未來	淺野八郎著	160 元
13.	血型與你的一生	淺野八郎著	160 元
14.	趣味推理遊戲	淺野八郎著	160 元
15.	行為語言解析	淺野八郎著	160 元

・婦 幼 天 地・大展編號 16

1.	八萬人減肥成果	黃靜香譯	180 元
2.	三分鐘減肥體操	楊鴻儒譯	150 元
3.	窈窕淑女美髮秘訣	柯素娥譯	130 元
4.	使妳更迷人	成　玉譯	130 元
5.	女性的更年期	官舒妍編譯	160 元
6.	胎內育兒法	李玉瓊編譯	150 元
7.	早產兒袋鼠式護理	唐岱蘭譯	200 元
8.	初次懷孕與生產	婦幼天地編譯組	180 元
9.	初次育兒 12 個月	婦幼天地編譯組	180 元
10.	斷乳食與幼兒食	婦幼天地編譯組	180 元
11.	培養幼兒能力與性向	婦幼天地編譯組	180 元
12.	培養幼兒創造力的玩具與遊戲	婦幼天地編譯組	180 元
13.	幼兒的症狀與疾病	婦幼天地編譯組	180 元
14.	腿部苗條健美法	婦幼天地編譯組	180 元
15.	女性腰痛別忽視	婦幼天地編譯組	150 元
16.	舒展身心體操術	李玉瓊編譯	130 元
17.	三分鐘臉部體操	趙薇妮著	160 元
18.	生動的笑容表情術	趙薇妮著	160 元
19.	心曠神怡減肥法	川津祐介著	130 元
20.	內衣使妳更美麗	陳玄茹譯	130 元
21.	瑜伽美姿美容	黃靜香編著	180 元
22.	高雅女性裝扮學	陳珮玲譯	180 元
23.	蠶糞肌膚美顏法	梨秀子著	160 元
24.	認識妳的身體	李玉瓊譯	160 元
25.	產後恢復苗條體態	居理安・芙萊喬著	200 元
26.	正確護髮美容法	山崎伊久江著	180 元
27.	安琪拉美姿養生學	安琪拉蘭斯博瑞著	180 元
28.	女體性醫學剖析	增田豐著	220 元
29.	懷孕與生產剖析	岡部綾子著	180 元
30.	斷奶後的健康育兒	東城百合子著	220 元
31.	引出孩子幹勁的責罵藝術	多湖輝著	170 元
32.	培養孩子獨立的藝術	多湖輝著	170 元
33.	子宮肌瘤與卵巢囊腫	陳秀琳編著	180 元
34.	下半身減肥法	納他夏・史達賓著	180 元
35.	女性自然美容法	吳雅菁編著	180 元
36.	再也不發胖	池園悅太郎著	170 元

37. 生男生女控制術　中垣勝裕著　220 元
38. 使妳的肌膚更亮麗　楊　皓編著　170 元
39. 臉部輪廓變美　芝崎義夫著　180 元
40. 斑點、皺紋自己治療　高須克彌著　180 元
41. 面皰自己治療　伊藤雄康著　180 元
42. 隨心所欲瘦身冥想法　原久子著　180 元
43. 胎兒革命　鈴木丈織著　180 元
44. NS 磁氣平衡法塑造窈窕奇蹟　古屋和江著　180 元
45. 享瘦從腳開始　山田陽子著　180 元
46. 小改變瘦 4 公斤　宮本裕子著　180 元
47. 軟管減肥瘦身　高橋輝男著　180 元
48. 海藻精神秘美容法　劉名揚編著　180 元
49. 肌膚保養與脫毛　鈴木真理著　180 元
50. 10 天減肥 3 公斤　彤雲編輯組　180 元
51. 穿出自己的品味　西村玲子著　280 元
52. 小孩髮型設計　李芳黛譯　250 元

・青春天地・大展編號 17

1. A 血型與星座　柯素娥編譯　160 元
2. B 血型與星座　柯素娥編譯　160 元
3. O 血型與星座　柯素娥編譯　160 元
4. AB 血型與星座　柯素娥編譯　120 元
5. 青春期性教室　呂貴嵐編譯　130 元
7. 難解數學破題　宋釗宜編譯　130 元
9. 小論文寫作秘訣　林顯茂編譯　120 元
11. 中學生野外遊戲　熊谷康編著　120 元
12. 恐怖極短篇　柯素娥編譯　130 元
13. 恐怖夜話　小毛驢編譯　130 元
14. 恐怖幽默短篇　小毛驢編譯　120 元
15. 黑色幽默短篇　小毛驢編譯　120 元
16. 靈異怪談　小毛驢編譯　130 元
17. 錯覺遊戲　小毛驢編著　130 元
18. 整人遊戲　小毛驢編著　150 元
19. 有趣的超常識　柯素娥編譯　130 元
20. 哦！原來如此　林慶旺編譯　130 元
21. 趣味競賽 100 種　劉名揚編譯　120 元
22. 數學謎題入門　宋釗宜編譯　150 元
23. 數學謎題解析　宋釗宜編譯　150 元
24. 透視男女心理　林慶旺編譯　120 元
25. 少女情懷的自白　李桂蘭編譯　120 元
26. 由兄弟姊妹看命運　李玉瓊編譯　130 元
27. 趣味的科學魔術　林慶旺編譯　150 元
28. 趣味的心理實驗室　李燕玲編譯　150 元

29. 愛與性心理測驗	小毛驢編譯	130 元
30. 刑案推理解謎	小毛驢編譯	180 元
31. 偵探常識推理	小毛驢編譯	180 元
32. 偵探常識解謎	小毛驢編譯	130 元
33. 偵探推理遊戲	小毛驢編譯	180 元
34. 趣味的超魔術	廖玉山編著	150 元
35. 趣味的珍奇發明	柯素娥編著	150 元
36. 登山用具與技巧	陳瑞菊編著	150 元
37. 性的漫談	蘇燕謀編著	180 元
38. 無的漫談	蘇燕謀編著	180 元
39. 黑色漫談	蘇燕謀編著	180 元
40. 白色漫談	蘇燕謀編著	180 元

・健 康 天 地・大展編號 18

1. 壓力的預防與治療	柯素娥編譯	130 元
2. 超科學氣的魔力	柯素娥編譯	130 元
3. 尿療法治病的神奇	中尾良一著	130 元
4. 鐵證如山的尿療法奇蹟	廖玉山譯	120 元
5. 一日斷食健康法	葉慈容編譯	150 元
6. 胃部強健法	陳炳崑譯	120 元
7. 癌症早期檢查法	廖松濤譯	160 元
8. 老人痴呆症防止法	柯素娥編譯	170 元
9. 松葉汁健康飲料	陳麗芬編譯	150 元
10. 揉肚臍健康法	永井秋夫著	150 元
11. 過勞死、猝死的預防	卓秀貞編譯	130 元
12. 高血壓治療與飲食	藤山順豐著	180 元
13. 老人看護指南	柯素娥編譯	150 元
14. 美容外科淺談	楊啟宏著	150 元
15. 美容外科新境界	楊啟宏著	150 元
16. 鹽是天然的醫生	西英司郎著	140 元
17. 年輕十歲不是夢	梁瑞麟譯	200 元
18. 茶料理治百病	桑野和民著	180 元
20. 杜仲茶養顏減肥法	西田博著	170 元
21. 蜂膠驚人療效	瀨長良三郎著	180 元
22. 蜂膠治百病	瀨長良三郎著	180 元
23. 醫藥與生活	鄭炳全著	180 元
24. 鈣長生寶典	落合敏著	180 元
25. 大蒜長生寶典	木下繁太郎著	160 元
26. 居家自我健康檢查	石川恭三著	160 元
27. 永恆的健康人生	李秀鈴譯	200 元
28. 大豆卵磷脂長生寶典	劉雪卿譯	150 元
29. 芳香療法	梁艾琳譯	160 元
30. 醋長生寶典	柯素娥譯	180 元

31. 從星座透視健康	席拉・吉蒂斯著	180 元
32. 愉悅自在保健學	野本二士夫著	160 元
33. 裸睡健康法	丸山淳士等著	160 元
34. 糖尿病預防與治療	藤山順豐著	180 元
35. 維他命長生寶典	菅原明子著	180 元
36. 維他命 C 新效果	鐘文訓編	150 元
37. 手、腳病理按摩	堤芳朗著	160 元
38. AIDS 瞭解與預防	彼得塔歇爾著	180 元
39. 甲殼質殼聚糖健康法	沈永嘉譯	160 元
40. 神經痛預防與治療	木下真男著	160 元
41. 室內身體鍛鍊法	陳炳崑編著	160 元
42. 吃出健康藥膳	劉大器編著	180 元
43. 自我指壓術	蘇燕謀編著	160 元
44. 紅蘿蔔汁斷食療法	李玉瓊編著	150 元
45. 洗心術健康秘法	竺翠萍編譯	170 元
46. 枇杷葉健康療法	柯素娥編譯	180 元
47. 抗衰血癒	楊啟宏著	180 元
48. 與癌搏鬥記	逸見政孝著	180 元
49. 冬蟲夏草長生寶典	高橋義博著	170 元
50. 痔瘡・大腸疾病先端療法	宮島伸宜著	180 元
51. 膠布治癒頑固慢性病	加瀨建造著	180 元
52. 芝麻神奇健康法	小林貞作著	170 元
53. 香煙能防止癡呆？	高田明和著	180 元
54. 穀菜食治癌療法	佐藤成志著	180 元
55. 貼藥健康法	松原英多著	180 元
56. 克服癌症調和道呼吸法	帶津良一著	180 元
57. B 型肝炎預防與治療	野村喜重郎著	180 元
58. 青春永駐養生導引術	早島正雄著	180 元
59. 改變呼吸法創造健康	原久子著	180 元
60. 荷爾蒙平衡養生秘訣	出村博著	180 元
61. 水美肌健康法	井戶勝富著	170 元
62. 認識食物掌握健康	廖梅珠編著	170 元
63. 痛風劇痛消除法	鈴木吉彥著	180 元
64. 酸莖菌驚人療效	上田明彥著	180 元
65. 大豆卵磷脂治現代病	神津健一著	200 元
66. 時辰療法—危險時刻凌晨 4 時	呂建強等著	180 元
67. 自然治癒力提升法	帶津良一著	180 元
68. 巧妙的氣保健法	藤平墨子著	180 元
69. 治癒 C 型肝炎	熊田博光著	180 元
70. 肝臟病預防與治療	劉名揚編著	180 元
71. 腰痛平衡療法	荒井政信著	180 元
72. 根治多汗症、狐臭	稻葉益巳著	220 元
73. 40 歲以後的骨質疏鬆症	沈永嘉譯	180 元
74. 認識中藥	松下一成著	180 元

75. 認識氣的科學	佐佐木茂美著	180 元
76. 我戰勝了癌症	安田伸著	180 元
77. 斑點是身心的危險信號	中野進著	180 元
78. 艾波拉病毒大震撼	玉川重德著	180 元
79. 重新還我黑髮	桑名隆一郎著	180 元
80. 身體節律與健康	林博史著	180 元
81. 生薑治萬病	石原結實著	180 元
83. 木炭驚人的威力	大槻彰著	200 元
84. 認識活性氧	井土貴司著	180 元
85. 深海鮫治百病	廖玉山編著	180 元
86. 神奇的蜂王乳	井上丹治著	180 元
87. 卡拉 OK 健腦法	東潔著	180 元
88. 卡拉 OK 健康法	福田伴男著	180 元
89. 醫藥與生活	鄭炳全著	200 元
90. 洋蔥治百病	宮尾興平著	180 元
91. 年輕 10 歲快步健康法	石塚忠雄著	180 元
92. 石榴的驚人神效	岡本順子著	180 元
93. 飲料健康法	白鳥早奈英著	180 元
94. 健康棒體操	劉名揚編譯	180 元
95. 催眠健康法	蕭京凌編著	180 元
96. 鬱金（美王）治百病	水野修一著	180 元
97. 醫藥與生活	鄭炳全著	200 元

・實用女性學講座・大展編號 19

1. 解讀女性內心世界	島田一男著	150 元
2. 塑造成熟的女性	島田一男著	150 元
3. 女性整體裝扮學	黃靜香編著	180 元
4. 女性應對禮儀	黃靜香編著	180 元
5. 女性婚前必修	小野十傳著	200 元
6. 徹底瞭解女人	田口二州著	180 元
7. 拆穿女性謊言 88 招	島田一男著	200 元
8. 解讀女人心	島田一男著	200 元
9. 俘獲女性絕招	志賀貢著	200 元
10. 愛情的壓力解套	中村理英子著	200 元
11. 妳是人見人愛的女孩	廖松濤編著	200 元

・校園系列・大展編號 20

1. 讀書集中術	多湖輝著	180 元
2. 應考的訣竅	多湖輝著	150 元
3. 輕鬆讀書贏得聯考	多湖輝著	180 元
4. 讀書記憶秘訣	多湖輝著	180 元

5.	視力恢復！超速讀術	江錦雲譯	180 元
6.	讀書 36 計	黃柏松編著	180 元
7.	驚人的速讀術	鐘文訓編著	170 元
8.	學生課業輔導良方	多湖輝著	180 元
9.	超速讀超記憶法	廖松濤編著	180 元
10.	速算解題技巧	宋釗宜編著	200 元
11.	看圖學英文	陳炳崑編著	200 元
12.	讓孩子最喜歡數學	沈永嘉譯	180 元
13.	催眠記憶術	林碧清譯	180 元
14.	催眠速讀術	林碧清譯	180 元
15.	數學式思考學習法	劉淑錦譯	200 元
16.	考試憑要領	劉孝暉著	180 元
17.	事半功倍讀書法	王毅希著	200 元
18.	超金榜題名術	陳蒼杰譯	200 元
19.	靈活記憶術	林耀慶編著	180 元
20.	數學增強要領	江修楨編著	180 元
21.	使頭腦靈活的數學	逢澤明著	200 元

・實用心理學講座・大展編號 21

1.	拆穿欺騙伎倆	多湖輝著	140 元
2.	創造好構想	多湖輝著	140 元
3.	面對面心理術	多湖輝著	160 元
4.	偽裝心理術	多湖輝著	140 元
5.	透視人性弱點	多湖輝著	180 元
6.	自我表現術	多湖輝著	180 元
7.	不可思議的人性心理	多湖輝著	180 元
8.	催眠術入門	多湖輝著	150 元
9.	責罵部屬的藝術	多湖輝著	150 元
10.	精神力	多湖輝著	150 元
11.	厚黑說服術	多湖輝著	150 元
12.	集中力	多湖輝著	150 元
13.	構想力	多湖輝著	150 元
14.	深層心理術	多湖輝著	160 元
15.	深層語言術	多湖輝著	160 元
16.	深層說服術	多湖輝著	180 元
17.	掌握潛在心理	多湖輝著	160 元
18.	洞悉心理陷阱	多湖輝著	180 元
19.	解讀金錢心理	多湖輝著	180 元
20.	拆穿語言圈套	多湖輝著	180 元
21.	語言的內心玄機	多湖輝著	180 元
22.	積極力	多湖輝著	180 元

國家圖書館出版品預行編目資料

肝病有效的飲食 / 田中 武、吉田美津子 合著.
初版－臺北市：大展 ， 2003【民 92】
面 ； 21 公分 －（飲食保健；21）
ISBN 957-468-178-5 （平裝）
1. 肝 － 疾病 2. 食物治療 3. 食譜
415.53 91020182

KANZOBYO WO NAOSU SHOKUJI TO KONDATE

肝病有效的飲食

ISBN 957-468-178-5

著 作 者 / 田中 武、吉田美津子
編 譯 者 / 劉 小 惠
發 行 人 / 蔡 森 明
出 版 者 / 大展出版社有限公司
社 址 / 台北市北投區（石牌）致遠一路 2 段 12 巷 1 號
電 話 /（02）28236031・28236033・28233123
傳 真 /（02）28272069
郵政劃撥 / 01669551
E - mail / dah_jaan@pchome.com.tw
登 記 證 / 局版臺業字第 2171 號
承 印 者 / 高星印刷品行
裝 訂 / 協億印製廠股份有限公司
排 版 者 / 千兵企業有限公司
初版 1 刷 / 2003 年（民 92 年） 1 月

定價 / 300 元